赵纪生医论医案集

赵纪生名中医工作室编著

主编 喻闽凤 许正锦

中国中医药出版社
·北 京·

图书在版编目（CIP）数据

赵纪生医论医案集/喻闽凤，许正锦主编.—北京：中国中医药
出版社，2016.4

ISBN 978-7-5132-3190-9

Ⅰ.①赵…　Ⅱ.①喻…②许…　Ⅲ.①医论—汇编—中国—现
代②医案—汇编—中国—现代　Ⅳ.①R249.7

中国版本图书馆CIP数据核字（2016）第028179号

中国中医药出版社出版

北京市朝阳区北三环东路28号易亨大厦16层

邮政编码　100013

传真　010 64405750

廊坊市三友印务装订有限公司印刷

各地新华书店经销

*

开本880×1230　1/32　印张10.5　彩插0.5　字数269千字

2016年4月第1版　2016年4月第1次印刷

书　号　ISBN 978-7-5132-3190-9

*

定价　30.00元

网址　www.cptcm.com

如有印装质量问题请与本社出版部调换

版权专有　侵权必究

社长热线　010 64405720

购书热线　010 64065415　010 64065413

微信服务号　zgzyycbs

书店网址　csln.net/qksd/

官方微博　http://e.weibo.com/cptcm

淘宝天猫网址　http://zgzyycbs.tmall.com

《赵纪生医论医案集》
编委会

赵纪生当论医案集

路志正 题

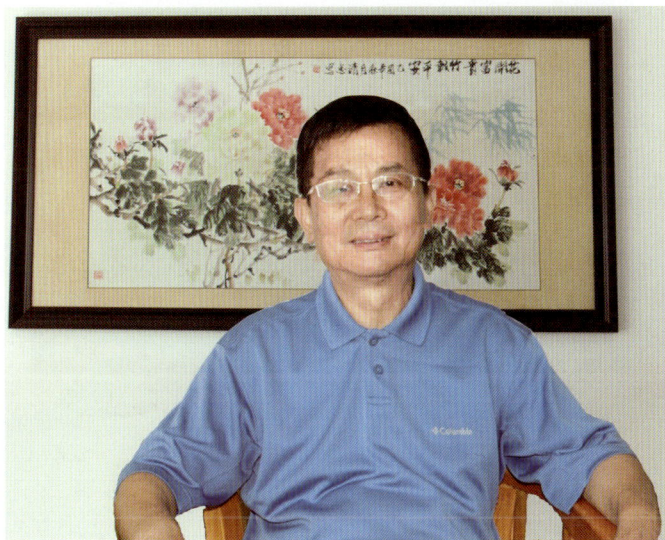

赵纪生教授近照

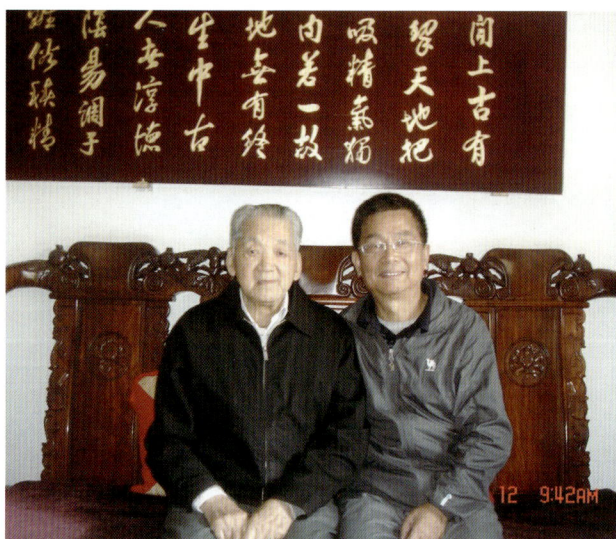

与国医大师路志正先生在一起

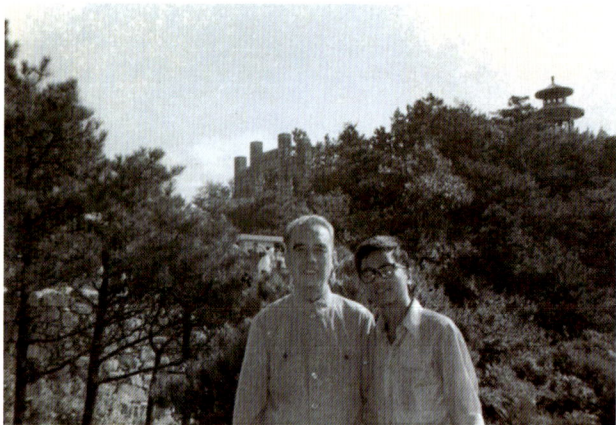

与董德懋先生在一起

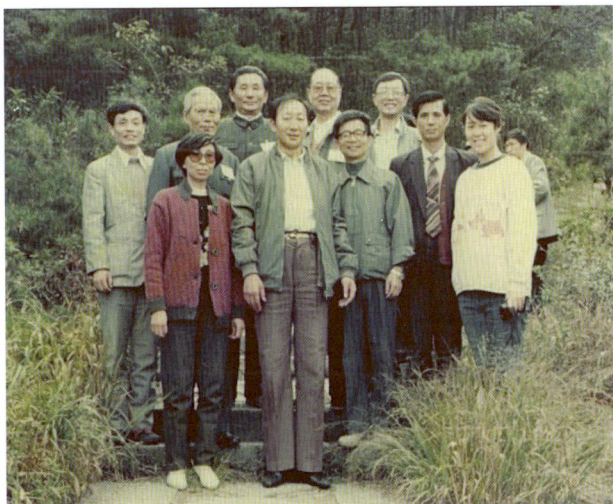

与焦树德、吉良晨、朱良春先生（后排左二依次起）
合影（前排左三为赵纪生）

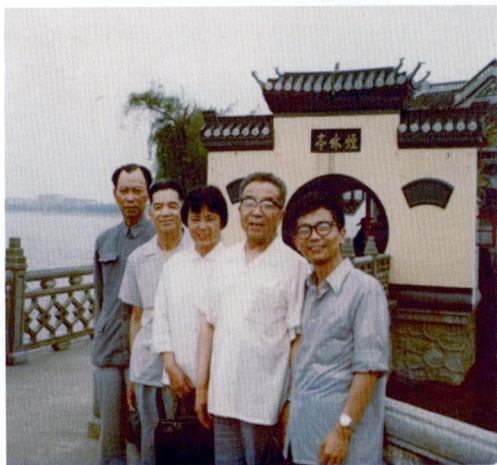

与赵绍琴（右二）、巫君玉（左一）、路志正（左二）先生等合影

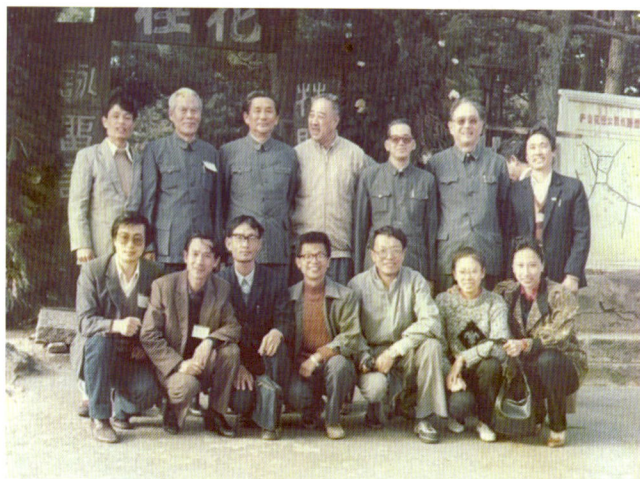

与焦树德、吉良晨、谢海洲、路志正先生
（后排左二依次起）等合影（前排中为赵纪生）

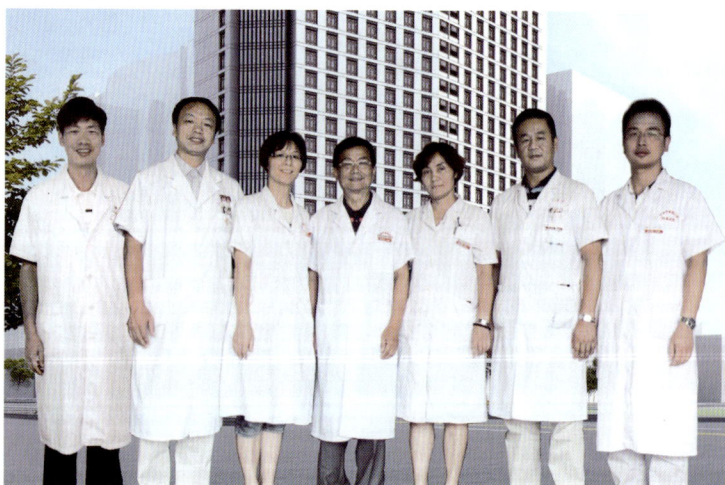

与部分弟子在一起（左起许正锦、吴国庆、
刘英、赵纪生、喻闽凤、宋卫国、李庆珍）

纪生贤契 存念

学与时进
临证体验日丰
潜芳逸...合
永葆康健为中医药
继承与发扬而努力：

路志正 二〇〇四年十二月于北京

赵纪生教授简介

赵纪生，1946年7月出生，江西中医药大学附属医院主任中医师、教授、博士研究生导师、国家级名中医，江西省名中医，国家第三、四、五批全国名老中医药专家学术经验继承工作指导老师。

1969年毕业于江西中医学院，一直从事中医临床工作，曾师从我国著名老中医董德懋教授、国医大师路志正教授。具有扎实的中医理论功底，熟稔四大经典，对中医内科疾病，尤对肾病、脾胃病、痹病、心系疾病治疗积累了丰富的临床经验。其医论理论联系实际，不尚空谈；其医案思路清晰，辨证精确，资料完整，可资借鉴。

学术上主张"师古不泥古，博采众长，古为今用，循古拓今"。重视辨证论治，提倡辨证与辨病相结合。制方用药善于以补配消，以温配清，相承相反，古方新用。注重脾胃，善调气血，率先提出了"从风湿论治肾水（慢性肾炎）"理论，为慢性肾炎，特别是难治性肾炎的治疗另辟蹊径。摸索出了以健脾益肾、祛风化湿、活血通络法治疗慢性肾小球肾炎，益气温肾、清热解毒、泄浊化瘀法治疗慢性肾功能衰竭，清热利湿、疏肝健脾、补肾活血法治疗慢性尿路感染等有效方法。研制慢性肾炎1~4号方、三草尿毒灵合剂、风锦尿感汤等系列方剂，用之临床，疗效显著，颇受广大患者欢迎。

主持和参与省部、厅科研课题8项，获奖3项，出版专著2部，在国家和省级以上杂志发表医学论文四十余篇，获得1985年江西省人民政府授予的"江西省中医药先进工作者"荣誉称号。曾任肾病科主任，院学术委员会委员。兼任中华中医药学会首届痹病专业委员会委员，江西省中医药学会肾病专业委员会副主任委员，江西省医学会肾病分会常委，教育部教学评估组专家，江西省医疗事故鉴定委员会专家，江西省科技厅卫生系列科研成果评审专家等职务。

序　言

　　中医是我国传统科学的一个重要组成部分，是传统文化的瑰宝，历经数千年的洗礼，为人类健康做出了不可磨灭的贡献。近代以来，随着西学东渐，废除中医之见竟不绝于耳，尽管如此，亦难以抑止中医的生命力，尤其难能可贵的是，在这种艰难困境中，仍有不少中医学者始终如一地坚持走中医道路，坚持中医的特色，运用中医中药之术为人民的健康事业而辛勤工作，使我们能看到一批又一批中医杰出人才如雨后春笋般涌现。赵纪生教授正是在这种形势下，依靠自己的顽强勤奋与坚持不懈，成了年轻的"江西省名中医"，连续三批担任全国名老中医药专家学术经验继承工作指导老师，并成为博士研究生导师，为中医的传承和发展做出了可贵的贡献。

　　1979年，我与纪生兄同在中国中医研究院广安门医院进修学习，同在国医大师路志正教授门下。由于当时条件十分艰苦，为了租到便宜的住所，我们住得很偏远，每天天未亮就要赶公交车去上班，晚上八九点才能回到住处，简单休整后，还要整理白天学习的心得，睡眠时间非常少。虽然很辛苦，但我们都很珍惜来之不易的学习机会，我们每天共同交流心得，聆听路老教诲，形成了淡泊名利、诚信为人、严谨为医的人生态度。那段时间我们既打下了扎实的理论与临床基础，又结下了深厚的友谊，至今仍历历在目，难以忘怀。

　　中医之学，需勤之志、悟之性，正所谓医者"意"也、"悟"也！纪生兄可谓意、悟兼备，凭借其超常的勤奋与超高的悟性，在杏林之路中披荆斩棘，奋勇直前，成了江西省中医肾病界的翘楚，并培养了一批批中医后备人才。他既勤求古训，又重视实践，既讲究继承，又提倡创新。以中医为主导，又有机结合西医，以其广博的知识，丰富的经验，精准的辨证，取得了卓越的临床疗效。对患者关心之至，无视高低贵贱，使其在当地老百姓中享有盛誉。

纪生之为学，精勤不倦，仁术为同道敬重；纪生之为人，以慈济世，仁心令患者称颂。今欣闻纪生之门徒将其学术思想整理成《赵纪生医论医案集》一书，邀我作序，我十分乐意，并敬佩纪生团队为中医事业不遗余力之精神。

福建省中医药学会理事
厦门市第二医院主任医师　陈炳焜

前　言

　　中医药是我国人民在几千年生产生活实践和与疾病做斗争中逐步形成并不断丰富发展的医学科学，为中华民族繁衍昌盛做出了重要贡献，对世界文明进步产生了积极影响。新中国成立特别是改革开放以来，党中央、国务院高度重视中医药工作，中医药事业取得了显著成就。如何有效解决老中医药专家学术思想传承一直是中医药继承与发展工作的重点，全国老中医药专家学术经验继承项目、全国名中医工作室项目、全国优秀中医临床人才研修项目以及西医学习中医高级研修班项目等都是我国积极探索与实践的中医药学术传承创新模式。随着《医药卫生中长期人才发展规划（2011–2020）》和《中医药事业发展"十二五"规划》的深入贯彻落实，中医药的传承与创新工作得到进一步加强与推动。通过这些中医药传承模式将有利于培养一批高质量中医药人才，造就一批中医药大师，对中医药的推广应用和中医药人才培养必将起到积极有效的作用。

　　赵老师是江西省中医名家，从事中医临床已46载，涉猎内外妇儿，尤精专于中医肾病。其学贯中西，循古拓今，通晓经典，精于辨证，并经过长期的临床实践，逐渐形成了鲜明的学术思想。其严谨的治学风范影响了众多弟子，现已形成了较为强大的学术团队。赵老师2001年被评为"江西省名中医"，2002年开始承担第三批全国老中医药专家学术经验继承指导老师工作，此后相继为第四批与第五批全国老中医药专家学术经验继承工作指导老师，2009年与2014年连续被南京中医药大学聘请为博士生导师。

赵老师与医结缘并非自幼立志，也非父母寄愿，而是在考入江西中医学院之后逐渐建立的兴趣。由于天性好学，勤于钻研，很快痴迷于中医。悬壶之初赵老师拜师于路志正、董德懋两位中医大家门下，其辛勤自励、求学若渴的精神深得两位名师的欣赏，并得到他们的悉心指点，为其今后的杏林之路打下了扎实的临床基础。在江西九江地区一所规模较大的县级综合性医院工作期间，由于西医力量很强，赵老师除了完成中医科日常门诊和中医病房的管理工作外，还担任全院的中医会诊，参加巡回医疗，下农村到血吸虫疫区为农民防病治病，因而有机会接触各科的疑难病症，如风心病、肺心病、肾衰竭、重症肝炎、晚期血吸虫病、不孕症、流行性出血热、小儿流脑、乙脑等。在这期间，赵老师曾用柴胡茵陈蒿汤治愈急性黄疸性肝炎，柳花散治愈霉菌性口腔炎、肠炎，健脾固肠方口服和锡类散保留灌肠治愈过敏性溃疡性结肠炎，四逆散合并桃红四物治愈少妇痛经等。虽然年轻，但在当地已小有名气，求诊者众多。赵老师很珍惜这段经历，因为这使他得到了锻炼，积累了较为丰富的临床经验，同时增强了对中医疗效的信心，对其以后在肾病专科方面的研究亦大有裨益。

1991年赵老师开始从事肾病临床、教学及科研工作，在路志正、董德懋等中医大家学术思想的影响下，加之基层工作的锻炼，使其从事肾病工作驾轻就熟。虽然慢性肾病缠绵难治，但赵老师通过灵活多变的临证思维，使其疗效得以大大提高，这都得益于先前所打下的坚实理论与临床基础。路志正、董德懋教授都很崇尚脾胃学说，路老有"调中央以通达四方"的观点，董老提出"调理脾胃以治五脏，治五脏以调脾胃"之论断。赵老师在治疗慢性肾病时深受两位老师的影响，临证时常寄"顾护脾胃"思想，从调理脾胃以治肾，治肾不忘匡扶脾胃，使机体先天后天相互济护，而不会相互损耗。赵老师创制的三草尿毒灵合剂，用于治疗脾肾气（阳）虚、浊毒瘀阻型慢性肾衰患者，能明显延缓慢性肾衰的进展，该方的配伍充分体现了其"顾护脾胃"的思想。赵老师跟随路老学习时间较长,至今仍保持着密切的联系,在京学习期间,即在路老主持和指导下完成了《中医内科急诊》的编写。路老在痹病领域具有很高的造诣,赵老师在临床中发现,慢性肾病的病机与免疫关系密切,这一点与痹病十分相似,在深研路老治疗痹病的经验和学术思想后,得到启迪,并于 20 世纪 90 年代开始应用徐长卿、肿节风、威灵仙、青风藤、羌活等祛风除湿中药及火把花根片、正清风痛宁片等抗风湿中成药治疗慢性肾炎,经过长期的临床实践与摸索,使慢性肾炎的疗效大大提高。许多慢性肾炎患者只需单纯使用中药即可控制病情甚至临床治愈,即便联合激素治疗,也显著减少了患者使用激素的副作用。赵老师以"慢性肾炎从风湿论治"理论为指导,在中医辨证论治的基础上,加用大量祛风化湿中药治疗了很多西医棘手的难治性肾炎、难治性肾病综合征,获得佳效,得到了西医同道的广泛认同。

赵老师学识广博,思维灵活,从不拘泥守旧,提倡辨证与辨病相结合,辨证论治为首要。他时刻提醒教导弟子,要懂得医理哲学,可让自己头脑清醒,理性客观。如赵老师强调疾病"共性""个性"的辩证统一,既要善于抓住疾病的共性,也要善于捕捉疾病的个性;强调"病"与"人"的统一,既要看"病",也要懂"人",人是有思想、有感情的,看病的同时,要注意解决病人的心结,善于与病人沟通交流,对病家要守时守信;强调"中医""西医"的有机结合,两者各取所长,取长补短,才能最大程度的提高临床疗效;强调"以动态发展的眼光看问题",当病机发生变化时,要及时改变治疗思路,不能因循守旧。他的这些医理观点可使我们临证不乱,纲举目张。

迄今拜于赵老师门下的硕士研究生、博士研究生等众多弟子分布在全国各地,其中大多已成为科室主任或科室骨干。2013 年伊始,借助于全国名老中医工作室平台,我们开始较为系统地对其学术思想和临床经验进行研究整理和总结，编撰成《赵纪生医论医案集》以飨广大读者。本书内容包括医论医话、典型医案、学术论文，其中医论医话是赵教授四十多年医道求真的心得体会。典型医案是弟子们整理赵老师的临证效案，通过按语将其临证思路进行深入剖析，对临床工作有较好的指导意义。本书还择优选取了我们团队的一些学术论文与科研成果，以供读者参考。

赵老师亲自执笔撰写了"我的岐黄之路"。这是一篇励志力作，记录了他从师与学习的历程，展现了多个著名中医专家的学术风格、临证实录和独特的人格魅力，不拘一格地呈现了民间中医的一技之长。此外还有赵老师几十年从医的感悟，疗效确切的医案，难能可贵的是他毫不掩饰地报告了自己失败的病例和经验教训，以警醒后学。他在岐黄之路上的艰苦探索，勇于创新的精神令我等敬佩；其成才的经历可供医林后辈学习和借鉴；其"不用扬鞭自奋蹄"的人生格言提示我们要有勤勉自觉的学习态度；"患者是最好的老师"的教学训言则提示我们学习中医要勇于实践。

本书的编写工作历时一年余，虽然我们十分努力，但书中难免有疏漏之处，希冀得到广大读者和同行专家的批评指正，以便我们不断改进完善。本书尚不能完全体现赵老师的全部学术思想，今后我们还会继续努力挖掘整理，使这些宝贵的学术财富得以传承，影响后辈，为中医事业尽一份绵薄之力。

赵纪生名中医工作室

（许正锦执笔）

目　录

我的岐黄之路

学医，从医，特别是学中医，原非我所愿，但当我考上江西中医学院，冥冥之中注定了我这一辈子与中医结缘。如今，我从事中医临床工作已46载，回首往事，浮想联翩。我从初涉中医、了解中医到热爱中医、痴迷中医，虽然经历了艰难曲折、风风雨雨，但很庆幸中医成了我终生的事业。

我从江西中医学院毕业之后，分配到江西永修县人民医院工作，医院医疗力量较强，在同级县医院中首屈一指，医务人员有不少来自上海、广州、南京、湖南、四川等名牌医学院校毕业的大学生。那时"文革"尚未结束，中西不分，医护不分，医生必须轮流当护士。医院虽然离省城南昌很近，但患者很少转诊，因此患者多，病情复杂，特别是到了夏季，胃肠炎、发热、流脑、乙脑等高发。我在内科当住院医师，那些年医生少，我一个人主管36张病床，3天1个夜班，几天几夜不睡觉连轴转是家常便饭，好在我年轻扛得住，尽管倍感辛苦，但却锻炼了我。我虚心地向年长的医生学习，在处理内科常见病、多发病，尤其是处理内科危急重证方面的能力有了长足的进步。

1971年5月，当时设在永修县云山垦殖场的卫生部"五七"干校向永修县医院派出医疗队，医疗队员来自卫生部直属医院，吴英凯、宋鸿钊、郭加强、董德懋等名家云集，这真是一个千载难逢的好机会，我甘愿冒着戴"白专"帽子的风险，主动要求给中国中医研究院董德懋教授抄方学习。董老早年毕业于华北国医学院，是北京四大名医施今墨的高足，著名中医脾胃专家，家学渊源。董老严谨的学风和精湛的医术，对患者无微不至的关爱，使我受益匪浅。1971年8月的一天，一位来自偏远山区的农民郝某，男，48岁，高热不退，五日未解大便，在内科病房住院，经检查西医诊断为肠伤寒，用了多种抗生素无效，因忌肠穿孔而未用泻药或清洁灌肠，特请董老会诊。刻诊时，患者壮热不退，体温40℃，伴有腹痛腹胀拒按，大便不解，舌苔薄黄，脉沉实。董老辨证为阳明热结腑实之湿温病证，果断用小承气汤通里攻下，3剂后，矢气频频，解出算盘子样燥屎一盆，腹胀腹痛若失，后以苍术白虎汤加减清热燥湿，最后以达原饮加味和解泄热，高热乘势而退，终告痊愈。董老由此谆谆告诫于我："中医治病，一定按照中医的思维，辨证论治，理法方药，丝丝入扣，方能药到病除，西医的检查和对疾病的诊断可为参考。"

当年夏季，永修县经历数十年未遇之大旱，气候炎热，患小儿夏季热者众多，经董老治愈者四十余人，且药物易取，价格低廉，深受当地群众欢迎。现摘取其中一例，展示如下。王某，女，4岁，住永修县三角公社。1971年7月21日初诊，患儿6月下旬以来开始发烧，日热夜凉，午后更甚，体温39℃~40℃，口渴欲饮，溲多汗少，躁扰不安，饮食少进。西医理化检查无特殊发现，诊断为小儿夏季热，经用病毒灵、热可平、板蓝根针剂无效，特请董老诊治，按脉细数，指纹紫暗，察舌苔薄白质红。此系暑热伤阴，治宜清暑泄热，养阴固卫。处以北沙参6g、金银花6g、连翘5g、薄荷3g、淡竹叶5g、石膏10g、麦冬3g、天花粉5g、鲜荷叶半张，服3剂。7月24日二诊，药后汗出，体温下降，能进少量稀粥，较前安静，唯尿少偏黄。按原方去石膏，加滑石6g（包煎）、甘草1g，迭进5剂。汗出沾衣，发热渐平，口中微渴。嘱家长自取荷花叶一张煮粥，熟毕，去荷叶饮粥。如此调服1周而痊愈。本例属暑气熏蒸，肺卫阴伤之症，《温热经纬》称："暑伤气阴，以清暑热而益元气，无不应手取效"。董老仿清暑益气汤加减，清热解暑，养阴生津，暑解热可去，津生渴自止。后加用六一散，强其清热之功，使暑热之邪自小便而出。尤妙在用鲜荷叶煮粥，取其清香之味，即可解暑，又能醒脾，且随手可取，堪称上法。该患儿之用药，看似平常，剂量亦轻，但平淡之中见惊奇，足见董老精研经典，用药效如桴鼓之功底。

董老每遇疑难病证，并不急于讲解，而要我先思考琢磨、查阅医籍经典，然后再一一剖析病机病性，详细辨证，确立治法，对症用药。他说，业精于勤而荒于嬉，多学习，多临床，才能增长知识。我的勤奋好学也深得董老的青睐。1972年初，董老返京，临走送我3本油印的《施今墨验方医案合编》，这是根据周恩来总理大力支持出版施今墨先生临床经验集的指示，由董德懋、祝谌予等众多施今墨的弟子整理成册，现已成为十分宝贵的文献，此外还有《北京同仁堂中成药选方篇》，同样是珍品。我深知，这是老师对我的厚爱，期望我在岐黄之路上越走越坚定，越走越扎实。我送董老上火车时，他留下一句话"争取有机会来北京进修"。

此后，我牢记董老的教导，专事于中医，在从医的道路上一路跋涉。县级医院患者多，病情复杂，无论是在门诊还是病房，几乎没有闲暇。患者是最好的老师，我对每个病例或者同类病症，都要认真思考，联系实际，详细辨证，并及时总结经验。在这期间，我既有成功的喜悦，也有失败的教训。1976年10月某日，余应约到外科会诊，患者刘某，男性，48岁，胆管结石并感染，用了4种抗生素仍发烧不退。余观之，患者身目皆黄，腹胀便溏，身重纳呆，舌苔黄腻，脉濡缓，盖因胆道感染，抗生素使用过多，导致肝胆湿热，湿困脾土，治以清肝利胆，健脾化湿，方用茵陈五苓散加党参、苍术、藿香、白豆蔻以宣利气机而化湿浊。此方服用二十余剂，黄疸消退，大便调，饮食增进，热退身凉。

又治患者胡某，血吸虫肝硬化，腹水严重，腹胀难忍，消瘦，不能进食。西医每次抽取腹水1500~2000mL，但两三天后又恢复原样。邀余会诊，我先用了一些健脾利水，外加活血化瘀之方药，效果不佳，遂想起了古代医案有医家用攻逐水饮之牵牛子治疗鼓胀的案例，于是用牵牛子研末装置胶囊中，开始服3g，未见效，遂加大剂量，用9g服下，患者腹痛不止，9小时后解下一大盆半干半稀的大便，顷刻大汗淋漓，血压下降，幸而患者身在病房，经及时输液补充血容量才转危为安，险哉！至今想起，仍觉后怕。从这个案例，可吸取的教训，其一，患病日久，体质虚弱，复用峻下之药，实属不当，犯了虚虚实实之戒；其二，峻猛、有毒之药如牵牛子、黄芫花、马钱子、细辛等，用法和剂量均要细细把握，尤其是对散剂的运用，要慎之又慎，宜小不宜大。

1976年8月，江西中医学院姚奇蔚教授随学生一道来到永修县医院"开门教学"，当时姚老属于"正在改造"的学术权威，身体不太好，我在侍诊学习时，主动照顾其生活，几个月的时间，我们成了情谊深厚的"忘年交"。姚老是我省著名老中医，造诣殊深，学验俱丰，其编制的中药与方剂歌诀朗朗上口，至今为中医院校本科生、研究生沿用。姚老治病时尤重视肝肺气机的宣降条达，他认为：百病生于气，以气郁多见，气郁诸病，又以肝郁不达者居多；肝郁不达，又以肺气不畅者为常见；肺气不畅与肺虚无力有关，肝郁不达与肺虚不宣有关。欲开肺气必先补肺气，欲达肝气必先舒肺。因肺为娇脏，难任厚味，故提倡"药用清灵，轻拨机关"，处方中常用黄芪、北沙参、桔梗、枇杷叶、桑叶、杏仁、甘草等。黄芪、北沙参合用，寒热适中，味淡气清，补益肺气而不壅滞；桔梗、甘草合用，开提肺气而不耗散。其中黄芪、北沙参用量30~50g，补开兼施，达到补益肺气，条达肝气之目的。这一方法可运用于诸多疾病的治疗，如以舒肝益肺、建中养胃法治疗慢性萎缩性胃炎，效果较佳。十年后，我调回南昌工作，此时姚老已身居省人大常委、省中医学会副会长的高位，但未忘记我这位学生，亲自设家宴欢迎我，与我促膝谈心，回首往事，使我深受感动。

1979年2月，由于董德懋教授的亲自安排，我被派送到中医研究院（现改名中国中医科学院）广安门医院进修学习，这所医院有蒲辅周、沈仲圭、董德懋、路志正、刘志明、谢海洲等众多中医名家。那时"文革"刚刚结束，国家百废待兴。这次进修使我有机会向众多名老中医学习，其中就有刘志明教授（第二届国医大师），他出身于岐黄之家，对内伤杂病及外感热病的治疗，每每出奇制胜，疗效显著。如李某，女，52岁，患类风湿关节炎多年，手指关节难以屈伸。初诊时上肢关节疼痛，屈伸不利，有僵硬感，畏恶风寒，纳呆，二便调，脉弦细而滑，舌苔白腻。治用健脾化湿，祛风散寒。方用黄芪桂枝芍药知母汤加减（黄芪18g、桂枝9g、白芍9g、麻黄6g、制附片9g、知母12g、羌独活各9g、薏苡仁24g、防己12g），用药30剂，患者症状明显改善，四肢关节能屈伸，饮食有味。

某日，我去董老家请教一些临床中遇到的问题，适逢董老的好友路志正教授前来造访，经董老推荐，我拜于路老门下。路老学识渊博，医术精湛，淡泊名利，仁厚谦和，擅治内、妇、儿疑难杂证，屡起沉疴，在培养新秀，提携后学方面更是不遗余力，有长者风度。在随师学习中，我深感老师国学根基深厚，治病时善于辨证，以证立法，依法选方；在选方用药上，师古不泥古，化裁古方，古方新用，创制新方。如治疗脾胃病，在参苓白术散、半夏泻心汤、柴胡疏肝散、黄芪建中汤等方基础上，化裁成脾胃系列方，使之更切中病机，符合病情。脾胃系列方分为四个证型：①气阴两虚型。益气健脾，滋养胃阴。太子参15g（或党参10g），炒白术10g，山药15g，麦冬10g，玉竹6g，炒白芍10g，绿萼梅10g，玫瑰花10g，稻麦芽15g（或谷麦芽），炒枳实12g，炙甘草6g。②肝胃不和型。疏肝解郁，和胃降逆。柴胡10g，绿萼梅12g，八月札9g，炒白术12g，半夏9g，炒枳壳10g，谷麦芽各15g，广木香6g（后下），茵陈12g，甘草3g。③寒热夹杂型。辛开苦降，寒热并投。

太子参15g，半夏12g，干姜6g，黄连4g，黄芩10g，甘松10g，炒枳实12g，蒲公英12g，厚朴10g，玫瑰花10g，甘草3g（或六一散15g，布包）。④脾胃虚寒型。温中补虚，散寒止痛。黄芪15g，当归10g，桂枝6g，炒白芍12g，高良姜6g，川厚朴10g，茯苓15g，醋香附9g，瓦楞粉15g（布包），玫瑰花10g，炙甘草5g。老师告诫我这是他多年的经验方，至于随症加减，还宜结合当地气候、饮食习惯、体质、性别等因素增减。遵师嘱，我用此系列方治疗慢性胃炎、胃溃疡、胆汁返流性胃炎均获良效。

　　1979年秋，我又转到中医研究院另一所著名的医院西苑医院学习。这里也是医家云集，有岳美中、赵锡武、郭士魁等著名老中医，也有陈可冀、周蔼祥、许建中等一批中西医结合专家。我在血液科得到了周蔼祥教授的亲自指点。周教授50年代毕业于湖南湘雅医学院，曾参加过卫生部举办的首届西学中班，是一位学贯中西医的临床家、我国现代中西结合治疗血液病的开拓者和奠基人，他研制的青黄散（青黛、雄黄）治疗慢性粒细胞性白血病、14味建中汤治疗慢性再生障碍性贫血均达到很高水平。周教授是江西人，对我这位小老乡，既亲切又严厉。我清楚地记得书写第一份住院病例，用了一整天时间，问病史，罗列资料，写了6页纸，自认为不错，但周教授检查时发现有一个字的笔误，指示我重写。他说，病历书写反映了一位年轻医生业务水平的高低、做学问是否认真、严谨的标尺，协和医院有三宝，其中一宝就是病历，其重要性不言而喻，马虎不得。在心血管科，我聆听到时任科主任陈可冀教授（后为中国科学院院士）对典型心脏病患者的分析，从中西医两个方面，抽丝剥茧，旁征博引，条理清晰，既有现代医学的最新信息，又有中医历代医家的经验，尤其讲到活血化瘀药的运用时，信手拈来，视野开阔，让人耳目一新。该科著名老中医赵锡武先生年事已高，但坚持每周3次门诊，半月1次查房，他思维敏捷，用方精当，药专力宏，特摘录一份门诊病历如下。马某，女，54岁，干部，籍贯河北保定市。寸脉微，关尺脉弦，苔黄腻，胸闷痛，不思饮食，便溏，心电图提示冠心病，心肌供血不足。治宜通阳泄浊，健脾温中。方用全瓜蒌30g、薤白15g、半夏15g、炙甘草10g、党参30g、黄芪30g、桂枝12g、白术10g、干姜10g，服10剂，胸痛、胸闷消失，饮食增进，大便实，心电图提示心肌缺血好转。

1982年7月，我再一次来到北京，参加由北京市卫生局和北京中医学院联合举办的首届"北京市中医内科急症学习班"。董建华、刘渡舟、路志正、赵绍琴等著名中医专家亲任授课老师，学员60位，但老师有20位，教学质量很高。众多中医名家把自己几十年的临床经验，特别是中医治疗重证、急证的经验倾囊相授。这次学习班，我收获颇丰，思路豁然开朗，加深了对中医治疗疑难重证的了解，看到了中医专科特色的优势。于是我向路老提出编写一本有关中医内科危重急证治疗的著作。路老非常赞成，并大力支持，亲任主编，同时邀请他的两位研究生加入其中，由我编写提纲和样稿。历时一年多，我们撰写的《中医内科急症》问世，1985年由山西人民出版社出版，这是我国首部中医内科急症专著，并邀请到时任全国政协副主席的赵朴初先生为此书题写书名。翌年，该书在华北十省市区优秀科技图书评选中荣获二等奖。从此，我和路老建立了情同父子的师生之谊。三十多年来，老师从未间断对我的教育，常为我指点迷津、答疑解惑，或耳提面授，或飞雁传鸿。老师要求我熟读经典，多做临床，勤学多问，善于总结经验，切忌急功近利、浮躁肤浅。老师的恩泽伴随我成长，我不仅学习了老师高超的医术，更学会了做人、做学问的态度和方法，一生受用不尽。

1986年，我奉调江西省中医院。1991年10月，时值中华中

医药学会痹病专业委员会成立暨第五次脾胃病学术会议在庐山召
开，路志正教授指示我负责筹备大会，这既是对我莫大的信任，又
是一次巨大的挑战。来自全国各地的中医专家有三百余人，其中
不乏朱良春、焦树德、赵绍琴、谢海洲、张镜人、路志正、周仲英
等著名中医专家，一时庐山名家汇集，群贤毕至。在会议休息时，
我有机会拜访诸多名家，赵绍琴教授就是其中一位。我对赵老敬
仰已久，他是三代御医之后，著名中医温病学家，非常健谈，操得
一口标准京腔，听他讲话，简直是一种享受，诵经典，谈经验，娓
娓道来，几乎没有停顿，真是美不胜收，充分体现了中医前辈对青
年人的爱护。他讲到，感冒并非小病，不可小视，因之转化迅速，
治感冒如同开窗户，强调一个"透"字，不管证属风热、风寒，均
宜适当加用金银花、薄荷、苏叶等辛凉之品，以"透热转气"。多
年来，我用赵老的思路治疗感冒，屡试屡效。赵老指出，慢性肾
炎并非都是肾虚，其发病往往与反复感染有关，属外邪内侵，留
而不去，深入血分，形成血分伏邪，邪气郁久发热，灼伤脉络，故
表现为蛋白尿、血尿等湿热阻滞经络之症，如作肾虚补之则使实
者更实。

　　这次学术会议召开于 90 年代初，在当时是一个规模很大的会
议，加之会址在庐山，交通十分不便。但会议食宿交通安排井然
有序，代表赞誉有加，这得益于我和同学赵孟华的通力合作、精心
组织和周到安排。赵孟华才华横溢，热心厚道，学验俱丰，是一位
中医和中西医结合治疗脾胃病的专家，后任江西省人民医院副院
长、主任医师，惜于 2011 年 8 月因病不治，英年早逝，令人扼腕
痛息。

　　1992 年医院组建肾病科，我被任命为科主任，建科之初，我
们齐心协力，艰苦奋斗，克服重重困难，功夫不负有心人，经过 4
年的努力，肾病科初具规模，成为中医特色比较鲜明，中西医兼

备，设备先进的中医专科。不久，就被省卫生厅评为全省中医重点科室。

由国家中医药管理局主办，江苏省中医院承办的"全国中医肾病治疗新技术应用高级研修班"于1999年10月在南京开班，我作为江西唯一的代表参加了学习。国内五大中医肾病中心的知名专家如邹燕勤、王永钧、沈庆法等均到研修班授课，介绍自己的临床经验，还特别邀请了我国著名肾病学家、中国工程院院士、南京军区总医院副院长黎磊石教授进行学术讲座。以后连续5年，我又参加在杭州、广州举办的研修班，听到了众多名家的精彩演讲，实地参观了江苏省中医院、杭州市中医院、广东省中医院肾病中心，察看了他们具有中医特色的治疗慢性肾病的方法和措施，观摩肾穿刺、动静脉内瘘术、腹膜透析置管术的具体操作，使我茅塞顿开，受益良多。

在南京研修班上，我有机会认识了邹燕勤教授，其父是我国著名中医肾病专家邹云翔，邹老和路老是至交，得知我是路老的学生，邹燕勤教授如同一位和蔼可亲的大姐，和我一见如故。我向她请教邹云翔教授治疗肾病的经验，她特别提到邹老在辨证论治慢性肾病时注意活血化瘀法的运用，通过活血和络，运行气血，达到增强肾气之目的。邹老认为，人体经络是上下内外运行血气的通络，脉之直者为经，支而横者为络，络之别者为孙络，经即大地之江河，络犹原野之百川，经络相贯，如环无端，经络气血运行通畅，则百病不生，一有怫郁，诸病皆生，而肾病者皆有气血瘀滞、运行不畅的病理，运用活血和络法常能提高疗效，对慢性肾病、久病入络，从血分求治，疗效更为显著。常用的药物有当归、桃仁、红花、川芎、田三七、丹参、茺蔚子、赤芍、泽兰、益母草等。如1957年3月，黄姓10岁病儿，慢性肾炎，全身水肿，有腹水，呼吸不利，喘息不已，纳呆，脉细，舌质绛，苔中黄厚。尿常规检查示蛋白（+++），红细胞（+）。病情危重，治疗颇为棘手。邹老认为病属水气重证，泛滥其御，肺气不足，吸不归肾，肾虚则排泄无权。方拟补肾气，降肺气，开鬼门，洁净府，上下分消，以冀风消水通，消退为第一要务。用麻杏石甘汤、葶苈大枣泻肺汤、三子养亲汤和防己黄芪汤等加减，面肿虽退，余状如前，效果不理想。久病在血，血不利则为水。于原法加用活血化瘀之桃仁9g，红花9g，3剂后尿量日解1500mL，服9剂后水肿基本消退，后续予以中药调理而愈。

　　我曾作为教育部教学评估专家分别在2003年和2005年先后对广西中医学院和天津中医药大学进行教学评估。我把它看作是一个向同行学习的极好机会，这两次参加教学评估的不少是赫赫有名的中医专家，如严世芸（原上海中医药大学校长）、邱和明（原广州中医药大学副校长）、连建伟（原浙江中医药大学副校长）等教授。严世芸（专家组长）教授考虑到我从事临床教学多年，分配我评审附属医院，这正符合我的愿望。天津中医药大学第一附属医院，是我国规模最大、中医特色鲜明的中医院之一。其肾病科又是全国中医肾病重点科室，该科学术带头人黄文政教授是知名中医肾病专家，他提出的疏利少阳法为治疗慢性肾炎独辟蹊径。他认为，慢性肾炎虽表现为虚实并见、邪正交混的复杂病理，但少阳三焦枢机不利，则是病变缠绵难愈的关键。因为肺之宣发肃降，脾之运化转输，肾之蒸腾气化，水液之代谢，血液之运行皆赖少阳三焦有序的枢转条达。三焦气化失常，津液停滞，气血凝涩，则为湿浊，为痰饮，为水肿，为瘀血，治疗的关键在"疏"不在"补"。少阳主枢，肾为三焦气化之本源，故应充分调动少阳枢机的疏泄功能，发挥三焦在协调脏腑功能活动中的主导作用。确立了以疏导调节为主的治法，配合滋补、清解，通过和解疏利少阳三焦，条达上下，宣通内外，枢转气机，加之扶正祛邪，促进脏腑功能协调，使精微得以封藏，浊邪得以排泄，恢复人体内外环境的动态平衡。根据中医"少阳主枢"的理论，运用疏导调节之法，以宏观辨证分型与微观组织病理学分型相结合，治疗不同病理类型的慢性肾炎，经大量临床观察证实，在降低和消除蛋白尿、血尿，提高免疫功能，改善高凝状态，减少感染因素等具有良好疗效。

我记得有一位中医先哲曾说过，中医高手来自民间，这话不无道理。十多年前，我在参加某县中医院等级评审中，发现该院治疗尿路结石很有效果，其有效率达80%，看其用药，也是大堆利尿排石、活血化瘀常用之剂，唯独有一味中药威灵仙，新鲜入药，每剂20~30g，这是常用方剂中从未用过的中药。我问运用此药的缘故，他们说这来源于一位民间郎中的经验。当地是尿路结石高发区域，这位郎中就用鲜金钱草、蛤蟆衣（车前草）等药再加上新鲜威灵仙，煎水服，排石效果很好。后来我查找文献，威灵仙不仅能祛风化湿，还有化石排石之功，新鲜者尤佳。据此，我在治疗尿路结石，每每加入此药，疗效更为显著。

我还注意向西医同道学习，一方面要学习经典、活用经典，同时又要学习现代医学知识，这看似矛盾，实则辩证统一。西医学的飞速发展，得益于其与现代科技的紧密结合。我们可以借助西医的先进检查仪器及实验室设备，一方面可以及早发现疾病，弥补中医四诊的不足，提高中医疗效；另一方面也可以对照检查结果，进行微观辨证，还可根据治疗前后检查的改善情况，为中医判定疗效提供量化指标。总之，中医既不要排斥现代医学而故步自封，更不要抛弃特色，而是应立足于中医整体观念、辨证论治之根本，在不脱离中医理论指导的前提下，将西医对疾病的诊断及检验方法有选择性地吸收过来，为我所用。我比较早地提出从风湿论治慢性肾炎，这个学术观点，既来自于中医经典的有关论述和历代医家的经验，也借鉴了现代医学关于慢性肾炎系自身免疫性疾病，抗风湿药能调节免疫机制这一研究成果。因此我比较重视医学科学的发展，特别是肾病方面的研究进展，让自己知识常新，跟上时代日新月异的变化。

我很长一段时间，应约在发行量很大的《家庭医生报》上发表科普文章，期间曾在"名医各方"栏中刊登了我治疗慢性肾衰的经验方——三草尿毒灵合剂。广西桂平县吴某，按此方服用两个多月，到医院检查，发现自己久治不愈的肾病竟能肾功能各项指标正常，肾病完全缓解。患者不远千里，来南昌面谢我并做下一步治疗。《南昌晚报》为此在显著版面发表了一篇"省城名医写良方，广西患者千里寻恩人"的报道。省市电视台还进行了专访。

在路志正90华诞、行医70周年之际，2011年1月9日，中华中医药学会和中国中医科学院广安门医院联合在北京人民大会堂广东厅举办"国医大师路志正从医七十周年学术思想研讨会"，四百多位国内外中医专家与路老的弟子聚集一堂，与国家领导人、卫生部、中医管理局的主要领导一起共同庆贺老师90华诞，探讨老师学术思想和临床经验。我应大会邀请率弟子宋卫国主任中医师出席大会，中国中医科学院广安门医院高荣林教授代表我以及安徽中医学院第二附属医院马骏教授、河北省邯郸市中医院高社光主任中医师四位弟子在会上发言，其中讲到，老师希望我们"青出于蓝而胜于蓝"，但我们深知，老师是当代名医，"上知天文，下知地理，中知人事"，非常人可及，我们才疏学浅，更难望老师之项背，只有不断地学习继承老师的学术思想和临床经验，努力提高自己的学术水平，不断丰富自己的临床积累，才能做合格的学生。这番发言充分道出我们众多弟子的心声。研讨会上我做了"路志正教授临证特色探微"的学术报告，得到了路老的首肯。

四十多年来，我从未脱离过临床，"熟读王叔和，不如临证多"，对此我深有体会。我爱好读书，到外地开会，尤喜参观医院，借以撷采众长，以勤补拙；诊病时力争做到细心、耐心，注意沟通；辨证论治力求准确，选方慎重；选方用药熟知其性能，针对病情，直达病所，以冀提高疗效。遇见危重患者，常以孙思邈的话来警示自己："亦不得瞻前顾后，自虑吉凶，护惜身命。见彼苦恼，若己有之，深心悽怆，勿避险巇，昼夜寒暑，饥渴疲劳，一心赴救，无作功夫形迹之心，如此为苍生大医，反此则是含灵巨贼。"

长江后浪推前浪，江山代有才人出。如今我所培养的中医肾病硕士研究生、博士研究生等众多弟子，均已苗壮成长，挑起大梁，成为各个医院的医疗科研教学骨干，其中部分已成为科主任或学术带头人，看到他们成绩斐然，我甚感欣慰。

回顾几十年的岐黄之路，有过彷徨，有过坎坷，有过曲折，但更多的是收获。我很幸运，能得到路志正、董德懋等众多名师的指点和厚爱，有较多外出学习、遍访名医的机会，特别是有我最好的老师——众多的病友，他们是我中医学术和临床水平得以提高，取之不尽用之不竭的源泉。岁月悠悠，冬去春来，我尤其难忘路志正、董德懋教授，他们是我走进中医园地不断成长的良师和领路人，两位老师对我的器重和期望，我将铭记于心，感恩于心。恩师董德懋先生于 2002 年驾鹤西去，我深深地缅怀这位德高望重的中医前辈。

中医博大精深，须潜心钻研，认真研习，从良师，多临证，坚持理论结合实际，厚积薄发，才能登堂入室，真正做到学用一致，同时又兼容并蓄，海纳百川。中医的生命力在于临床和疗效，应充分认识和了解中医的特色和优势，并努力传承并发扬光大。

我为能终身从事中医临床工作而深感荣幸，感谢改革开放的好时代，使我们有充分发挥和施展才智的机会来服务社会、服务人民。余要以"不用扬鞭自奋蹄"的精神，继续扬帆起航，行进在岐黄之路上，诊病治病，传道授业，慈航广度，在传承和发扬中医学术中，发挥余热。

在本书付梓之际，特别要感谢我的恩师、著名老中医、首届国医大师路志正教授，他虽年届95岁高龄，还亲自为本书题写书名。感谢福建省中医药学会理事、著名中医专家、厦门市第二医院陈炳焜教授拨冗为本书作序。感谢名医工作室的全体同志为本书所付出的辛勤劳动。中国中医药出版社肖培新主任予以审查指导，我院领导及肾病科、科研科给予了大力的支持和帮助，在此一并表示衷心感谢。同时，我还要感谢我的夫人，她也是一位医务人员，为我的事业、我们的家庭，甘居幕后，默默奉献。谢谢！

（赵纪生）

医

案

篇

第一章 肾、膀胱病证

一、慢性肾炎

1. 咽喉不利案

卢某，女，36岁，江西南昌人，农民。2012年9月10日初诊。

咽干咽痛，伴有异物感3年。

患者2009年因咽干咽痛，伴有异物感，全身皮肤瘙痒，于南昌某医院治疗。尿常规检查示：尿蛋白（+++），潜血（+++），红细胞（+）。肾功能正常，双肾彩超正常。具体治疗不详，效果不佳，遂来就诊。

刻下颜面及双下肢无浮肿，咽干咽痛，伴有异物感，肩背酸痛，精神欠佳，食欲一般，睡眠稍差，大便偏干，小便清黄，舌质淡红，苔薄黄，脉细数。尿常规检查示：尿蛋白（+++），潜血（+++），红细胞（+）。肾功能正常，双肾彩超正常。

辨证：咽喉不利。

治法：清热利咽。方用银翘马勃散加减。

处方：金银花10g，连翘10g，射干10g，马勃10g，牛蒡子10g，蝉衣6g，黄芩10g，青风藤30g，徐长卿10g，威灵仙10g，川芎10g，红景天6g，炒蒲黄15g。每日1剂，水煎服，炒蒲黄包煎。

2012年9月24日二诊：患者自诉仍感咽干咽痛，伴有异物感，肩背酸痛，精神欠佳，食欲一般，睡眠稍差，大便偏干，小便清黄，舌质淡红，苔薄黄，脉细数。尿常规检查示：尿蛋白（++），潜血

（++），红细胞（+）。上方去徐长卿、红景天，加小蓟20g，生地黄20g，金银花、连翘改为15g。每日1剂，水煎服。

2012年10月8日三诊：患者咽部仍有异物感，稍感咽干咽痛，肩背酸痛，精神、食欲可，睡眠一般，大便正常，小便清黄，舌质淡红，苔薄黄，脉细数。尿常规检查示：尿蛋白（++），潜血（++），红细胞5~6/HP。上方去炒蒲黄、黄芩、生地黄，加羌活10g，白花蛇舌草20g，鬼箭羽20g。每日1剂，水煎服。

2012年10月22日四诊：患者颜面及双下肢无浮肿，稍感咽干咽痛，仍有异物感，肩背酸痛较前改善，精神、食欲可，睡眠一般，大便正常，小便清黄，舌质淡红，苔薄黄，脉细数。尿常规检查示：尿蛋白（+），潜血（+）。上方去小蓟，加徐长卿10g。14剂，每日1剂，水煎服。药毕查尿常规（-）。

按语：外邪侵袭，邪犯咽喉，可循经脉直接侵犯至肾，伤及肾气；肾脏封藏失司，精微下泄，出现蛋白尿和血尿；久病热毒伤阴，或气阴两虚，虚热循经上扰，又加重咽喉疾患，因而从清热利咽立法，方用银翘马勃散加减。方中金银花、连翘清热解毒，宣散风热；牛蒡子清热利咽；黄芩、蝉衣清热解毒，宣散风热，清泻肺火；射干、马勃清热解毒利咽；青风藤、徐长卿、威灵仙，祛风除湿，通经络；川芎行气化瘀；红景天健脾益气，活血化瘀；炒蒲黄化瘀止血。全方合用，共为清热利咽而收全功。

（胡路整理）

2. 脾肾气虚，湿热瘀阻案

王某，女，36岁，江西奉新人，职员。2014年3月15日初诊。尿频尿急8天。

患者8天前无明显诱因出现尿频尿急，于2014年3月7日在某医院查尿常规检查示：尿蛋白（+），潜血（++），红细胞2~3/HP。遂来就诊。

刻下尿频尿急，腰酸腰痛，食欲、睡眠可，颜面及双下肢无浮肿，小便多泡沫，大便可，舌暗，苔薄黄腻，脉细。尿常规检查示：尿蛋白（++），潜血（++），红细胞3~4/HP。肾功能正常。泌尿系B超检查未见异常。

辨证：脾肾气虚，湿热瘀阻。

治法：补脾益肾，凉血化瘀，清利湿热。方用小蓟饮子加减。

处方：小蓟20g，生地黄20g，炒蒲黄20g，藕节炭15g，黄芪30g，怀山药20g，紫草15g，徐长卿10g，忍冬藤30g，白花蛇舌草20g，鬼箭羽20g，灯盏花10g，苎麻根15g，槐花15g。每日1剂，水煎服。

3月29日二诊：患者自述仍感尿频尿急，小便中仍有泡沫，食欲睡眠可，舌质暗淡，苔薄黄，脉细。尿常规检查：尿蛋白（+），潜血（++），红细胞3~4/HP。上方加石韦20g，玉米须30g，金钱草30g。每日1剂，水煎服。

4月14日三诊：尿频尿急明显改善，3天前受凉后出现鼻塞流涕，咽痛咽红，精神、纳食、睡眠可，颜面及双下肢无浮肿，小便清黄中有少量泡沫，舌淡，苔薄白，脉浮细。尿常规检查：尿蛋白（++），潜血（++），红细胞2/HP。上方去玉米须、金钱草，加用荆芥10g，蝉衣6g。每日1剂，水煎服。

4月28日四诊：颜面及双下肢无浮肿，无尿频尿急，精神、食纳、睡眠可，月经延期，小便清黄中有少量泡沫，舌淡，苔薄黄，脉细。尿常规检查：尿蛋白（±），潜血（+），红细胞0~2/HP。上方去荆芥、蝉衣、石韦、苎麻根、槐花，加用川芎10g，青风藤30g。每日1剂，水煎服。

5月10日五诊：患者精神可，食欲可，颜面及双下肢无浮肿，无尿频尿急，偶感腰酸，舌淡，苔薄黄，脉细。尿常规检查：尿蛋白（±），潜血（±），红细胞0~3/HP。上方继服14剂。

5月24日六诊：患者颜面及双下肢无浮肿，精神、食纳、睡眠正常，小便清，大便可，舌淡，苔薄黄，脉细。尿常规检查：尿蛋白（−），潜血（＋），红细胞 0~1/HP，肾功能正常，泌尿系彩超未见异常。继续服用上方 14 剂后，来院复查潜血转阴，此后间断复查尿常规均正常。

按语：本症初期脾肾气虚，湿热内蕴，日久致热瘀互结，因而从补脾益肾、凉血化瘀、清利湿热立法，择选小蓟饮子加减。方中主以小蓟凉血止血；黄芪补气升阳为君药；辅以藕节、蒲黄助君药凉血止血，并能消瘀，可使止血不留瘀；怀山药固肾益精；因热出血，且多伤阴，故用生地黄养阴清热，凉血止血；灯盏花、鬼箭羽活血化瘀，通经活络；徐长卿、青风藤祛风除湿；白花蛇舌草清热、利湿、解毒；紫草、苎麻根、槐花等以增强凉血止血之功。诸药共为补脾益肾，凉血化瘀，清利湿热。

（胡路整理）

3. 风邪扰肾络案

向某，男，29 岁，汽车销售人员，湖北黄石市人。2012 年 5 月 6 日初诊。

确诊慢性肾炎 3 年，多次中西医结合治疗，病情反复。

患者颜面、下肢无浮肿，无腰酸腰痛，血压 126/80mmHg，舌质淡红，苔薄，脉弦细。尿常规检查：红细胞 +/HP，尿蛋白（++），潜血（+++）。

辨证：气阴不足，肾络瘀阻。

治法：益气养阴，活血通络。

处方：黄精 30g，党参 15g，墨旱莲 15g，女贞子 15g，菟丝子 10g，泽兰 20g，益母草 30g，苎麻根 20g，槐花 10g，小蓟 10g，白花蛇舌草 10g，红花 15g，鸟不宿 20g，鬼箭羽 20g。水煎服，每日 1 剂。

5 月 21 日二诊：患者服中药后无不适，稍咳嗽。尿常规检查：白细胞 1~2/HP，尿蛋白（±），上皮细胞（+）。证属风邪外侵，肺气失宣。治宜宣肺止咳。

处方：荆芥 10g，防风 10g，香薷 10g，金银花 10g，黄芩 10g，牛蒡子 10g，羌活 10g，柴胡 10g，僵蚕 10g，蝉衣 6g，苏叶 10g，百部 10g。水煎服，每日 1 剂。

5 月 26 日三诊：患者服中药后上述感冒、咳嗽症状缓解，感腰酸，下肢浮肿，舌质淡红，苔薄，脉弦细。血压 128/80mmHg。尿常规检查：红细胞 +/HP，尿蛋白（++），潜血（+++）。证属气阴不足，肾络瘀阻。治宜健脾益肾，活血利水。

处方：黄精 30g，党参 15g，墨旱莲 15g，女贞子 15g，红花 15g，菟丝子 10g，泽兰 20g，益母草 30g，桃仁 10g，白花蛇舌草 20g，六月雪 20g，鸟不宿 20g，鬼箭羽 20g。水煎服，每日 1 剂。

6 月 10 日四诊：患者服中药后仍感腰酸，下肢稍肿，舌质淡暗红，苔薄，脉弦细。查体：BP140/90mmHg。尿常规检查：红细胞 +/HP，白细胞 0~1/HP，尿蛋白（++），潜血（+++）。

处方：黄精 30g，党参 15g，墨旱莲 15g，女贞子 15g，红花 15g，菟丝子 10g，泽兰 20g，益母草 30g，桃仁 10g，蛇舌草 20g，猫爪草 10g，鸟不宿 20g，鬼箭羽 20g。水煎服，每日 1 剂。

6 月 25 日五诊：患者服中药后无明显不适，舌质淡红，苔薄，脉细。查体：血压 110/80mmHg。尿常规检查：红细胞 0~1/HP，尿蛋白（-）。治当益肾活血，祛风化湿。

处方：黄精 30g，党参 15g，红花 15g，益母草 30g，桃仁 10g，白花蛇舌草 20g，玉米须 20g，蚕沙 20g，徐长卿 10g，威灵仙 10g，猫爪草 10g，鸟不宿 20g，鬼箭羽 20g。水煎服，每日 1 剂。

7 月 9 日六诊：患者无不适，舌苔薄白，脉弦细。血压 115/75mmHg。尿常规检查：红细胞 0~1/HP，尿蛋白（-）。效不更方，继则上方服用 20 剂。水煎服，每日 1 剂。

按以上方案调治，病情完全缓解，随访 6 月，无复发。

按语： 慢性肾炎初发专用中药可完全治愈，但极易复发，所以必须告诫患者注意不能过劳，尽量避免感冒，饮食宜清淡。常规健脾益肾，活血通络利水取效不明显时，加用祛风湿药如蚕沙、青风藤、徐长卿、威灵仙等可达到消尿蛋白的功效。用药有效时，特别要注意守法守方，不能朝令夕改，心中无数。

（喻闽凤整理）

4.气虚血瘀，风湿入络案

应某，女，36岁，江西南昌人，农民。2013年8月初诊。

尿检异常1年余。

1年前发现尿检异常，表现为蛋白尿，无镜下血尿，患者素体气虚，稍劳则困乏。外院考虑慢性肾炎，未行肾活检，患者未规范治疗。今为求中医治疗而来诊。

刻下乏力易疲，腰酸腰胀，双膝酸痛，遇风雨天气则甚，双下肢轻度浮肿，纳食尚可，夜寐安，二便调，月经夹有血块，舌质暗，苔薄白，脉细涩。尿常规检查：尿蛋白（＋），尿隐血（－），尿蛋白定量0.7g/24h。肾功能正常。血红蛋白125g/L。双肾彩超正常。

辨证：气虚血瘀，风湿入络。

治法：益气活血，祛风除湿通络。

处方：黄芪30g，徐长卿10g，威灵仙10g，川芎10g，白花蛇舌草20g，鸟不宿20g，茯苓10g，薏苡仁20g，鬼箭羽20g，忍冬藤15g，四季青10g，生地黄15g。7剂，水煎服，每日1剂。

二诊：药后浮肿减轻，余症未减，诉药后胃脘隐痛，偶有恶心。上方加砂仁6g，川石斛10g。7剂，水煎服，每日1剂。

三诊：药后浮肿消退，腰酸胀好转，乏力减轻，舌质暗，苔薄白，脉细涩。尿常规检查：尿蛋白±，尿隐血－。守方再进21剂，水煎服，每日1剂。

四诊：患者腰酸胀基本缓解，无浮肿，双膝酸痛亦减轻，月经仍有血块，舌质暗，苔薄白，脉弦细。尿常规检查：尿蛋白（±），尿隐血（－），尿蛋白定量0.4g/24h。

继按上方随症化裁调治3月余，尿蛋白转阴，尿蛋白定量0.1g/24h。

按语：风邪、水湿不仅是慢性肾炎的发病原因，且常常是导致慢性肾炎病情发作及加重的诱发因素。本例患者由于素体气虚，易于外感风湿，正如《素问》所云："邪之所凑，其气必虚。"风湿入络扰肾，肾精不固，精微泄漏，故见蛋白尿。由于气虚血运不畅，且风湿入络，故瘀血内生，因此可见气虚与血瘀之证候如乏力易疲、月经有血块、舌质暗等。治疗时可予益气活血、祛风除湿通络法，方中黄芪、生地黄、茯苓、薏苡仁益气健脾祛湿，川芎、四季青、鬼箭羽活血通络，威灵仙、忍冬藤、徐长卿、鸟不宿祛风除湿通络。现代医学认为，慢性肾炎的发病机制与免疫、炎症密切相关，因此治疗时常常使用激素或免疫抑制剂。现代药理研究表明，许多祛风湿药具有抗炎、免疫抑制作用，与慢性肾炎的发病机制相吻合。赵老师非常重视风湿在慢性肾炎中的致病作用，常常在辨证的基础上，配合使用祛风除湿药治疗，多能获得良效。

（许正锦整理）

5. 脾肾气虚案

万某，男，22岁，江西宜春人，学生。2013年11月11日初诊。

发现蛋白尿1年。

患者1年前因患湿疹后，出现尿蛋白（+++），一直在当地口服中药治疗，尿蛋白维持在（+~+++）之间，遂来就诊。

刻下颜面及双下肢无浮肿，腰酸乏力，精神欠佳，食欲一般，口淡，睡眠稍差，大便偏软，小便清黄，舌质淡红，苔薄白，脉细。尿常规检查示：尿蛋白（+++），潜血（+）。肾功能正常。双肾彩超正常。

辨证：脾肾气虚。

治法：健脾益肾。方用自拟健脾益肾方加减。

处方：怀山药20g，青风藤30g，徐长卿10g，威灵仙10g，川芎10g，白花蛇舌草20g，鸟不宿20g，鬼箭羽20g，茯苓10g，红景天6g，黄芪15g，薏苡仁20g，肿节风20g。每日1剂，水煎服。

11月27日二诊：患者自诉仍感腰酸乏力，稍怕冷，精神欠佳，食欲一般，睡眠稍差，大便偏软，小便清黄，夜尿2~3次，舌质淡红，苔薄白，脉细。尿常规检查示：尿蛋白（+++），潜血（++）。上方加白术10g，巴戟天10g，芡实20g。每日1剂，水煎服。

12月11日三诊：患者颜面及双下肢无浮肿，腰酸乏力稍缓解，精神欠佳，食欲可，睡眠一般，大便偏软，小便清黄，夜尿2~3次，舌质淡红，苔薄白，脉细。尿常规检查示：尿蛋白（++），潜血（+）。继续服用上方14剂，每日1剂，水煎服。

12月25日四诊：患者仍感腰酸乏力，下午双下肢轻度浮肿，精神、食欲可，睡眠一般，大便正常，小便清黄，夜尿1~2次，舌质淡红，苔薄白，脉细。尿常规检查示：尿蛋白（+）。上方去白术、茯苓，加益母草30g，玉米须20g。每日1剂，水煎服。

2014年1月10日五诊：患者腰酸，精神、食欲可，睡眠可，大便正常，小便清黄，舌质淡红，苔薄白，脉细。尿常规检查示：尿蛋白（+）。上方去巴戟天、芡实、玉米须。每日1剂，水煎服。

1月24日六诊：患者颜面及双下肢无浮肿，无明显腰酸，精神、食欲可，睡眠可，大便正常，小便清黄，舌质淡红，苔薄白，脉细。尿常规检查示：尿蛋白（±）。14剂，每日1剂，水煎服。

按语：本症初期脾气亏虚，无力运化水湿，肾气虚不固，无法固摄精微，则出现蛋白尿，因而从健脾益肾立法，方用自拟健脾益肾方加减。全方健脾益肾，活血通络，祛风除湿，俾脾肾运化、固摄功能恢复，辅以活血利水、祛风除湿，则尿蛋白渐减直至消失，水肿亦自退。

（胡路整理）

6. 脾肾气虚，水湿内停案

范某，女，39岁，江西南昌人。2011年10月13日初诊。

反复颜面及双下肢浮肿3年。

患者多次尿常规检查示：蛋白（+），隐血（+++），红细胞3~6/

HP。肾功能正常。测血压 160/95mmHg。西医诊断为慢性肾炎，肾性高血压。曾不规则使用替米沙坦、黄葵胶囊、血尿安胶囊，尿检无明显改善，故来求治。

刻下颜面及双下肢轻度浮肿，神疲乏力，面色少华，腰膝酸软，纳呆腹胀，尿量偏少，大便调，舌质淡红，苔薄黄，脉弦细。

辨证：脾肾气虚，水湿内停。

治法：益肾健脾，利水消肿，佐以凉血化瘀止血。

处方：黄芪 30g，陈皮 10g，茯苓皮 10g，大腹皮 10g，生姜皮 10g，益母草 30g，玉米须 15g，仙鹤草 15g，紫草 10g，灯盏花 10g，白花蛇舌草 20g，桂枝 6g。7 剂，水煎服，每日 1 剂。

西药降压药照常服用。

10 月 20 日二诊：腰膝酸软好转，浮肿减轻，尿量较前增多，舌质淡红，苔薄黄，脉弦细，血压 135/85mmHg，尿常规检查：蛋白（+），隐血（+++），红细胞 2~3/HP。效不更方，守方再进 14 剂，水煎服，每日 1 剂。

11 月 4 日三诊：浮肿基本消退，精神好转，纳食增加，口干，偶有腹胀，大便偏干，舌质淡红，苔黄，脉弦细。血压 130/80mmHg。尿常规检查：蛋白（±），隐血（+++），红细胞 1~3/HP。

患者利尿阴伤，故有口干、大便干，去茯苓皮、生姜皮，加生地黄 15g，墨旱莲 15g，女贞子 15g，以养阴润肠；去桂枝之温热，加牡丹皮 10g，赤芍 15g，以凉血。7 剂，水煎服，每日 1 剂。

11 月 11 日四诊：口干好转，大便通畅，血压 132/80mmHg，尿常规检查：蛋白（-），隐血（++），红细胞 1~2/HP。守上方加减调治半年，血压控制在（115~135）/（75~90）mmHg，尿常规检查：蛋白（-），隐血（+~++），红细胞 0~2/HP。随访两年病情稳定。

按语：本患者以镜下血尿为主，属中医"溺血""尿血"范畴，中医病机主要有虚、热、瘀。赵老师强调不论虚证与实证，尿血大多与热有关，如《金匮要略》："热在下焦者，则尿血。"《诸病源候论》："心主于血，与小肠合，若心家有热，结于小肠，故小便血也。"不过，本患者同时有浮肿、乏力、面色少华等脾肾气虚见症，因此患者的病机特点是虚实并见、寒热共存，因此赵老师在治疗本病时补泻共施、温清同用，既以黄芪、桂枝温补脾肾，又以益母草、玉米须、紫草等凉血止血，配合茯苓皮、大腹皮、生姜皮、白花蛇舌草以利水消肿。待水湿渐去、浮肿消退后减去桂枝等温热之药，增加牡丹皮、赤芍等以凉血止血。患者的病机虽然复杂，但始终注意补脾肾、调气血，治疗过程中随症加减，思路清晰，故效如桴鼓。

（许正锦整理）

7. 脾肾气虚，风湿内扰案

徐某，女，29岁，江西玉山县人，农民。2012年4月20日初诊。发现尿检异常2年余。

患者于2010年"感冒"后尿常规检查示：蛋白（+++），隐血（++），红细胞2~5/HP。血压140/95mmHg。西医诊断慢性肾炎，治疗效果不佳。2011年使用黄葵胶囊、血尿安胶囊等中成药，尿常规仍无明显变化，偶尔出现双下肢浮肿，血压在145~150/95mmHg，加用安内真（5mg，qd）后血压控制在120/85mmHg左右。今来求中医治疗。

刻下乏力，怕冷，腰酸胀痛，纳可，双下肢轻度浮肿，小便黄浊，大便调，月经正常，舌质暗，苔黄，脉弦。血压128/85mmHg，尿常规检查：蛋白（++），隐血（++），红细胞3~5/HP，尿蛋白定量1.6g/24h。肝肾功能正常。

辨证：脾肾气虚，风湿内扰。

治法：健脾益肾，祛风除湿。

处方：青风藤30g，徐长卿10g，威灵仙10g，黄芪20g，川芎10g，薏苡仁20g，鸟不宿20g，茯苓10g，白花蛇舌草20g，鬼箭羽20g，天山雪莲3g，肿节风15g。7剂，水煎服，每日1剂。

并改安内真为洛汀新（10mg, qd）降压。

4月27日二诊：药后乏力减轻，仍怕冷，下肢轻度浮肿，舌质暗，苔黄，脉弦。尿常规检查：蛋白（++），隐血（++），红细胞2~4/HP。血压125/83mmHg。上方加桂枝6g、生白术10g，以健脾利水。7剂，水煎服，每日1剂。

5月4日三诊：怕冷减轻，浮肿消失，精神好转，二便调，舌质暗，苔薄黄，脉弦。尿常规检查：蛋白（+），隐血（++），红细胞0~2/HP。

继按上方调治半年，尿常规检查：蛋白（-），隐血（+），红细胞0~2/HP。

按语：《素问》中"风论""奇病论"篇均提到水肿时肾气与风邪的相关性，称之为"肾风"。肾病患者多有水湿内停，而风邪善行而数变，风邪极易引动内湿形成风湿合邪，风邪善行而湿邪黏滞，风湿合邪则致病位深入而缠绵，每遇外感引动而发作。本患者由于劳累过度，脾肾失养，气虚而不耐外邪干扰。由于脾之运化、肾之气化失职，导致水湿内停，每遇风湿之邪侵扰，内外互患而成本病。祛风除湿法是赵老师常用之法，本例患者所用青风藤、徐长卿、威灵仙、鸟不宿、天山雪莲、肿节风均为祛风除湿药。祛风除湿药以往多应用于风湿痹证，现代药理证实许多祛风除湿药具有免疫抑制作用，从现代医学研究可知，慢性肾炎的病机多与免疫损伤有关，与风湿病的病机有许多相似之处。治疗本患者即在健脾益肾的基础上，配合祛风除湿，守法缓图，渐获良效。

（许正锦整理）

8. 脾肾阳虚，水气内停案

方某，男，29岁，江西抚州人，职员。2013年6月21日初诊。
颜面及双下肢浮肿3月。

患者3月前感冒后出现颜面及双下肢浮肿，在当地查尿蛋白（+++），遂来就诊。

刻下颜面及双下肢中度浮肿，按之凹陷不起，腰部冷痛，神疲乏力，四肢不温，食欲稍差，大便正常，小便量减少，日约 800mL，舌淡胖边齿印，苔白，脉沉细。尿常规检查示：尿蛋白（+++）。肝肾功能、血脂均正常。泌尿系 B 超未见异常。

辨证：脾肾阳虚，水气内停。

治法：健脾温肾，温阳利水。方用真武汤加减。

处方：附子 10g，茯苓 10g，白术 10g，巴戟天 10g，补骨脂 10g，黄芪 15g，益母草 30g，玉米须 30g，薏苡仁 20g，红景天 6g，生姜 4 片。14 剂，每日 1 剂，水煎服，附子先煎 30 分钟。

7 月 5 日二诊：颜面及双下肢浮肿稍减轻，仍感腰部冷痛，神疲乏力，四肢不温，食欲一般，大便正常，小便清，量可，舌淡胖边齿印，苔白，脉沉细。尿常规检查：尿蛋白（++）。上方去薏苡仁，加桂枝 10g，仙茅 15g。14 剂，每日 1 剂，水煎服，附子先煎 30 分钟。

7 月 19 日三诊：颜面及双下肢浮肿明显减轻，仍感腰部冷痛，精神、食欲可，四肢不温，但较前明显改善，大便正常，小便清，量可，舌淡胖边齿印，苔白，脉沉细。尿常规检查：尿蛋白（++）。上方去玉米须，加川芎 10g。每日 1 剂，水煎服，附子先煎 30 分钟。

8 月 3 日四诊：患者颜面及双下肢无浮肿，腰部冷痛、四肢不温较前明显改善，精神、食欲可，大便偏干，小便清黄，量可，舌淡胖边齿印，苔白，脉沉细。尿常规检查：尿蛋白（+）。上方去益母草、桂枝，加桃仁 10g，红花 10g。14 剂，每日 1 剂，水煎服，附子先煎 30 分钟。

后继续服药半年余，尿蛋白维持在（±）。情况稳定。

按语：患者素体脾肾阳虚，脾阳虚，则湿积而为水；肾阳虚，则聚水而从其类，因而从健脾温肾、温阳利水立法，择选真武汤加减。方中君以附子之大辛大热，温肾暖土，以助阳气；茯苓、薏苡仁健脾渗湿，以利水邪；生姜辛温，既助附子之温阳驱寒，又伍茯苓以温散水气;白术健脾燥湿,助脾之运化;黄芪补气升阳、健脾利水;巴戟天、补骨脂补肾助阳;益母草、玉米须利水消肿;红景天健脾益气、活血化瘀。诸药相伍,温中有散,利中有化,脾肾双补,阴水得制,故为脾肾阳虚、水气内停的有效之剂。水肿日久,瘀血阻滞,临证多加用桃仁、红花、川芎、丹参等活血化瘀,取血行水亦行之意。

(胡路整理)

9. 脾肾亏虚,湿热蕴结案

患者李某,男,26 岁,江西南昌人。2014 年 4 月 16 日初诊。

反复颜面及双下肢水肿半年余。

患者自诉于 10 年前突发颜面及下肢水肿,时在当地医院诊断为急性肾小球肾炎,经治疗后已缓解,近半年复发,多次就诊治疗效果欠佳。

刻下精神欠佳,颜面及双下肢水肿,腰酸乏力,纳食欠佳,夜寐差,小便泡沫,大便可。舌苔微腻,少苔,脉滑。尿常规检查:蛋白(++++),隐血(+++)。

西医诊断:慢性肾炎。

中医诊断:石水。

辨证:脾肾亏虚,湿热蕴结。

治法:健脾益肾,清利湿热。

处方:太子参 30g,炙黄芪 30g,生地黄 10g,怀山药 30g,山萸肉 10g,茯苓 15g,泽兰 10g,六月雪 30g,法半夏 10g,陈皮 10g,枳壳 10g,蒲公英 10g,滑石 15g,白茅根 10g,苎麻根 30g,小蓟 30g,川牛膝 10g。10 剂,水煎服,每日 1 剂

2014 年 4 月 26 日二诊:患者诸症减轻,尿常规检查:蛋白(++),隐血(+)。继续守上方 14 剂,水煎服,每日 1 剂。

2014 年 5 月 10 日三诊:服药后,浮肿消,小便量可,寐可,纳食平,尿常规正常。守上方随症加减化裁调治。

按语：慢性肾炎多属中医之"水肿""淋证"等，此患者主以水肿发病，归以水肿病论治。水肿病其制在脾，其本在肾，迁延不愈，故二脏亏损是引起水肿的主因。患者以水肿为主，症见精神欠佳，腰酸乏力，寐差，为脾肾气虚之见症；舌苔微腻，少苔，脉滑为湿邪也；湿热蕴积，以致脾不运化，肾阴又亏，如一味利湿热，更耗肾阴。患者血尿明显，为气虚不能固摄，致血溢脉外。选方以参芪地黄汤为主，以健脾益肾治本，六月雪、法半夏、陈皮、枳壳、蒲公英以清热化湿，白茅根、苎麻根、小蓟以凉血止血治标，标本兼治，则可获效。

（李庆珍整理）

10. 脾肾阴虚，湿热内蕴案

朱某，女，27岁，教师，江西南昌人。2013年7月11日初诊。

反复颜面及双下肢浮肿5年余，再发1周。

患者5年前开始出现颜面浮肿，后合并双下肢水肿，发病初期在当地医院尿常规检查示：尿蛋白（++），尿蛋白定量1.4g/24h。诊断为"慢性肾炎"，并于南昌某大学附属医院治疗，给予洛汀新片、黄葵胶囊等药治疗，尿蛋白减少，病情时有反复，并多次到上海、南京等地治疗，尿蛋白曾一度转阴，每次劳累或感冒后出现反复，一直未行肾活检，多次检查肾功能正常。近1周来因感冒出现浮肿发作，在医院查：尿蛋白（++）。

刻下咽干有黏痰，疲乏无力，略感腰酸，小便量可，睡眠可，双下肢水肿，舌质红，苔黄，脉弦。血压130/70mmHg。慢性病面容，神情萎靡，皮肤无皮疹，心肺正常，双下肢水肿。尿蛋白（+++）。肾功能正常。

西医诊断：慢性肾炎。

中医诊断：水肿。

辨证：脾肾阴虚，湿热内蕴。

治法：滋阴补肾，清热利咽。

处方：怀山药 30g，菟丝子 15g，桑寄生 15g，杜仲 10g，太子参 30g，桑白皮 10g，玄参 15g，金银花 10g，黄芩 10g，马勃 10g，鱼腥草 30g，栀子 10g，玉米须 30g。14 剂，水煎服，每日 1 剂。

7 月 25 日二诊：咽痛、乏力较前好转，仍感腰酸，尿量可，大便正常，舌质红，苔薄黄，脉弦细，水肿较前消退。原方加党参 20g，丹参 20g，龙葵 15g。服药半月。

8 月 10 日三诊：稍感咽部不适，无痛，余症状明显改善，尿检蛋白（＋）。守上方，加苍术 10g，白术 10g，薏苡仁 20g，以化湿利水。

按语：慢性肾炎患者因疾病反复发作，损伤人体正气，致体质下降，易感冒及受到各种感染，而使病情反复。此患者即为感冒复发，表现为肺系之症，如咽干、咽痛，本着急则治标的原则，从肺肾入手，治之以银翘马勃散，此亦肾病从肺论治的体现，后期仍以益气化湿而缓图。

（李庆珍整理）

11. 脾肾气虚，湿瘀内阻案

杨某，男，30 岁。江西奉新人。2013 年 6 月 7 日初诊。

颜面、双下肢浮肿 2 月余，在当地医院查尿常规：尿蛋白（＋＋），红细胞 +/HP。用药后浮肿无改善，且渐觉腰酸乏力。

刻下颜面、双下肢浮肿，指压随手而起，腰酸乏力，精神差，纳食可，尿色深黄，尿量基本正常。舌质红，苔薄黄腻，脉弦细。尿常规检查：尿蛋白（＋＋），红细胞 +/HP。

辨证：脾肾气虚，湿瘀内阻。

治法：健脾益气，清热化湿，活血化瘀。

处方：黄芪 30g，青风藤 30g，徐长卿 10g，羌活 10g，川芎 10g，猫爪草 10g，红景天 6g，白花蛇舌草 20g，鸟不宿 20g，鬼箭羽 20g。14 剂，水煎服，每日 1 剂。

二诊：颜面、双下肢浮肿减轻，腰酸乏力改善，精神好转，尿量、尿色基本正常。舌质红，苔薄黄，脉弦细。尿检：尿蛋白（＋），红细胞 3~5/HP。守上方去鬼箭羽，加茯苓 10g。14 剂，水煎服，每日 1 剂。

三诊：浮肿消退，无腰酸乏力，精神如常，二便正常。舌质淡红，苔薄黄，脉弦细。尿检：尿蛋白（-），红细胞 0~2/HP。守上方加仙鹤草 15g。14 剂，水煎服，每日 1 剂。

按语：慢性肾小球肾炎，属中医"水肿""虚劳""腰痛"等范畴，病程冗长，病机复杂，虚实夹杂。本病例在处方中用红景天，主要作用是活血补肾，具有提高人体免疫力的作用，可用于预防感冒或消除蛋白尿。

（刘英整理）

12. 脾肾亏虚，固摄失司案

患者陈某，男，42 岁，江西南昌人。2014 年 2 月 21 日初诊。

发现尿蛋白阳性 4 年余。

患者因体检发现尿蛋白阳性，平时无水肿，无关节痛，曾到多地求治，诊断为慢性肾炎，间断用药，尿蛋白未转阴。2014 年初出现血肌酐升高。

刻下精神欠佳，腰酸腰胀，乏力，颜面、双下肢无明显水肿，纳食欠佳，夜寐一般，小便清长，尿中泡沫多，大便溏薄。舌体胖大，边有齿痕，苔薄白，脉沉细。尿常规检查：尿蛋白（++）。肾功能检查：肌酐 179μmol/L，尿素氮 9.1mmol/L。

西医诊断：慢性肾炎，慢性肾功能衰竭。

中医诊断：腰痛。

辨证：脾肾亏虚，固摄失司，精微外泄。

治法：健脾益肾，补肾固精。

处方：太子参 30g，炙黄芪 30g，生地黄 10g，怀山药 30g，山萸肉 10g，茯苓 15g，泽兰 10g，六月雪 30g，法半夏 10g，陈皮 10g，枳壳 10g，菟丝子 10g，金樱子 10g，芡实 20g，女贞子 30g，白术 10g。14 剂，水煎服，每日 1 剂。

2014年3月5日二诊：患者诸症减轻，夜尿1~2次。舌质淡红，边无齿痕，苔薄白，脉细有力。尿常规检查：尿蛋白（＋）。续守上方14剂，水煎服，每日1剂。

2014年3月19日三诊：服药后，精神明显改善，无浮肿，纳食可，寐可，大便偏干，每日1~2次，小便量可，尿常规检查：尿蛋白（＋）。肾功能检查：肌酐142μmol/L，尿素氮7.6mmol/L。守上方，去白术，加制大黄10g，红景天6g。续服14剂。

2014年4月2日四诊：患者精神可，无浮肿，无乏力，饮食、睡眠正常，大便软，每日2~3次，尿量正常。舌质淡红，苔薄白，脉细有力。再次复查肾功能：肌酐128μmol/L。前方去太子参，续服。

后定期门诊治疗，随访1年，病情稳定，未再复发加重。尿蛋白稳定在（±~＋），血肌酐正常。

按语： 慢性肾炎蛋白尿日久不消，反复发作，久病多虚，损及脾肾，出现肾功能的损害。患者表现为腰酸腰痛，倦怠乏力，头晕耳鸣，小便清长，大便溏薄，此皆脾肾气虚不固，气阴两虚之证。本病以本虚为主，故而治疗从健脾益肾扶正为要旨，以增强气之固摄功能。方以参芪地黄汤加减，补肾固精，二陈汤健脾益气，以金樱子、芡实摄精。综合全方以补为主，辅以收敛固摄而收效。三诊，患者大便干，故在原方中加入制大黄以通腑泄浊，红景天益气活血，起改善肾功能之效。

（李庆珍整理）

13. 热结下焦，迫血妄行案

田某，男，62岁，江西抚州人，农民。2012年7月21日初诊。

有"慢性肾炎"病史多年，反复发作，因家中经济问题，同时临床症状不明显，患者不重视，未坚持服药治疗。2012年5月因劳累出现尿色红，伴有腰酸，在当地医院治疗后稍有改善，但尿检不理想。

刻下精神欠佳，口干口苦，腰酸乏力，小腹胀痛，纳食欠佳，夜寐差，大便偏干，小便茶色。舌质紫，少苔，脉弦滑数。查体：左下腹隐痛拒按，双下肢水肿，余无明显异常。肾功能检查正常。血常规检查：血红蛋白 100g/L。尿常规检查：尿蛋白（+++），隐血（+++）。

西医诊断：慢性肾炎。

中医诊断：石水。

辨证：热结下焦，迫血妄行。

治法：泄热凉血，散结止血。

处方：桃仁 20g，大黄 10g，桂枝 15g，赤芍 20g，甘草 10g，生地黄 30g，白茅根 10g，苎麻根 30g，小蓟 30g，党参 10g，黄芪 30g，侧柏叶 20g。10 剂，水煎服，每日 1 剂。

8 月 1 日二诊：患者血尿消失，小腹左侧微痛，舌质微润，脉沉滑不似前有力。尿常规检查：尿蛋白（+++）。继续守上方 14 剂，水煎服，每日 1 剂。

8 月 15 日三诊：服药后，小便色黄，小腹隐痛消失，寐可，纳食平，舌红有薄苔，脉象沉滑。尿常规检查：尿蛋白（++）。下焦热减，阴虚症状渐显，减桂枝，加枸杞 30g、菟丝子 10g、女贞子 10g，以滋肾阴。14 剂，水煎服，每日 1 剂。

9 月 1 日四诊：症状缓解，二便正常，舌质淡，苔薄，脉沉，尿常规检查：尿蛋白（±）。

患者定期在门诊复诊，病情稳定，多次复查尿检阴性，半年后停药观察，1 年未再复发。

按语：慢性肾炎中医临床多从脾肾入手，但该患者小腹胀痛，左下腹隐痛拒按，舌质紫。其病机为热结下焦，迫血妄行。故可大胆使用大黄泄热破瘀，通利二便，合用桃仁、赤芍以活血，其意在于瘀热除则血止，同时配以凉血止血之品，以止离经之血，加用黄芪、党参以益气固本。患者服后血止，症状改善，三诊后出现阴虚表现，加入滋肝益肾阴之品。后期视患者年纪及疾病虚实情况，随症变方,取得明显效果。

(李庆珍整理)

14.脾肾亏虚,脾不统血案

田某,男,27岁,江西新余人。2013年10月16日初诊。

因肉眼血尿反复发作40天来院诊治。

患者于40天前感冒,在当地医院尿检:尿蛋白(+),隐血(+++)。时无尿频尿急,稍感腰酸,饮食、睡眠正常,在当地医院诊断为慢性肾炎,予以止血药静滴及对症治疗后血尿减少,后多次复查尿常规,尿蛋白一直未消,也曾服用中药治疗,均无明显改善,血尿反复。

刻下腰酸,四肢乏力,纳少,便溏,面色萎黄,小便量正常,色红,有泡沫,舌质淡红,苔薄黄,脉缓。血压120/70mmHg。心肺无异常,双下肢无水肿,双肾区无叩击痛。肾彩超示:双肾大小正常,内部结构清晰。尿常规检查:尿蛋白(++),隐血(+++),红细胞++/HP。

西医诊断:慢性肾小球肾炎。

中医诊断:尿血。

辨证:脾肾亏虚,脾不统血。

治法:补脾益肾摄血。方以补中益气汤加减。

处方:党参10g,黄芪30g,白术15g,茯苓10g,当归10g,远志10g,桑寄生15g,川断10g,金樱子15g,芡实30g,仙鹤草30g,小蓟10g,藕节炭30g,补骨脂10g。14剂,水煎服,每日1剂。

10月30日二诊:服药后,患者偶感双下肢沉重,纳食增,大便可,舌质淡红,苔薄,脉缓。守前方减补骨脂、桑寄生、川断,加三七粉3g(冲服),白茅根30g,杜仲炭30g。14剂,水煎服,每日1剂。

11月13日三诊:患者无明显不适,纳可,无腰酸,无血尿,舌质淡红,苔薄,脉弦细。尿检:尿蛋白(-),隐血(±)。守前方，加墨旱莲10g、女贞子30g。守方2月余未复发。

按语：慢性肾小球肾炎临床表现以血尿、蛋白尿最为常见。表现为血尿者，多从中医"尿血"论治。尿血临床上多见虚实两类，或气不摄血，或热伤血络，使血不循经溢于脉外，称为"离经之血"。该患者临床证候表现为脾气虚，而致脾不统血，血溢脉外。立方以健脾益肾、固摄止血，以补中益气汤补脾益气固摄为主，加用桑寄生、川断以益肾气；金樱子、芡实以收敛固摄；少加收敛止血药而见效。

（李庆珍整理）

15.脾肾阳虚，湿热夹瘀案

乐某，男，44岁。广东顺德市人，经商。

反复下肢浮肿2年余。

2年前自觉颜面及双下肢浮肿，尿常规检查示：尿蛋白（++），红细胞3~5/HP，遂于当地治疗，中、西医用药后尿检改善不明显。

刻下双下肢浮肿，腰酸腰痛，双膝怕冷，乏力，舌质红，苔薄黄，脉弦细。尿常规检查：尿蛋白（++），红细胞0~2/HP。

辨证：脾肾阳虚，湿热夹瘀。

治法：温补脾肾，清热利湿，佐以活血化瘀。

处方：黄芪30g，巴戟天10g，补骨脂10g，车前草15g，川芎10g，猫爪草10g，红景天6g，白花蛇舌草20g，鸟不宿20g，鬼箭羽20g。14剂，水煎服，每日1剂。

二诊：浮肿消退，腰酸腰痛减轻，双膝怕冷减轻，舌质红，苔薄白，脉弦细。守上方去车前草、鬼箭羽，加薏苡仁15g。续服14剂。

三诊：颜面及双下肢无浮肿，腰酸腰痛不明显，舌质淡红，苔薄白，脉弦细。守上方加仙茅15g。续服14剂。

按语：慢性肾炎的本虚，有肺虚、脾虚、肾虚，而以脾肾气虚、脾肾阳虚为多见。本病例以脾肾阳虚为本，湿热夹瘀为标，故用巴戟天、补骨脂温补脾肾,温而不燥,补而不腻,用之慢性肾炎,最为中肯。

(刘英整理)

16. 肺脾肾虚案

张某,女,42 岁,江西景德镇人,农民。2011 年 5 月 10 日初诊。

反复腰酸胀痛伴双下肢浮肿 1 年余。

患者于 1 年前因两侧腰酸胀痛伴双下肢浮肿,无发热恶寒,至当地人民医院查尿常规示:尿蛋白(++),潜血(+)。肝肾功能正常。诊断为"慢性肾炎"。予以口服黄葵、金水宝胶囊等药物护肾、降尿蛋白治疗。患者用药不规律,临床症状及检验改善不明显,遂来就诊。

刻下精神欠佳,腰酸腰痛,头晕乏力,耳鸣,平素易感冒,饮食、睡眠欠佳,双膝酸软无力,双下肢轻度浮肿,大便稀,小便有泡沫,舌质淡,苔薄白腻,脉弦细。尿常规检查:尿蛋白 ++。

辨证:脾肾气虚,水湿内停。

治法:补肺健脾,益肾化湿。

处方:黄芪 30g,白术 10g,防风 10g,党参 15g,陈皮 10g,熟地黄 10g,山药 10g,山萸肉 10g,茯苓 10g,泽泻 10g,杜仲 20g,续断 10g,仙茅 15g,仙灵脾 15g,徐长卿 10g。每日 1 剂,水煎服。

5 月 26 日二诊:患者精神好转,腰酸腰痛减轻,头晕乏力缓解,仍有耳鸣,食欲好转,睡眠一般,双下肢轻度浮肿,大便正常,小便少许泡沫,舌质淡,苔薄白腻,脉细。尿常规检查示:尿蛋白(++)。守上方加桑寄生 20g。每日 1 剂,水煎服。

6 月 12 日三诊:患者精神尚可,腰酸腰痛减轻,时有头晕,耳鸣,食欲、睡眠尚可,双下肢浮肿不明显,二便可,舌质淡,苔薄白腻,脉细。尿常规检查示:尿蛋白(+)。继续守上方加莲须 15g。每日 1 剂,水煎服。

7月2日四诊：患者精神可，腰酸腰痛明显减轻，时有头晕，耳鸣较前好转，食欲、睡眠尚可，双下肢无浮肿，二便可，舌质淡，苔薄白腻，脉细。尿常规检查示：尿蛋白（±）。治当健脾益肾，祛风除湿。

处方：黄芪30g，白术10g，防风10g，党参15g，陈皮10g，熟地黄10g，山药10g，山萸肉10g，茯苓10g，杜仲20g，续断10g，仙茅15g，仙灵脾15g，徐长卿10g，莲须15g，红景天6g。每日1剂，水煎服。

8月2日五诊：患者精神可，无腰酸腰痛，无头晕目眩，诉近日未有感冒，偶有耳鸣，食欲、睡眠尚可，双下肢无浮肿，二便可，舌质淡，苔薄白，脉细。尿常规检查示：尿蛋白（－）。继续服用上方巩固疗效。

按语：纵观患者诸症，头晕乏力，腰酸腰痛，纳差，易感冒，大便稀，均为虚象，涉及肺、脾、肾三脏。本案取玉屏风散益气固表；参苓白术散补益肺脾；地黄汤益阴补肾；合杜仲、续断补肝肾，强筋骨；仙茅、仙灵脾补肾助阳，益精血；徐长卿祛风除湿，同时防止地黄汤滋腻之碍；红景天活血化瘀，提高抵抗力。本方看似寻常，但功效却明显。一味黄芪，更是一药多用。黄芪归肺脾肝肾经，与白术、防风合为玉屏风散，益气固表，固摄精微；合参苓白术散加强益气健脾功效；与茯苓、泽泻为伍，则强其利水消肿之功效。

（吴国庆、曾冬梅整理）

17. 气虚血瘀，风湿入络案

应某，女，36岁，江西南昌人，农民。2013年8月初诊。

发现蛋白尿近一年。

刻下乏力易疲，腰酸腰胀，双膝酸痛，遇风雨天气则甚，双下肢轻度浮肿，纳食尚可，夜寐安，二便调，月经夹有血块，舌质暗，苔薄白，脉细涩。尿常规检查：尿蛋白（＋），隐血（－）。尿蛋白定量 0.7g/24h。肾功能正常。血红蛋白 125g/L。双肾彩超正常。

西医诊断：慢性肾炎。

中医诊断：肾风。

辨证：气虚血瘀，风湿入络。

治法：益气活血，祛风除湿通络。

处方：黄芪 30g，徐长卿 10g，威灵仙 10g，川芎 10g，白花蛇舌草 20g，鸟不宿 20g，茯苓 10g，薏苡仁 20g，鬼箭羽 20g，忍冬藤 15g，四季青 10g，生地黄 15g。7 剂，水煎服，每日 1 剂。

二诊：药后浮肿减轻，余症未减，诉药后胃脘隐痛，偶有恶心。上方加砂仁 6g，川石斛 10g。7 剂，每日 1 剂。

三诊：药后浮肿消退，腰酸胀好转，乏力减轻，舌质暗，苔薄白，脉细涩。尿常规检查：尿蛋白（±），隐血（－）。守方再进 21 剂。

四诊：患者腰酸胀基本缓解，无浮肿，双膝酸痛亦减轻，月经仍有血块，舌质暗，苔薄白，脉弦细。尿蛋白（±），隐血（－），尿蛋白定量 0.4g/24h。继按上方随证化裁调治 3 月余，尿蛋白转阴，尿蛋白定量 0.1g/24h。

按语：风邪、水湿不仅是慢性肾炎的发病原因，且常常是导致慢性肾炎病情发作及加重的诱发因素。现代药理研究表明，祛风湿药具有抗炎、镇痛、免疫抑制或调节、降压等作用。赵老师非常重视风湿在慢性肾炎中的致病作用，常常使用祛风除湿法治疗，多能获得良效。本例患者由于素体气虚，易于外感风湿，风湿入络扰肾，肾精不固，精微泄漏，故见蛋白尿。由于气虚血运不畅，且风湿入络，故瘀血内生。因此可见气虚与血瘀之证候如乏力易疲劳、月经有血块、舌质暗等，治疗时可予益气活血，祛风除湿通络之法。

（许正锦整理）

18. 脾肾亏虚，湿浊内停案

何某，女，62 岁，江西抚州人，农民。2012 年 4 月 19 日初诊。

颜面及双下肢水肿反复发作5年，先后到多家医院治疗，诊断为慢性肾炎。病情不稳定，反复腰酸胀，头晕心悸，胸闷不思饮食，今经熟人介绍来到赵老师处治疗。

刻下精神欠佳，头晕心悸，多思忧虑，腰酸乏力，纳食欠佳，夜寐差，二便欠佳，舌质淡，苔白腻，齿痕舌，脉弦滑。血红蛋白100g/L。尿常规检查：尿蛋白（+++），隐血（++）。

西医诊断：慢性肾炎。

中医诊断：石水。

辨证：脾肾亏虚，湿浊内停。

治法：温肾益心，健脾行水。

处方：党参30g，炙黄芪30g，生地黄10g，怀山药30g，山萸肉10g，茯苓15g，泽兰10g，六月雪30g，桂枝6g，淡附片5g，远志10g，川续断10g，杜仲10g，茯神10g，白花蛇舌草10g，玉米须30g。10剂，水煎服，每日1剂。

4月29日二诊：患者诸症减轻，病程日久，继续守上方改桂枝5g为10g。14剂，水煎服，每日1剂。

5月14日三诊：服药后，浮肿消，小便量可，心悸腰酸减轻，寐可，纳食平。尿常规检查：尿蛋白（+），隐血（-）。守上方随症加减化裁调治。

刻诊时：诸症消失如常人，尿常规检查：蛋白（-），隐血（-）。嘱其每半月复查尿常规，注意饮食起居，不宜过度劳累。

按语：朱丹溪在《格致余论》云："人之有生，心为之火居上，肾为之水居下，水能升而火能降，一升一降，无有穷也"。君火命火相得益彰，心主君火，肾主命火，君火为命火之统帅，命火为君火之根基。慢性肾炎，久而未愈者，多心脏受累。君火无命火资助，故见神昏、心悸易虑。中医认为君相相资，君必助命火，命火资君火。桂枝归心、肺、膀胱经，温经通脉，助阳化气，交通心肾。相火旺则脾运健，浮肿自当消除，故予以温肾阳、益心气之品。

（宋卫国整理）

19. 脾肾气虚，失其固摄案

徐某，女，35岁，江西南昌人，干部。2010年5月13日初诊。

患者平时工作劳累，经常熬夜，近来感觉疲乏无力，在外院诊断为慢性肾炎，因治疗效果不佳，遂来就诊。

刻下疲劳乏力，颜面双下肢无浮肿，略有腰膝酸软，饮食睡眠尚可，无口干口苦，大便正常，小便有泡沫，舌苔薄白，脉弦细。血压160/80mmHg。生化检查示：白蛋白40g/L，甘油三酯1.5mmol/L，胆固醇脂4.52mmol/L，肌酐74μmol/L，尿素氮5.2mmol/L。尿常规检查：尿蛋白（+++），隐血（+++），镜下红细胞+++/HP。

西医诊断：慢性肾炎。

中医诊断：虚劳。

辨证：脾肾气虚，血失固摄。

治法：健脾益肾，凉血止血。

处方：黄芪30g，青风藤30g，徐长卿10g，紫草10g，小蓟20g，仙鹤草15g，炒蒲黄10g，白花蛇舌草20g，鬼箭羽20g，鸟不宿20g，生地黄20g，山萸肉10g。水煎服，每日1剂。

西药降压药常规服用。

2010年7月5日二诊：腰酸，神疲乏力症状略有好转。门诊尿检：尿蛋白（+++），隐血（+），红细胞5~8/HP。治当祛风化湿，益气固摄，以冀减少蛋白从尿中丢失。

处方：黄芪30g，青风藤30g，徐长卿10g，羌活10g，威灵仙10g，川芎10g，白花蛇舌草20g，鸟不宿20g，茯苓10g，薏苡仁20g，鬼箭羽20g，红景天6g。水煎服，每日1剂。

2010年8月26日三诊：患者无特殊不适，饮食起居正常，舌苔薄白，脉弦细。尿常规检查：尿蛋白（+），隐血（+），红细胞0~3/HP。鉴于病情稳定，在上方基础上稍有加减，继续服用中药近一年。2011 年 8 月 30 日复查尿常规：尿蛋白（－），隐血（±）。后每月复查尿常规均正常，至今未复发。

按语：该患者症状较少，用一般思维很难辨证。赵老师认为，大部分肾炎患者临床症状较少，很多人会觉得无证可辨，此时要注意辨体质，要从细枝末节去辨。该患者皮肤较白，细腻，体质虚胖，疲劳乏力，易出汗，动则尤甚，故可以辨为气虚体质。患者平时头昏头晕，血压偏高，加上尿蛋白，血尿，厥阴风象已显。《素问·天元纪大论》："厥阴之上，风气主之。"厥阴为标，风气为本，厥阴风木上扰，则头晕头昏，风木下迫于肾，肾失固摄封藏，精微物质漏出，则现蛋白尿、血尿。该患者素体气虚，卫外功能失常，风邪易兼夹他邪乘虚而入，引动厥阴风木，诸症皆现。气虚，脾主运化，肾主水功能异常，湿邪遂生，湿为阴邪，其性缠绵难愈，风与湿合，留伏于肾络，故赵老师选用青风藤等祛风除湿通络之品，以消蛋白，效果显著。黄芪补肺、脾之气以固其本；炒蒲黄、川芎、鬼箭羽以活血通肾络；小蓟、紫草以凉血止血。全方标本兼顾，正气存，肾络通，精微固，则蛋白尿和血尿亦得以减轻或消失。

（马千整理）

20. 瘀热互结案

王某，男，36 岁，江西丰城人，农民。2011 年 7 月 28 日初诊。双下肢浮肿反复发作 1 年。

患者于 1 年前无明显诱因出现双下肢水肿，当时未引起重视，1 个月后浮肿加重遂至当地医院就诊，查尿常规：尿蛋白 ++，潜血（＋）。不规律服用肾炎舒、血尿安、呋塞米。复查尿常规：尿蛋白（++），潜血（＋）。肝肾功能均正常。

刻下患者精神尚可，咽红不适，夜寐一般，双下肢凹陷性水肿，小便黄赤，有泡沫，大便偏干，舌质暗红，苔薄黄腻，脉细数。尿常规检查：尿蛋白（++），潜血（＋），红细胞 3~5/HP。

辨证：水湿浸渍，瘀热互结。

治法：健脾利水，凉血活血。

处方：黄芪 30g，白术 10g，云苓 10g，桔梗 10g，半枝莲 15g，白茅根 15g，山豆根 10g，鱼腥草 15g，板蓝根 15g，荠菜 15g，大小蓟各 15g，泽兰 15g，益母草 15g，生甘草 6g。每日 1 剂，水煎服。

8 月 12 日二诊：精神尚可，咽部症状消失，口干，食欲睡眠可，小便少许泡沫，大便偏干，双下肢浮肿较前大减，舌质暗红，苔薄黄，脉弦细。治以益气养阴，活血利水。守上方加女贞子 15g，墨旱莲 15g。每日 1 剂，水煎服。

9 月 11 日三诊：服药后，患者精神可，无咽痛不适，无口干口苦，纳寐可，二便正常，双下肢水肿不明显，舌质红，苔薄黄，脉弦细。尿常规检查无阳性发现。治以益气养阴，补肾活血，兼以温阳扶正以善其后。

处方：黄芪 30g，白术 10g，云苓 10g，桔梗 10g，半枝莲 15g，白茅根 15g，山豆根 10g，鱼腥草 15g，板蓝根 15g，荠菜 15g，大小蓟各 15g，泽兰 15g，益母草 15g，女贞子 15g，墨旱莲 15g，肉苁蓉 10g，补骨脂 10g。每日 1 剂，水煎服。

以后反复查尿常规均为阴性，建议定期复查尿常规。

按语：本案基本病机为湿热之邪，久郁成毒，壅滞三焦。湿热上循咽喉，故咽红不适；热在中焦脾胃，则消谷善饥；湿热下注膀胱，故尿少而黄。《素问·至真要大论》说："诸湿肿满，皆属于脾。"脾失健运，水湿运化失常，故下肢发为水肿。湿热邪毒壅阻于肾，肾失封藏，精微不固；正气愈虚，湿热之邪更为难除，故缠绵难愈。本方以黄芪合白术、云苓益气健脾、渗湿利水；白花蛇舌草、半枝莲清热利湿，合桔梗、山豆根宣肺利咽；大小蓟、荠菜、白茅根、白花蛇舌草、板蓝根清热凉血止血；益母草、泽兰活血利水。

大剂量使用利水渗湿药易伤阴而出现口干，故二诊时予女贞子、墨旱莲补益肝肾，滋阴止血。因本方含有大量凉开之药，肾病发展日久可导致脾肾阳虚。加肉苁蓉、补骨脂在温肾阳的同时亦可益精血，所谓"善补阴者，必于阳中求阴，则阴得阳升而泉源不竭。"

（吴国庆、曾冬梅整理）

21.肺卫不固，风邪犯表案

余某，男，20岁，未婚，学生，江西省抚州市人。2006年9月2日初诊。

小便泡沫多1年余。

患者于2005年8月发现尿中泡沫较多，无肉眼血尿，无水肿，无腰痛，在南昌某医院多次查尿常规：尿蛋白（＋），予黄葵胶囊、金水宝胶囊等口服，疗效不显。

刻下形体稍胖，喷嚏频作，流清涕，颜面眼睑水肿，诉小便泡沫多，尿色正常，平素易感冒，动辄汗出，恶风，舌苔薄白，质淡，脉浮而无力。血压120/70mmHg。尿常规检查：尿蛋白（＋），红细胞0~2/HP，尿蛋白定量0.87g/24h。血肌酐正常。

辨证：肺卫不固，风邪犯表。

治法：补肺固表祛风。拟予玉屏风散加减。

处方：黄芪30g，苍白术各10g，防风10g，荆芥10g，羌活10g，浮小麦30g，茯苓10g，泽兰20g，益母草20g。7剂，每日1剂，水煎分2次服。

2006年9月12日复诊：服用前方后恶风、水肿症状减轻，小便泡沫减少，无喷嚏流涕，但仍汗多，复查尿常规：尿蛋白（±），尿蛋白定量0.34g/24h。故前方去益母草、荆芥、羌活，加糯稻根30g。上方服14剂，查尿常规尿蛋白阴性。

按语：单纯性蛋白尿的发生主要是因为精之输布失常，与脾、肺、肾、肝四脏功能失调及其相互协调紊乱有关，故治疗上应紧扣四脏论治。其病机特点以虚为主，气虚是发病的主要环节，为发病的病理基础。肺气虚损，卫表不固，感受外邪，常导致疾病的发生。单纯性蛋白尿病程较长，病情时轻时重，许多患者常呈间歇性发作或加重，每多由感冒而诱发，尿蛋白增多。仔细分析，该类患者大多素有肺气虚损，肺虚则卫表不固，易为风邪所袭，可导致风邪内恋。尿液中排出的蛋白属于人体的精微物质，宜藏不宜泻，蕴藏精微物质于体内有赖于各个脏腑生理功能的正常发挥，正如《素问·经脉别论》所说："饮入于胃，游溢精气，上输于脾，脾气散精，上归于肺，通调水道，下输膀胱，水精四布，五经并行。"肺位居高，为华盖，精气有赖肺气之宣发而布散全身，若肺气虚损，布精无力，则精微径走膀胱，随溺窍而出，发为蛋白尿。风邪善行，出入无常，损及肾络，亦可出现蛋白尿。故抓住证之实质，采用益气补肺、祛风固表的方法治疗，药用黄芪、防风、白术、荆芥、羌活等。

（刘永芳整理）

22. 脾肾气虚，清气下泄案

郭某，男性，33 岁，已婚，干部，江西赣州人。2005 年 4 月 25 日初诊。

腰膝酸软 2 月余。

患者 2 月前出现腰膝酸软，无肉眼血尿，无腰痛，无关节疼痛，无水肿，未予诊治。

刻下腰膝酸软，劳累后加重，偶感精神不振，四肢乏力，饮食欠佳，无明显浮肿，无皮下出血点，小便泡沫多，大便溏薄，舌质淡，苔薄白，脉细。血压正常。尿常规检查示：蛋白尿（++），尿蛋白定量 1.5g/24h。肝肾功能正常。

辨证：脾肾气虚，清气下泄。

治法：补脾益肾，升阳固精。方用补中益气汤合大补元煎加味。

处方：黄芪 30g，党参 20g，白术 10g，陈皮 10g，柴胡 10g，升麻 10g，当归 10g，山药 10g，熟地黄 20g，杜仲 10g，山茱萸 10g，

炙甘草 6g。上方 21 剂，每日 1 剂，分 2 次服。

2005 年 5 月 18 日二诊：症状稍减轻，但仍诉易疲劳、乏力，查尿常规示：尿蛋白（＋），尿蛋白定量 0.6g/24h。守上方加黄精 30g，续服 28 剂。

2005 年 6 月 21 日三诊：服上方后患者自述精神明显好转，饮食渐佳。尿常规检查示：尿蛋白（－），尿蛋白定量 0.2g/24h。患者病情明显好转。

按语：本案是单纯性蛋白尿，病机特点以虚为主，气虚是发病的主要环节，为发病的病理基础。究其成因，多由饮食不节，或后天失养，或他病及脾导致脾胃虚弱，固摄无权，清阳不升，则谷气不流，精微下注，随湿浊而出为蛋白尿。《素问·六节藏象论》说："肾者主蛰，封藏之本，精之处也。"肾元先天不足，或他病耗损，或脾病及肾导致肾气虚弱，气不固精，封藏失司，精微下泄亦形成蛋白尿。脾虚日久及肾，肾虚则温煦滋养失职，脾气匮乏，每可导致脾肾俱虚。故脾肾气虚是发病的关键，亦有一部分患者可夹水湿，兼湿热而表现有"实"的一面。故对证属脾肾气虚、精微下泄的患者多采用补脾益肾、升阳固精法治疗，方选补中益气汤合大补元煎加味，加芡实以增强固精的作用；对夹有水湿或兼湿热者可随症加味，补泻兼施。

（刘永芳整理）

23. 肝肾阴虚，阴精下注案

胡某，女，40 岁，已婚，职员，江西省进贤县人。2004 年 3 月 2 日初诊。

胁肋部不适，伴腰膝酸软 1 年。

患者平素急躁易怒。来诊时症见胁肋部不适，腰膝酸软，两目干涩，视物昏花，口干咽燥，手足心热，经量少，经期延后，无浮肿，无颜面红斑，无关节疼痛，小便泡沫多，大便正常，舌质红，苔少，脉细。血压正常。尿常规检查示：尿蛋白（＋＋），红细胞 2~3/HP。肝肾功能正常。血清补体 C_3、免疫球蛋白 IgG 正常，抗核抗体、抗 dsDNA 抗体阴性。

辨证：肝肾阴虚，阴精下注。

治法：补益肝肾。予自拟方治之。

处方：生地黄 30g，北沙参 20g，当归 10g，柴胡 10g，赤白芍各 10g，白花蛇舌草 30g，墨旱莲 15g，女贞子 15g，桃仁 10g，猫爪草 15g。14 剂，每日 1 剂，水煎分 2 次服。

3 月 16 日二诊：患者自诉口干、手足心热症状减轻，尿常规检查示：尿蛋白（+）。因是外地患者，守上方续服 28 剂。

4 月 25 日三诊：患者精神振作，情绪稳定，尿常规检查：尿蛋白（-）。守方续服 14 剂而愈。

按语：蛋白质属人体的阴精，丢失过多，可导致人体阴液亏虚。肾阴亏虚最终可导致肾气亦亏，肾气亏虚，精关不固，阴精下注溺窍随小便而出，精微遗泄，日久可使肾阴更虚。肝肾同源，每多见肝阴亦虚，病情缠绵，肝肾同病。然脾之散精、肾之固精与肝之疏泄条达有重要关系。肝气冲和条达则气机调畅，脾胃升降正常；肝气失于条达则气机紊乱，脾不升清布精，肾不封藏固精，阴精下注，发为蛋白尿，临床上这一证型患者以女性多见。故应谨守病机，采用平补肝肾、理气养阴法治疗，方用一贯煎合二至丸加减，稍加疏肝理气药。

单纯性蛋白尿患者大多是于体检或常规检查小便时发现有蛋白尿。大部分患者未诉有特殊不适，常常辨证困难，似乎无证可辨。每遇这样的患者，应详审细查，抓住"乏力""腰酸""小便泡沫多"以及舌脉象等，并借助于西医的检查，从中突破，辨证与辨病相结合，施以论治，选方择药恰当，收效较好。

（刘永芳整理）

24. 木失条达，血瘀热毒湿蕴案

皮某，女，48 岁，家庭主妇，江西南昌人。2014 年 5 月 15 日

初诊。

刻下患者烦躁，口干，失眠，头晕，双下肢稍浮肿，舌质红，苔薄黄，脉弦。血压100/65mmHg。尿常规检查：红细胞0~1/HP，白细胞0~2/HP，尿蛋白（＋）。肝肾功能正常。

西医诊断：慢性肾小球肾炎。

中医诊断：失眠。

辨证：肝木郁滞，气失条达，血瘀热毒湿蕴。

治法：疏肝活血，渗湿解毒。

处方：柴胡10g，赤白芍10g，牡丹皮10g，栀子10g，当归10g，泽兰20g，益母草30g，红花15g，桃仁10g，白花蛇舌草20g，鸟不宿20g，酸枣仁20g，旋覆花20g。

6月29日二诊：烦躁、失眠改善，腹胀，腹痛，舌质红，苔薄黄腻，脉弦。尿常规检查：红细胞0~2/HP，白细胞0~1/HP，尿蛋白（＋＋）。继以疏肝理气，酌加益气活血。

处方：黄芪30g，白花蛇舌草20g，六月雪20g，墨旱莲15g，女贞子15g，菟丝子10g，柴胡10g，赤白芍各10g，桃仁10g，鸟不宿20g，鬼箭羽20g。14剂。

7月14日三诊：腹胀、腹痛减，舌质红，苔薄黄腻，脉弦。尿常规检查：红细胞0~1/HP，白细胞0~1/HP，尿蛋白（＋）。

处方：黄芪30g，白花蛇舌草20g，六月雪20g，墨旱莲15g，女贞子15g，菟丝子10g，柴胡10g，赤白芍各10g，桃仁10g，鸟不宿20g，鬼箭羽20g，青风藤15g，蚕沙20g，猫爪草10g。14剂。

按语：本例患者患有慢性肾炎，但又有内分泌失调，故用四逆散去枳壳加益母草，活血调经以调节机体内分泌紊乱。四逆散出自《伤寒论》第318条，原文将其列在少阴病篇，后世医家据此方开辟出"疏肝解郁"的治疗法则，作为调和肝脾之要方，近年来广泛应用于各科，辨证使用均获良好疗效。四逆散组方由枳实芍药散和柴胡甘草组合而成，有疏畅郁阳、条达气血之功效，临床可据患病情况随症加减。

（喻闽凤整理）

25. 气虚湿热案

许某，女，40 岁。2012 年 8 月 30 日初诊。

患慢性肾炎近十年。

刻下无明显不适，舌苔薄黄腻，脉弦细。血压 140/85mmHg。尿常规检查：红细胞 2~3/HP，白细胞 0~2/HP，尿蛋白（++）。

诊断：慢性肾小球肾炎。

辨证：气虚湿热，兼血瘀。

治法：益气活血化瘀，祛风胜湿。

处方：黄芪 30g，墨旱莲 15g，女贞子 15g，菟丝子 10g，泽兰 20g，益母草 30g，红花 10g，桃仁 10g，白花蛇舌草 20g，六月雪 20g，鸟不宿 20g，鬼箭羽 10g。14 剂。

9 月 14 日二诊：患者自诉无不适，尿常规检查：红细胞 2~3/HP，白细胞 0~2/HP，尿蛋白（++）。

处方：黄芪 30g，汉防己 10g，蚕沙 30g，徐长卿 10g，苎麻根 10g，槐花 10g，益母草 30g，玉米须 20g，白花蛇舌草 10g，桃仁 10g，鸟不宿 20g，鬼箭羽 20g。28 剂。

10 月 12 日三诊：患者自诉无不适，舌质稍红，苔薄白。血压 120/85mmHg。尿常规检查：红细胞 1~2/HP，尿蛋白（++），潜血（++）。

处方：黄芪 30g，蚕沙 30g，青风藤 15g，徐长卿 10g，羌活 10g，威灵仙 10g，益母草 30g，玉米须 20g，桃仁 10g，猫爪草 10g，鸟不宿 20g，白花蛇舌草 20g。28 剂，水煎服，每日 1 剂。

11 月 12 日四诊：双下肢无浮肿，腰痛不明显，舌质淡红，苔薄。尿常规检查：红细胞 0~1/HP，白细胞 0~1/HP，尿蛋白（+）。

处方：黄芪 30g，益母草 30g，玉米须 20g，徐长卿 10g，羌活 10g，苍术 10g，红花 10g，桃仁 10g，猫爪草 10g，白花蛇舌草 20g，鸟不宿 20g，鬼箭羽 20g。

按语：本病例系慢性肾小球肾炎，临床无特殊不适，仅尿检蛋白 ++，但仔细观察患者腰酸乏力症状仍存在，舌苔黄腻，脉沉细稍沉弦感，辨证为气虚湿热。治法以益气化湿、活血化瘀为主，适当配伍祛风胜湿之品。方中黄芪益气固表，白花蛇舌草以清热解毒，苍术、羌活、泽兰、威灵仙等利湿消肿，益母草、玉米须、苎麻根活血利水，红花、桃仁活血化瘀，诸药合用具有益气活血固表、清热解毒利湿之功。赵老师在用药方面，君臣佐使配伍有序，轻重缓急主次分明，尤其擅用活血化瘀、解毒利湿等药，疗效显著。在临床过程中还需根据中医辨证情况灵活应用，需辨清本虚与标实的轻重，治疗中以益气固表为主，佐以清热解毒利湿；或清热解毒利湿为主兼活血化瘀等治法。

（喻闽凤整理）

26. 风邪阻络，湿毒瘀结案

唐某，男，56 岁。2015 年 2 月 28 日初诊。

慢性肾炎病史多年，乏力明显，余无不适。血压 195/75mmHg。尿常规检查：尿蛋白（++）。

诊断：慢性肾小球肾炎。

辨证：气阴两虚，风邪阻络。

治法：益气养阴，祛风通络。

处方：黄芪 30g，太子参 30g，墨旱莲 15g，女贞子 15g，菟丝子 15g，怀山药 20g，黄柏 10g，知母 10g，白花蛇舌草 20g，六月雪 20g，玉米须 20g，鬼箭羽 20g，鸟不宿 20g，红花 15g。28 剂。

3 月 29 日二诊：颜面、下肢无浮肿，舌苔薄白腻，脉弦。血压 120/70mmHg。尿常规检查：红细胞 0~1/HP，尿蛋白（+）。

处方：黄芪 30g，益母草 30g，玉米须 20g，蚕沙 20g，青风藤 15g，白花蛇舌草 20g，徐长卿 10g，鸟不宿 20g，鬼箭羽 20g，红花 10g，桃仁 10g，猫爪草 20g。

按语：患者慢性肾炎，肾性高血压。一诊以益气养阴为主，二诊则以益气活血，同时加用祛风湿之药如蚕沙、青风藤、徐长卿之类，以期达到消除蛋白尿之目的。赵老师用药之灵活，改变了以往治疗慢性肾炎多以补益脾肾为主的方法，强调慢性肾炎的发病机理是本虚标实，更加重视了对风邪、湿热、热毒及瘀血等实邪的治疗。根据临床与实验研究，中医中药治疗慢性肾炎扶正固本的方药，有增强抵抗力、调整机体免疫功能的作用，同时采用活血化瘀、祛风解毒利湿之品，有抗凝、改善肾小球微循环、抑制炎症细胞生长、减少炎症介质、减轻蛋白尿和保护肾功能的作用；在重视祛风清热、解毒利湿的基础上，特别强调益气以养阴，补气以活血，活血促利水。

（喻闽凤整理）

27. 气阴两虚案

卢某，女，32 岁。2014 年 4 月 19 日初诊。

颜面、下肢浮肿，反复腰痛，月经量少，色紫暗，舌苔薄黄腻，脉弦细。血压 125/85mmHg。尿常规检查：红细胞 +/HP，白细胞 2~6/HP，尿蛋白（++），潜血（++）。肾功能正常。

西医诊断：慢性肾小球肾炎。

中医诊断：水肿。

辨证：气阴两虚，瘀血水停。

治法：益气养阴，活血利水。

处方：黄芪 30g，益母草 30g，玉米须 20g，蚕沙 20g，青风藤 15g，羌活 10g，红花 10g，桃仁 10g，猫爪草 10g，鸟不宿 20g，白花蛇舌草 20g，炒蒲黄 10g，每日 1 剂，水煎服。

5 月 20 日二诊：咽部灼热，腰酸减轻，浮肿减轻，舌质红，苔薄黄腻，脉细。尿常规检查：红细胞 0~1/HP，尿蛋白（+），潜血（++）。服药初见成效，继以益气活血。

处方：黄芪 30g，益母草 30g，玉米须 20g，墨旱莲 15g，女贞子 15g, 菟丝子 15g, 红花 10g, 桃仁 10g, 猫爪草 10g, 白花蛇舌草 20g, 鬼箭羽 20g, 鸟不宿 20g。每日 1 剂, 水煎服。

6 月 3 日三诊: 腰酸腰痛, 下肢浮肿, 舌苔薄黄腻, 脉弦细。尿常规检查: 红细胞 5~7/HP, 白细胞 0~2/HP, 尿蛋白（ - ）。

处方: 黄芪 30g, 益母草 30g, 玉米须 20g, 墨旱莲 15g, 女贞子 15g, 菟丝子 10g, 蚕沙 30g, 青风藤 15g, 徐长卿 10g, 白花蛇舌草 20g, 鸟不宿 20g, 鬼箭羽 20g。以后按此法调治, 病情渐趋平稳。

按语: 本例患者咽部灼热, 腰痛, 月经量少, 色紫暗, 舌苔薄黄腻, 脉弦细, 辨证为气阴两虚兼有血瘀, 故治当益气养阴, 兼化瘀清热。方中二至丸是滋阴补肾之方药, 具有补益肝肾、滋阴止血、壮筋骨之功效, 对于肝肾阴虚所致的头晕目眩、腰膝疼痛、月经量少等症有较好的效果。患者有慢性肾小球肾炎宿疾, 当加强清热益气化瘀之品方才有效。

（喻闽凤整理）

28. 肾虚风扰案

盛某, 女, 34 岁。2013 年 3 月 11 日初诊。

患者有慢性肾炎病史, 无浮肿, 无腰痛, 舌质红, 苔薄黄腻, 脉浮弦。血压 140/70mmHg。尿常规检查: 红细胞 1~3/HP, 白细胞 0~1/HP, 尿蛋白（ + ）, 潜血（ ++ ）。

诊断: 慢性肾小球肾炎。

辨证: 气阴不足, 肾虚风扰, 湿热内蕴。

治法: 益肾养阴, 祛风通络, 化瘀解毒。

处方: 黄芪 30g, 青风藤 15g, 蚕沙 20g, 白花蛇舌草 10g, 鸟不宿 20g, 鬼箭羽 20g, 猫爪草 10g, 墨旱莲 15g, 女贞子 15g, 菟丝子 10g, 仙鹤草 15g, 小蓟 20g。14 剂。

另以拜新同片 30mg, 每日 1 次, 以控制血压。

3 月 25 日二诊: 无浮肿, 无腰痛, 舌苔薄黄腻, 脉弦。血压 125/85mmHg。尿常规检查: 白细胞 0~1/HP。

处方：黄芪 30g，蚕沙 20g，青风藤 15g，徐长卿 10g，羌活 10g，补骨脂 10g，红花 10g，桃仁 10g，猫爪草 10g，益母草 30g，白花蛇舌草 20g，鸟不宿 20g。14 剂。

4 月 8 日三诊：无浮肿，舌苔黄腻，脉弦细。血压 135/95mmHg。尿常规检查：红细胞 0~2/HP，尿蛋白（+）。

处方：黄芪 30g，益母草 30g，玉米须 20g，徐长卿 10g，羌活 10g，红花 10g，桃仁 10g，猫爪草 10g，白花蛇舌草 20g，鸟不宿 20g，鬼箭羽 20g，每日 1 剂，水煎服。

4 月 22 日四诊：无浮肿，无腰酸腰痛。血压 130/100mmHg。尿常规检查：红细胞 2~3/HP，尿蛋白（+），潜血（++）。

处方：黄芪 30g，益母草 30g，玉米须 20g，蚕沙 20g，青风藤 15g，徐长卿 20g，红花 10g，桃仁 10g，猫爪草 10g，白花蛇舌草 20g，鸟不宿 20g，鬼箭羽 20g。每日 1 剂，水煎服。

5 月 20 日五诊：咽痛，咳嗽，鼻塞，舌苔薄黄腻，脉浮弦。血压 120/95mmHg。尿常规检查：红细胞 0~1/HP，尿蛋白（++）。

处方：藿香 10g，苏叶 10g，蝉衣 6g，浙贝母 10g，紫菀 10g，百部 10g，黄芩 10g，芦根 15g，僵蚕 10g，羌活 10g，白花蛇舌草 20g，徐长卿 10g。5 剂。服药后尿检：尿蛋白（+），红细胞 0~1/HP。

按语：五诊中该患者出现咳嗽，痰偏黄黏稠，故治以清肺解表，止咳化痰。在治疗慢性肾炎，有感冒咳嗽等症状时，必须辨清是风寒感冒还是风热感冒，然后再进行论治，健脾益肾药暂停用，俟表邪已解、感冒咳嗽治愈再行使用。

（喻闽凤整理）

二、IgA 肾病

1.气阴两虚案

唐某，女，28 岁，江西省南昌市人，工人。2005 年 3 月 18 日初诊。

发现尿检异常 5 年。

患者于 2000 年 7 月于产检时查尿常规检查示尿蛋白（+），潜血阴性，无肉眼血尿，无紫癜，无关节疼痛，无颧部红斑，血压正常，未特殊治疗。2003 年~2004 年多次查尿常规均示尿蛋白（++），潜血（+），未予药物治疗。2005 年 2 月尿常规示尿蛋白（+++），潜血（+），予黄葵胶囊、百令胶囊等口服，疗效不显。

刻下尿中泡沫多，伴腰膝酸软，乏力，口干，手足心热，目涩，平素性格内向，舌质淡红，苔少，脉细。尿常规检查示：尿蛋白（++），潜血（++）。遂收入住院以明确诊断。住院后检查：尿蛋白（++），潜血（++）；红细胞计数 83/μL；血免疫球蛋白 IgG、IgA、IgM 正常范围，补体 C_3 0.83g/L，C_4 正常；肝肾功能正常；尿白蛋白 1460mg/L，尿蛋白定量 0.84g/24h；抗核抗体阴性，抗 ds-DNA 抗体阴性。肾穿组织病理示：光镜下 19 个肾小球，1 个球性硬化，3 个节段性硬化，1 处肾小球球囊粘连，余肾小球系膜细胞及基质轻度增生，肾小管上皮空泡及颗粒变性，蛋白管型偶见，肾小管小灶状萎缩，肾间质灶状单核细胞浸润伴纤维化。免疫荧光：IgA（+++），C（+++），IgG（-），IgM（-），C_4（-），C1q（-），FRA（-）；符合 IgA 肾病，局灶节段肾小球硬化性病变，轻度肾小管间质病变。

西医诊断：IgA 肾病。

中医诊断：肾风。

辨证：气阴两虚。

治法：益气养阴。拟予参芪地黄汤合二至丸加减。

处方：黄芪 30g，党参 20g，熟地黄 20g，山药 20g，山茱萸 10g，墨旱莲 15g，女贞子 15g，金樱子 10g，芡实 10g，丹参 20g。上方 7 剂，每日 1 剂，水煎服。

3 月 25 日二诊：复查尿常规：尿蛋白（+），潜血（++），红细胞计数 68 /μL，尿蛋白定量 0.45g/24h。患者尿中泡沫较前减少，腰膝酸软、乏力、口干症状好转，仍目涩、手足心热。守前方加白芍 10g，续服 14 剂。

4月10日三诊：复查尿常规：尿蛋白（±），潜血（+），红细胞计数 45 /μL，尿蛋白定量 0.25g/24h。患者自诉尿中泡沫明显减少，目涩及手足心热症状亦有好转。

按语：IgA 肾病发病的内因是禀赋不足、素体虚弱，外因是感受外邪、饮食不节、劳倦内伤。思虑伤心，劳倦伤脾，房劳伤肾，皆可使正气受损，卫外不固，易感外邪，或正不胜邪，内邪复发，均可发为本病，或使本病复发或加重；或脾肾受损，或伤气耗阴，皆可使本病加重或复发。该例患者平素性格内向，思虑、劳倦、房劳伤肾，耗伤正气，导致气阴两虚，发为蛋白尿、血尿等。故治疗中以参芪地黄汤加减治之，加金樱子、芡实固摄精气，丹参活血化瘀。二诊时患者感手足心热、目涩，加用白芍敛阴和营而止汗。

（刘永芳整理）

2. 风湿内扰案

朱某，女，34岁，江西奉新人，职员。2013年11月11日初诊。尿检异常 2 年余。

患者 2011 年单位体检时查尿常规示：尿蛋白（++），隐血（+++）。血压正常，肾功能正常。肾活检示：IgA 肾病。予强的松（20mg，qd）及抗血小板治疗，效果不佳，多次复查尿常规：尿蛋白（++），隐血（+++）。遂于 2013 年 8 月自行停用强的松，今来我科求中医治疗。

患者平素易感冒，感冒后则尿色加深，伴腰痛，口干不苦，纳可，大便调，月经正常，舌质红，苔薄黄白相间，脉细。尿常规检查：尿蛋白（++），隐血（+++），红细胞 3~6/HP。肾功能正常。

辨证：气阴亏虚，风湿内扰，瘀热内生。

治法：益气养阴，祛风除湿，凉血止血。

处方：黄芪 30g，青风藤 30g，徐长卿 10g，威灵仙 10g，槐花

10g，薏苡仁 20g，鸟不宿 20g，生地黄 20g，白花蛇舌草 20g，鬼箭羽 20g，灯盏花 6g，苎麻根 15g。7 剂，水煎服，每日 1 剂。

11 月 18 日二诊：药后胃脘隐痛，空腹时明显，余无不适，尿常规复查无明显变化。上方加石斛 10g，养胃生津。7 剂，水煎服，每日 1 剂，嘱饭后温服。

11 月 25 日三诊：舌边生疮，伴疼痛，无胃脘不适，纳可，夜寐安，二便调，舌质红，苔薄白，脉弦。尿常规检查：尿蛋白（+），隐血（++），红细胞 3~4/HP。上方减黄芪 15g，加黄芩 10g，黄连 3g，以清上焦之热。7 剂，水煎服，每日 1 剂。

12 月 2 日四诊：舌疮消失，余无不适，去黄连再进 14 剂。

12 月 16 日五诊：无不适，一般情况较好，舌质红，苔薄白，脉弦。尿常规检查：尿蛋白（-），隐血（+），红细胞 0~3/HP。继按上方加减调治 1 年，病情稳定。

按语：IgA 肾病临床表现很复杂，几乎包括了所有原发性肾小球肾炎的表现，涉及中医"尿血""水肿""腰痛""虚劳""关格"等范畴，其中医病机较复杂。赵老师在长期临床实践中发现，一些祛风除湿药能有效减轻蛋白尿、血尿，逐渐认识到风湿内扰病机在 IgA 肾病中的重要作用。《素问》中"风论""奇病论"均提到水肿时肾气与风邪的相关性，称之为"肾风"。肾病患者多有水湿内停，而风邪善行而数变，风邪极易引动内湿形成风湿合邪；风邪善行而湿邪黏滞，风湿合邪可导致病位深入而缠绵，每遇外感引动而发。本例患者除使用黄芪、生地黄益气养阴固本外，其余大队药如青风藤、徐长卿、威灵仙、鸟不宿均为祛风除湿药，临床效果显著。

（许正锦整理）

3. 风热扰络案

张某，女，22 岁，江西省南昌市人，学生。2005 年 3 月 8 日初诊。

肉眼血尿 2 天。

患者 2005 年 3 月 6 日于咽痛、发热后出现肉眼血尿, 无血块, 解 2 次小便后尿色逐渐变淡, 伴小便泡沫多, 无头痛, 无关节疼痛, 尿量正常, 在南昌市某医院查尿常规示: 尿蛋白 (++), 潜血 (+++)。

刻下咽痛, 偶有咳嗽, 无痰, 微恶风, 无发热, 无水肿, 感腰痛、心烦, 小便泡沫多, 尿色正常, 大便通畅, 舌质红, 苔薄黄, 脉浮数。门诊查尿常规示: 尿蛋白 (++), 潜血 (+++)。遂收入住院。

实验室检查: 尿蛋白 (++), 潜血 (+++), 红细胞计数 32/μL, 尿红细胞形态示畸形红细胞占 86%, 尿蛋白定量 1.42g/24h, 肝肾功能正常, 抗核抗体阴性, 抗 ds-DNA 抗体阴性。肾穿组织病理示: IgA 肾病 (Lee 氏 III 级), 系膜增生性肾小球肾炎, 轻度肾小管间质病变。

西医诊断: IgA 肾病。

中医诊断: 尿血。

辨证: 风热扰络。

治法: 疏风清热, 凉血宁络。方用银翘散加减。

处方: 金银花 10g, 连翘 10g, 牛蒡子 10g, 荆芥 6g, 淡豆豉 10g, 淡竹叶 10g, 生地黄 15g, 白茅根 20g, 小蓟 30g, 甘草 6g。上方 7 剂, 每日 1 剂, 水煎分 2 次服。

患者服药 1 周后咽痛、咳痰、恶风、腰痛症状减轻, 偶感心烦, 小便泡沫减少。尿常规检查示: 尿蛋白 (+), 潜血 (++), 红细胞计数 12/μL; 尿蛋白定量 0.65g/24h。遂守上方去牛蒡子、荆芥, 加大蓟 30g。续服 14 剂, 复查尿常规: 尿蛋白 (-), 潜血 (+)。

按语: IgA 肾病有部分患者于感冒后发病, 感受风邪而发, 风邪外袭, 风热扰络, 遂发为血尿、蛋白尿等。IgA 肾病是我国最常见的慢性肾小球肾炎, 占原发性肾小球疾病的 30%~40%。该病临床起病形式多种多样, 有急性起病, 亦有呈隐匿型、呈高血压型等。急性起病者, 部分患者于感冒后发病, 对于此类患者, 多为外感风热，热邪入里，热伤血络，络损血溢，发为血尿、蛋白尿。治疗以疏风清热、凉血宁络。方中金银花、连翘疏风清热，牛蒡子疏散风热、清肺利咽，荆芥解表祛风止血，淡豆豉宣郁除烦，淡竹叶清心利尿，生地黄清热止血，白茅根、小蓟凉血止血，甘草调和诸药。纵观所用解表药物，较为平淡，微汗即可，以免过汗伤阴加重津伤，点到辄止。

（刘永芳整理）

4. 肝肾阴虚案

唐某，女，36岁，江西省余干县人，公务员。2006年6月13日初诊。

发现蛋白尿6月余。

患者于2005年12月于体检时发现尿中有蛋白，在当地医院查尿常规尿蛋白（++），无颜面及双下肢水肿，无肉眼血尿，无关节疼痛，无紫癜，在余干县中医院予中药等口服，多次复查尿常规尿蛋白为（++），疗效不显。

患者时感腰膝酸软，尿中泡沫多，伴眼睛干涩，咽部不适，小便量尚可，大便日1次，平素月经量少，舌边尖红，苔薄，脉数滑。血压150/80mmHg。查尿常规示：尿蛋白（++），潜血（++），红细胞计数36/HP，尿蛋白定量1.12g/24h。抗核抗体阴性，抗ds-DNA抗体阴性。肾穿刺诊断：IgA肾病中度系膜增生性肾炎伴5/21个肾小球小型新月体形成。

西医诊断：IgA肾病。

辨证：肝肾阴虚。

治法：补肾固摄，清热凉血。自拟补肾清热方。

处方：党参20g，黄芪30g，生地黄15g，白花蛇舌草30g，石韦20g，芡实10g，甘草6g，桑寄生30g，川牛膝10g，鬼箭羽20g，白茅根20g，茯苓15g，小蓟30g，柴胡10g。上方日1剂，水煎分2次服。

7月2日二诊：患者自诉尿中泡沫减少，腰膝酸软减轻，苔薄，舌边尖红，脉数滑。尿常规：尿蛋白（+），红细胞 15/HP。血压 120/80mmHg。守方去石韦、芡实，加白术 10g，服 14 剂。

7月20日三诊：复查尿常规：尿蛋白（±），潜血（+）。病情明显好转。

按语：IgA 肾病以血压高为突出表现者，常为肝肾阴虚所致。肝肾阴精亏虚，阴虚内热，虚火灼伤脉络，发为血尿、蛋白尿等。腰为肾之府。肾主骨生髓，肾精亏损，则腰脊失养，致酸软无力，疼痛绵绵，遇劳更甚，逸则减轻，喜按揉拒暴力。先天禀赋不足，后天劳累太过或久病体虚，或年老体衰，或房事不节，导致肾精亏损，无以滋养腰脊而发生疼痛。肾气亏虚则固摄作用下降，见蛋白尿；肝肾阴精亏虚，阴虚内热，虚火灼伤脉络则尿血；阴虚生内热故见舌尖红，脉数。故在治疗中用芡实、桑寄生补肾固摄蛋白；白花蛇舌草清热解毒，适用于 IgA 型肾病蛋白尿；白茅根、小蓟，以养阴清热凉血，消除血尿。

（刘永芳整理）

5. 脾肾气虚案

任某，男性，23 岁，江西省奉新县人，自由职业者。2005 年 3 月 2 日初诊。

发现蛋白尿、血尿 1 年 1 个月。

患者于 2004 年 2 月在奉新县人民医院体检时发现尿常规尿蛋白（+++），潜血（+++），高倍视野红细胞 35/HP；肾功能血肌酐 102μmol/L；尿蛋定量 1.4g/24h，未予药物治疗。

来诊时患者自诉尿中泡沫多，神疲乏力，腰膝酸软，每晚夜尿 3 次，口淡不渴，双下肢轻度水肿，小便量正常，颜色正常，大便溏薄，舌淡胖边有齿痕，苔薄白，脉沉弱。血压 110/70mmHg。门诊化验尿常规：尿蛋白（++），潜血（+++），高倍视野红细胞 32/HP，尿蛋白定量 1.21g/24h。肾穿组织病理示：IgA 肾病，局灶增生硬化性肾小球病变，轻度小管间质病变。

西医诊断：IgA 肾病。

中医诊断：肾风。

辨证：脾肾气虚兼水湿证。

治法：健脾益肾，利水消肿。参苓白术散加减。

处方：党参 20g，茯苓 10g，白术 10g，炒扁豆 20g，山药 20g，炒薏苡仁 20g，刺五加 20g，六月雪 20g，绞股蓝 20g，泽兰 20g，黄芪 30g。每日 1 剂，水煎服。

3 月 14 日二诊：尿常规：尿蛋白（++），潜血（++），红细胞计数 28/HP；尿蛋白定量 0.81g/24h。患者尿中泡沫较前减少，神疲乏力、腰膝酸软症状好转，双下肢仍有水肿，舌淡胖，苔薄白，脉沉。守前方加益母草 20g，带药 14 剂出院。

4 月 2 日三诊：患者上述症状明显好转，双下肢水肿较前亦减轻。查尿常规：尿蛋白（+），潜血（++），红细胞计数 13/HP，尿蛋白定量 0.42g/24h。守上方去益母草，带药 14 剂回家续服，嘱其定期来院复查。

按语：IgA 肾病的中医核心病机为正虚邪实。中医辨证的流程为首辨分期，急性发作期或慢性持续期；再辨主证次证，先辨正虚再辨邪实。该患者素体脾肾不足，后天失养，加之外邪、饮食、劳倦所伤，脾肾受损，导致脾肾气虚，是其发病的基本病机和主要病变脏腑。肾气虚损，固摄无权，精微物质下泄，发为蛋白尿、血尿；腰为肾之府，肾主藏精，主骨生髓，肾气不足，故见腰膝酸软；肾虚气化失职，发为夜尿多；脾气虚损，气血化生无源，故见神疲乏力；脾肾气虚，水液代谢失调，出现水肿。本案予参苓白术散加味健脾益肾、利湿消肿，正合患者之证候，收效较好。

（刘永芳整理）

6. 下焦湿热案

陈某，女，45 岁，江西省丰城市人，个体户。2005 年 5 月 10 日初诊。

解肉眼血尿 2 天。

患者于 2005 年 5 月 8 日于腹泻 1 次后出现肉眼血尿，呈浓茶样，无血块，伴小便频数骤热涩痛，腰腹胀痛，后尿色逐渐变淡。

来诊时患者自诉尿色已正常，但仍有灼热刺痛感，口渴，大便欠通畅，舌红，苔黄腻，脉滑数。门诊查尿常规：尿蛋白（+），潜血（+++），红细胞计数 143 /μL，白细胞 3/HP。遂收入住院，完善基本检查，尿蛋白定量 0.53g/24h；尿红细胞形态"畸形红细胞占 85%"；血常规血红蛋白 132g/L，白细胞、血小板正常范围；肾功能正常。泌尿系彩超示"双侧实质回声稍强，皮髓质结构尚清晰"。遂行经皮肾穿刺术，肾穿组织病理示：系膜增生性肾小球肾炎伴小型新月体形成，轻度肾小管间质病变。

西医诊断：IgA 肾病。

中医诊断：尿血。

辨证：下焦湿热。

治法：清利湿热，凉血止血。小蓟饮子加减。

处方：小蓟 30g，藕节 10g，蒲黄 10g（包煎），通草 10g，滑石 10g（包煎），生地黄 20g，栀子 10g，生甘草 6g，白茅根 20g，大蓟 15g，石韦 10g。上方 7 剂，每日 1 剂，水煎分 2 次服。同时嘱其清淡饮食，忌食肥甘厚腻、辛辣之品。

5 月 25 日二诊：复查尿常规检查示：尿蛋白（±），潜血（++），红细胞计数 68 /μL；尿蛋白定量 0.27g/24h。患者自述仍偶有小便刺痛感，口不渴，大便通畅，舌红，苔薄黄，脉滑。守上方加琥珀粉 1.5g 吞服，带药 14 剂回家续服。

按语：血尿是 IgA 肾病的临床常见症状。患者多因感受风热、湿热、疮毒，热邪客于下焦；或心火下移，致热伤血络，迫血妄行，均可出现尿血。《诸病源候论·小便血候》曰："心主于血，与小肠合，若心有热，结于小肠，故小便血也。"

临床治疗该证型患者应以治火为首务，火息则络宁，络宁则血止，故以小蓟饮子加减治之。小蓟饮子原方出自《济生方》，录自《玉机微义》，主治热结下焦之血淋、尿血。吴崑《医方考》："下焦热结血淋者，此方主之。"本证患者用小蓟饮子去竹叶加大蓟、白茅根、石韦治之，所加之药意在增加凉血止血之功。石韦不仅利尿通淋，且能凉血止血，一药两用。二诊时加琥珀粉，既利尿通淋，又散瘀止血止痛。

（刘永芳整理）

7. 湿热瘀阻案

邢某，女，40岁，江西人。2010年5月15日初诊。

双下肢浮肿伴尿中多泡沫1年余。

患者1年前出现双下肢轻度浮肿，间断出现肉眼血尿，后浮肿逐渐加重，小便中多泡沫，于2009年9月在某医院行肾穿刺活检术示：局灶增生性IgA肾病。近几日出现尿中多泡沫加重，遂来就诊。

刻下患者疲乏无力，面色晦暗，双下肢浮肿，按之凹陷，纳眠差，小便多泡沫，大便可，舌质暗，苔黄腻，脉沉细。尿常规检查示：尿蛋白（+++），潜血（++），红细胞10/μL。肝肾功能正常。

西医诊断：IgA肾病。

中医诊断：水肿。

辨证：脾肾两虚，湿热瘀阻。

治法：凉血化瘀，补脾益肾，兼清利湿热。方用犀角地黄汤加减。

处方：水牛角、黄芪各20g，生地黄、桃仁各12g，牡丹皮、党参、炒白术、当归、小蓟、茜草、白花蛇舌草、鬼箭羽、冬葵子、杜仲、牛膝、淫羊藿各15g，升麻、柴胡各9g，水蛭6g，炙甘草8g。7剂，每日1剂，水煎服。

5月22日二诊：患者自述疲乏无力症状减轻，浮肿症状好转，小便中仍有泡沫，纳食可，眠差，舌质暗淡，苔薄黄，脉沉细。复查尿常规示：尿蛋白（++），潜血（++），红细胞 7/μL，尿蛋白定量 3.5g/24h。上方加生龙骨、生牡蛎、合欢花各 30g，莲子 15g。7 剂，每日 1 剂，水煎服。

5 月 29 日三诊：患者精神、食纳、睡眠尚可，双下肢轻度浮肿，小便色黄中有少量泡沫，舌淡苔黄，脉细。尿蛋白（++），尿蛋白定量 3.5g/24h，潜血（+），红细胞 3/HP。上方去党参、淫羊藿，加竹叶、陈皮、黄芩各 15g。7 剂，水煎服。

6 月 5 日四诊：患者精神、食纳、睡眠可，月经延期，双下肢无浮肿，小便色黄中有少量泡沫，舌红、苔黄腻，脉滑。实验室检查：尿蛋白（+），尿蛋白定量 1.6g/24h，潜血（+），红细胞 3/HP。上方去冬葵子、水蛭，加生蒲黄、香附、地骨皮各 15g。7 剂。

6 月 12 日五诊：患者精神可，正逢经期，舌红、苔黄，脉细。上方去生蒲黄，继服 7 剂。

6 月 19 日六诊：患者精神、食纳、睡眠正常，小便清，大便调，舌淡、苔薄黄，脉细。实验室检查：尿蛋白微量，尿蛋白定量 0.1g/24h，潜血（+）。继续服用上方 7 剂后，来院复查尿蛋白转阴，此后间断复查尿蛋白均为阴性。

按语：本症初期热毒蕴结于局部，终致热瘀互结，阴血不足，即"热、毒、瘀、虚"俱在，因而从清热解毒、凉血化瘀立法，择选犀角地黄汤，以咸寒之水牛角为君，凉血清心而解热毒，使火平热降，毒解血宁；臣以甘苦寒之生地黄，凉血滋阴生津，一以助水牛角清热凉血止血，一以复已失之阴血；用苦微寒之赤芍与辛苦微寒之丹皮共为佐药，清热凉血，活血散瘀，寓有"凉血散血"之意，用治热毒深入血分，灼伤肾络而见耗血、动血之证，使热清血宁而无耗血动血之虑，凉血止血又无冰伏留瘀之虑。临证时酌加白茅根、小蓟、侧柏炭、茜草等以增强凉血止血之功。尚须明辨标本先后，兼顾补脾益肾、清利湿热、消癥散结，方可获全效。

（李庆珍整理）

三、肾病综合征

1. 气阴两虚，兼加湿热案

黄某，女，52岁，江西萍乡人，干部。2006年6月8日初诊。反复颜面及双下肢浮肿1年余。

患者2005年4月因颜面及双下肢浮肿，到上海某医院住院治疗，尿常规检查示：尿蛋白（+++），尿蛋白定量7.82g/24h。生化全套：总蛋白38g/L，白蛋白21g/L，球蛋白17g/L，胆固醇脂11.5mmol/L，甘油三酯4.89mmol/L，低密度脂蛋白5.71mmol/L。肾功能正常。肾穿刺活检病理提示：膜性肾病Ⅱ期。西医诊断为肾病综合征。给予强的松、抗凝、调脂、降低尿蛋白、利尿消肿等对症治疗，住院十余天后回家继续治疗。患者遵医嘱服用激素半年余，尿蛋白仍（+++），遂到某省级医院继续服激素治疗，并加用环磷酰胺等免疫抑制剂，尿蛋白仍未消失，血常规提示白细胞、红细胞明显下降，并伴有脱发，遂缓慢撤减激素及免疫抑制剂，直至完全停用。尿常规检查示：尿蛋白（+++），通过朋友介绍来赵老师处就诊。

颜面及双下肢浮肿，满月脸，面部有痤疮，头发稀疏，口干欲饮，面色潮红，四肢乏力，腰膝酸冷，纳呆，精神不振，夜寐欠安，小便量可，日约1000mL，泡沫多，大便可，舌质红，舌苔黄腻，脉微弦。尿常规检查示：尿蛋白（+++）。

西医诊断：肾病综合征。

中医诊断：水肿。

辨证：气阴两虚，兼夹湿热。

治法：益气养阴，清热化瘀。方用知柏地黄汤加减。

处方：黄芪30g，黄柏10g，知母10g，玄参20g，生地黄20g，茯苓10g，山萸肉10g，牡丹皮10g，泽泻10g，徐长卿15g，红花10g，桃仁10g，白花蛇舌草20g。16剂，水煎服，每日1剂。

6月24日二诊：患者诉服药后口干、面色潮红明显改善，颜面痤疮逐渐减少，精神转佳，颜面及双下肢浮肿，腰膝酸冷，纳呆，小便量可，泡沫多，大便可，舌质微红，苔薄黄腻，脉弦细。尿常规检查示：尿蛋白（+++）。治以健脾益肾，活血利湿。

处方：黄芪30g，太子参30g，山茱萸10g，怀山药20g，熟地黄20g，肉苁蓉10g，补骨脂10g，益母草30g，玉米须30g，川芎10g，白花蛇舌草20g，徐长卿15g。20剂，水煎服，每日1剂。

7月13日三诊：颜面及双下肢浮肿明显减轻，无口干、面色潮红，饮食增加，仍感腰膝酸冷，小便量增多，日约2000mL，泡沫多，大便可，舌质淡红，舌苔薄黄，脉弦细。尿常规检查示：尿蛋白（++）。继以健脾益肾、活血化瘀，辅以祛风化湿。

处方：党参30g，山茱萸10g，茯苓10g，怀山药20g，熟地黄20g，益智仁10g，肉苁蓉10g，益母草30g，玉米须30g，桃仁10g，红花10g，白花蛇舌草20g，徐长卿10g，羌活10g，防己10g，鬼箭羽20g。30剂，水煎服，每日1剂。

8月15日四诊：颜面及双下肢无浮肿，食欲可，精神可，睡眠可，小便泡沫明显减少，大便可，舌质淡红，苔薄白微腻，脉弦细。尿常规检查示：尿蛋白（+）。肝肾功能正常。胆固醇7.8mmol/L，余正常。继以上方去益母草、玉米须，加陈皮10g，薏苡仁20g，党参改为20g。15剂，水煎服，每日1剂。

2007年2月19日四诊：患者来我处复诊，肝肾功能、血脂均正常。尿常规检查示：尿蛋白（-）。尿蛋白定量0.16g/24h，尿微量白蛋白23mg/L。颜面及双下肢无浮肿，诸症消失，如常人，现已恢复工作。嘱其每半月复查尿常规，注意饮食起居，不宜过度劳累，避免感冒，饮食宜清淡，建议寒冬之时可口服玉屏风散，以提高免疫力。患者肾病综合征至今未复发，现已退休，身体健康。

按语：水肿日久，伤及肾阴，肾阴久亏，水不涵木，致肝肾阴虚，肝阳上亢，故而口干、面色潮红、四肢乏力；水饮流溢四肢肌肤，故颜面及双下肢浮肿；脾为后天之本，脾气虚弱，不能健运水谷，故纳呆；肾为先天之本，藏精生髓，肾气亏虚，故精神不振。此系长期服用大量激素后出现的气阴两虚，兼加湿热的表现，先予益气养阴、清热化瘀，以后缓图。择选知柏地黄汤加减，方中黄芪健脾益气、利水消肿；玄参滋阴清热；生地黄、山萸肉滋阴补肾，泽泻利湿泄浊，牡丹皮清泻相火；茯苓淡渗脾湿；徐长卿祛风除湿，通经络；红花、桃仁活血化瘀；白花蛇舌草清热解毒；黄柏、知母滋肾降火。患者服药后口干、面色潮红明显改善，颜面痤疮逐渐减少，阴虚之症明显减轻，但仍有颜面及双下肢浮肿、腰膝酸冷、纳呆。诚如《景岳全书·肿胀》指出"盖水为至阴，故其本在肾；水唯畏土，故其制在脾。今脾虚则土不制水而反克，肾虚则水无所主而妄行"。因此治以健脾益肾、活血利湿之法，方中黄芪健脾益气、利水消肿；太子参健脾益胃生津；山萸肉、怀山药滋阴补肾；熟地黄滋肾阴、益精髓；肉苁蓉、补骨脂补肾助阳；益母草、玉米须活血化瘀、利水消肿；川芎活血行气；白花蛇舌草、徐长卿祛风除湿、清热解毒。

患者服药后水肿明显减轻，无口干、面色潮红，饮食增加，仍感腰膝酸冷。继健脾益肾、活血化瘀，辅以祛风化湿法治之。《血证论》云："瘀血化水，亦发水肿，是血病而兼水也"，血行水亦行，应用活血化瘀法治疗水肿取得了较好的疗效，如《医门法律·胀病诸方》选用当归、大黄、桂心、赤芍等药。近年临床上常用益母草、泽兰叶、桃仁、红花、水蛭等，有活血利水消肿之功效。

（胡路整理）

2. 脾肾气阴两虚案

周某，女，20岁，江西南昌人，农民。2008年9月15日初诊。

全身反复浮肿3月。

患者3月前因感冒后出现颜面浮肿，继而蔓延至全身，查尿蛋白（+++），在当地医院检查诊断为"肾病综合征"，遂用激素与利尿剂,效果不佳,特来就诊。

全身浮肿,胸闷气促,夜间不能平卧,口干欲饮,精神较差,食欲一般,睡眠差,大便干结,小便量少,日约800mL,舌质红,苔黄腻,脉弦滑。尿常规检查示:尿蛋白(+++),潜血(+++),红细胞+/HP。血清白蛋白21g/L,胆固醇11.9mmol/L,甘油三酯4.1mmol/L。肝肾功能正常。

辨证:脾肾气阴两虚。

治法:健脾益肾,益气养阴,活血化瘀。

处方:太子参20g,黄芪30g,生地黄20g,泽泻10g,怀山药20g,山萸肉10g,茯苓10g,牡丹皮10g,水蛭10g,泽兰20g,益母草30g,徐长卿10g。每日1剂,水煎服。

9月29日二诊:患者全身浮肿减轻,稍感胸闷气促,夜间可平卧,仍感口干欲饮,精神、食欲、睡眠一般,大便干结,小便量可,日约1500mL,舌质红,苔黄腻,脉弦滑。复查尿常规检查:尿蛋白(+++),潜血(+++),红细胞5~7/HP。上方去泽兰,加青风藤30g,炒蒲黄10g。每日1剂,水煎服,炒蒲黄包煎。

10月14日三诊:患者颜面及双下肢轻度浮肿,无胸闷气促,精神、食欲可,睡眠一般,仍感口干欲饮,大便偏干,小便正常,舌质红,苔黄腻,脉弦数。查尿常规检查:尿蛋白(++),潜血(++),红细胞4~5/HP。上方去益母草、茯苓、牡丹皮,加用羌活10g,麦冬20g,玄参20g。14剂,每日1剂,水煎服,炒蒲黄包煎。

10月28日四诊:患者颜面及双下肢无浮肿,无胸闷气促,精神、食欲可,睡眠一般,仍感口干欲饮,大便偏干,小便正常,舌质红,苔黄腻,脉弦数。尿常规检查示:尿蛋白(++),潜血(+)。血清白蛋白27g/L,胆固醇8.9mmol/L,甘油三酯3.45mmol/L。肝肾功能正常。继续服用上方治疗。

患者服药后继续门诊治疗,激素逐渐减量直至停用,1年后尿蛋白转阴,血清白蛋白正常,血脂、肝肾功能均正常。

按语：本证脾肾亏虚，气化不利，故全身浮肿；阴精亏损，肺脾肾三脏元气不足，则津液不能上承，故有口干欲饮；水气上凌心肺，故见胸闷气促；气阴两虚，故大便干结，因而从健脾益肾、益气养阴、活血化瘀立法，择选参芪地黄汤加减，方中黄芪、太子参健脾益气，生地黄、山萸肉、怀山药滋阴补肾，泽泻利湿泄浊，牡丹皮清泻相火，茯苓淡渗脾湿，再加水蛭、益母草活血祛瘀、利水消肿，徐长卿祛风除湿，泽兰配泽泻活血化瘀、利水消肿，诸药相伍，健脾益肾、益气养阴、活血化瘀。肾病综合征在发病过程中会出现"血瘀"的病理表现，属于中医学"血瘀"的范畴，故本方使用了大量活血化瘀药。使用激素后阴虚火旺之征明显者，可加知母、黄柏；脾气虚弱为主，可用补中益气汤或参苓白术散化裁治之；血尿明显者加炒蒲黄、小蓟、槐花、苎麻根、紫草等凉血止血。

（胡路整理）

3. 气阴两虚，湿热内蕴案

钱某，男，21岁，江西南昌人，学生。2012年5月9日初诊。

颜面及双下肢浮肿反复发作3年。

患者7岁时因颜面及双下肢浮肿查尿蛋白（+++），血清白蛋白25g/L，总胆固醇8.2mmol/L，尿蛋白定量5.6g/24h，当时确诊为肾病综合征，予以强的松（35mg，qd，具体疗程不详），蛋白尿转阴，病告痊愈。

此次发病缘于3年前不慎被狗咬伤，注射狂犬疫苗后出现颜面与双下肢浮肿，查尿常规检查示：尿蛋白（+++），隐血（－）。血浆白蛋白25g/L，考虑肾病综合征复发，予以标准激素疗程（强的松起量55mg，qd）治疗后蛋白尿较快转阴，强的松按标准疗程逐渐减至5mg，qd时，复查尿常规尿蛋白（+++），经多次重复调整激素剂量，蛋白尿仍反复出现，故来求治。

刻下易疲劳，口干口苦，颜面、颈前痤疮，满月脸，纳食可，夜寐安，二便调，舌质偏红，苔黄，脉细略数。强的松已减至 20mg，qd（已维持 4 周），尿蛋白阴性。

辨证：气阴两虚，湿热内蕴。

治法：益气养阴，清热利湿，佐以活血通络。

处方：黄芪 20g，墨旱莲 15g，女贞子 15g，菟丝子 10g，忍冬藤 15g，徐长卿 10g，川芎 10g，红景天 6g，白花蛇舌草 20g，鬼箭羽 20g。14 剂，水煎服，每日 1 剂。

5 月 23 日二诊：口干口苦减轻，仍易疲劳，纳食可，夜寐安，二便调，舌质偏红，苔黄，脉细。复查尿常规正常。上方加蒲公英 15g，以清上焦热毒。水煎服，每日 1 剂。

6 月 7 日三诊：精神好转，偶有口干，无口苦，纳食可，夜寐安，二便调，舌质偏红，苔黄，脉细。复查尿常规正常。强的松 20mg/15mg，qd，交替服用，中医治法继以益气养阴、清热利湿，佐以活血通络法。守方化裁如下。

黄芪 30g，墨旱莲 15g，女贞子 15g，菟丝子 10g，忍冬藤 15g，徐长卿 10g，川芎 10g，红景天 6g，白花蛇舌草 20g，鬼箭羽 20g，蒲公英 15g，熟地黄 10g。按上方调治约半年，强的松渐减为 10mg，qd。

12 月 25 日再诊：患者颜面、颈前痤疮基本消退，面色少华，易疲劳，纳可，二便调，舌质淡，苔少，脉沉细。辨证为阴阳两虚夹瘀。治法转以阴阳双补，兼以活血化瘀。

处方：黄芪 30g，墨旱莲 15g，女贞子 15g，菟丝子 10g，仙灵脾 10g，徐长卿 10g，川芎 10g，红景天 6g，熟地黄 10g，川牛膝 10g。按上方加减调治约半年，激素顺利撤停，随访半年未复发。

按语： 水肿的病机多为脾肾阳虚，水湿内停，治疗多用温补脾肾，利水消肿，但本例患者经长期激素治疗后，病机发生了明显变化。激素为"纯阳"之品，性味温热，久用耗气伤阴，形成气阴亏虚之证候，故见易疲劳、口干。由于激素之温热可使体内水湿化热,故有口苦、颜面与颈前痤疮等症。前半程赵老师从益气养阴入手,配合清热利湿、活血化瘀;后半程由于激素逐渐撤减,肾上腺皮质功能尚未完全恢复,病理发生机转,表现以阴阳两虚为主,因此治法转以阴阳双补,配合活血化瘀,患者虚实得以调整,阴阳得以平衡,自然可顺利撤停激素。在标准激素疗程中,通过辨证使用中药,使激素的副作用明显减轻,并且减弱了激素撤减过程中的病情复发。

（许正锦整理）

4. 湿热久羁,化燥伤阴案

白某,男,19岁,江西高安人,学生。2013年3月11日初诊。颜面及双下肢反复浮肿3月。

患者3月前感冒后出现颜面及双下肢浮肿,在某市中医院查尿蛋白(+++),血清白蛋白21g/L,血脂高(具体不祥),诊断为肾病综合征,予以强的松片60mg,阿托伐他汀等对症支持治疗。后蛋白尿逐渐转阴,激素减至40mg时,尿蛋白(+++),颜面及双下肢反复浮肿,遂来就诊。

刻下颜面及双下肢中度浮肿,按之凹陷不起,口干咽燥,心烦不寐,食欲稍差,大便干结,小便量减少,日约1000mL,舌质红,苔薄黄,脉弦细。尿常规检查示:尿蛋白(+++)。血清白蛋白29g/L,胆固醇6.71mmol/L,甘油三酯2.1mmol/L。肝肾功能正常。泌尿系彩超未见异常。

辨证:湿热久羁,化燥伤阴。

治法:利水清热养阴,活血化瘀。猪苓汤合补阳还五汤加减。

处方:猪苓20g,黄芪30g,茯苓10g,泽泻10g,阿胶颗粒6g,滑石10g,当归10g,赤芍10g,地龙12g,桃仁10g,红花10g,川芎10g,泽兰20g。14剂,每日1剂,水煎服,取汁冲服阿胶颗粒。

3月25日二诊:患者颜面及双下肢轻度浮肿,仍感口干咽燥,心烦,食欲、睡眠一般,大便偏干,小便量可,日约1000mL,舌质红，苔薄黄，脉弦细。尿常规检查示：尿蛋白（+++）。上方去滑石、当归、红花，加青风藤 30g，徐长卿 10g，羌活 10g。14 剂，每日 1 剂，水煎服，取汁冲服阿胶颗粒。

4 月 8 日三诊：患者颜面及双下肢无浮肿，稍感口干，食欲、睡眠可，大便仍偏干，小便量可，日约 1500mL，舌质红，苔薄黄，脉弦细。尿常规检查示：尿蛋白（++）。上方去泽兰、地龙，加玄参 20g，麦冬 20g，生地黄 20g。每日 1 剂，水煎服，取汁冲服阿胶颗粒。

后继续服药半年余，蛋白维持在（±），情况稳定。

按语： 水肿日久，湿热久羁，继而化燥伤阴，水湿潴留而水肿，津液亏耗而口干咽燥，大便干结，因而从育阴利水、活血化瘀立法，择选猪苓汤合补阳还五汤加减。两方合用，渗湿与清热养阴、活血化瘀并进，利水不伤阴，滋阴不敛邪，祛瘀不伤正，故诸症自解。西医认为肾病综合征患者多有血液的高凝状态，易导致血栓、栓塞等并发症，故合用补阳还五汤活血祛瘀。若湿热之邪，下注膀胱，伤及血络，可见尿痛、尿血等症，酌加凉血止血之品，如牡丹皮、白茅根等。

（胡路整理）

5. 脾肾阳虚，湿瘀互结案

刘某，男，22 岁，职工，江西新建人。2014 年 2 月 25 日初诊。

患肾病 3 年，双下肢浮肿，稍感腰酸乏力，尿量尚可，面色稍黄，舌苔薄黄腻，脉弦细。尿常规检查：红细胞 1~4/HP，白细胞 0~4/HP，尿蛋白（+++），潜血（++）。

西医诊断：肾病综合征。

中医诊断：水肿。

辨证：脾肾阳虚，湿瘀互结。

治法：健脾温肾，活血利水。

处方：黄芪 30g，仙茅 15g，玉米须 20g，益母草 30g，蚕沙 30g，威灵仙 15g，徐长卿 10g，猫爪草 10g，桃仁 10g，水蛭 6g，白花蛇舌草 20g，鸟不宿 20g，鬼箭羽 20g，青风藤 15g。每日 1 剂，水煎服。

3 月 11 日二诊：下肢浮肿减轻，舌苔薄黄腻，脉弦细。查体：BP 110/75mmHg；尿常规检查：红细胞 0~1/HP，潜血（±），尿蛋白（++）。

处方：黄芪 30g，益母草 30g，玉米须 20g，青风藤 15g，威灵仙 15g，蚕沙 30g，徐长卿 10g，猫爪草 10g，桃仁 10g，鸟不宿 20g，鬼箭羽 20g，白花蛇舌草 20g，每日 1 剂，水煎服。

3 月 25 日三诊：下肢稍肿，舌质红，脉弦细。尿常规检查：红细胞 0~1/HP，尿蛋白（+）。

处方：黄芪 30g，青风藤 20g，蚕沙 30g，徐长卿 10g，羌活 10g，生地黄 20g，怀山药 20g，水蛭 10g，猫爪草 10g，益母草 30g，鸟不宿 20g，鬼箭羽 20g。每日 1 剂，水煎服。

5 月 31 日四诊：稍感咽部不适，腰酸腰痛，无下肢浮肿，咽红，舌苔黄腻，脉沉弦。尿常规检查：白细胞 0~2/HP，尿蛋白（+++）。

处方：蝉衣 6g，苏叶 10g，黄芩 10g，芦根 10g，金银花 10g，玄参 20g，僵蚕 10g，蚕沙 30g，益母草 30g，玉米须 20g，白花蛇舌草 20g，川芎 10g。5 剂，尿蛋白（+）。

按前法调治 2 月，病情基本临床缓解。

按语：目前西医对于原发性肾病综合征的治疗主要用肾上腺皮质激素、细胞毒类药物、环孢霉素等。其中激素是治疗肾病综合征的主要药物。虽然取得一定疗效，但会损害机体正常的免疫功能，易产生激素依赖及不良反应，且极易感染，而使病情复发。该病与脾肾关系密切，泛溢肌肤之水湿为病理产物，缠绵难解，久病入络成瘀，多表现为脾肾阳虚、湿瘀互结。因此，气虚血瘀水停是其基本病机特点，故采用健脾温肾、活血利水法治疗，常获满意疗效。此患者初诊时水肿严重，故治以活血利水，药用水蛭，借其走窜之力，使有形之水得以消散。现代医学研究表明，水蛭有明显的抗凝和利尿的作用。

（喻闽凤整理）

6. 肺热内蕴，水瘀互结案

曹某，男，58岁，江西南昌人，某烟草公司职员。2013年5月13日初诊。

患"肾病综合征"4年余，在上海某医院肾穿刺，经病理检查诊断为膜性肾病。开始用激素治疗10月余，小便转为正常。后因感冒、劳累反复发作2次，再用激素并加免疫抑制剂治疗无效。特来就诊。

刻下双下肢凹陷性浮肿，腰酸乏力，精神欠佳，纳可，小便有泡沫，大便可，舌苔黄厚腻，脉弦滑。尿检：尿蛋白（+++），尿蛋白定量4.8g/24h。肝肾功能等检查均无异常。

辨证：气虚湿热，水瘀互结。

治法：健脾利水，清热化瘀。

处方：党参20g，苍术10g，茯苓10g，泽泻10g，红花10g，桃仁10g，薏苡仁20g，白豆蔻10g，白花蛇舌草20g，蒲公英20g，防己10g，炙甘草6g。水煎服，每日1剂。

5月20日二诊：近两日出现咳嗽、咯痰，痰黄而稠，咽痒，双下肢浮肿减轻，精神状态好转，纳可，小便泡沫，大便可，舌苔白腻，脉弦滑。急则治其标，辨证属肺热内蕴，宣降失职。治以清肺化痰，宣肺止咳。

处方：桑叶10g，杏仁10g，桔梗10g，浙贝母10g，黄芩10g，紫菀10g，百部10g，荆芥10g，僵蚕10g，蝉蜕10g，玄参20g，射干10g，生甘草6g。水煎服，每日1剂。

5月26日三诊：咳嗽、咯痰已愈，咽不痒，双下肢浮肿基本消失，精神可，浑身感觉舒服很多，舌苔白腻，脉弦滑。尿检：尿蛋白（-）。患者不相信，因为近2年来小便从来没有转阴过，一直（+++），于是先后在不同省属医院查尿常规均阴性。守5月13

日方 10 剂，水煎服，每日 1 剂。后一直门诊服中药治疗。

后随访半年余，尿蛋白（–）。

按语：原发性肾病综合征，特别是病理类型为膜性肾病者，治疗颇为棘手。该患者先服用激素有效，后反复多次，用激素加免疫抑制剂均无效果，属"难治性肾病综合征"。初诊时因长期大量服用激素后，气虚湿热症状明显，加之病程日久，水瘀互结，故用四君加薏苡仁等健脾利水，白花蛇舌草、桃仁等清热化瘀，俟水肿、苔黄腻改善后，出现外感咳嗽，张景岳曰："咳喘虽多，无非肺病。"盖因风热犯肺，肺失宣降，故咳嗽痰稠，用桑杏汤合清降散加减，以清肺润燥，化痰止咳。从肺热论治后，尿蛋白减少直至消失，多次复查均正常。

肾病综合征使用激素后，多见湿热、气虚证候，或兼阴虚，或夹血瘀，多用参苓白术散等方治疗。但本病例治疗不落俗套，因该患者在发病过程中出现肺热内蕴之证候，按证变法亦变的辩证思维，即改从肺论治而获效。

（马千整理）

7. 脾肾气虚，水湿内停案

李某，男，43 岁，江西东乡人，司机。2010 年 3 月 2 日初诊。

患者于 2 年前，发现双下肢凹陷性浮肿，腰酸乏力，小便有大量泡沫，久久不消失。于南昌大学某医院住院治疗，经肾穿刺病理检查诊断为"肾病综合征"。使用激素治疗逾 10 个月，症状未见改善。遂来就诊。

现患者腰酸乏力，颜面浮肿，双下肢中度凹陷性浮肿，小便不利、泡沫多，无恶寒发热，无头昏头晕，无口干口苦，夜寐尚可，纳可，舌苔薄白略腻，脉弦细。尿检：尿蛋白（+++）。

西医诊断：肾病综合征。

中医诊断：肾水。

辨证：脾肾气虚，水湿内停。

治法：补气健脾，祛风利水。

处方：黄芪 30g，青风藤 30g，徐长卿 10g，羌活 10g，威灵仙 10g，川芎 10g，白花蛇舌草 20g，鸟不宿 20g，茯苓 10g，鬼箭羽 20g，灯盏花 10g，薏苡仁 20g。水煎服，每日 1 剂。

3 月 16 日二诊：患者腰酸症状明显减轻，双下肢水肿，小便仍有泡沫，平素易感冒，无口干口苦，舌苔薄白，脉弦细。尿检：尿蛋白（++），肌酐 75mmol/L。继续以上方去灯盏花、鸟不宿，加红景天 6g，山茱萸 10g，熟地黄 20g，再进 14 剂。

后继续以上方加减治疗 3 个月，复查尿常规检查示：尿蛋白（+）。精神转佳，少有感冒，腰酸及双下肢水肿明显缓解。继续以上方巩固治疗。

6 月 26 日三诊：因天气变化感冒，咳嗽，无痰，咽痒，下肢水肿加重，舌苔薄白，脉浮弦。尿检：尿蛋白（++）。

处方：荆芥 10g，防风 10g，羌活 10g，青风藤 30g，僵蚕 10g，蝉蜕 6g，茯苓 10g，百部 10g，紫菀 10g，白前 10g，桔梗 10g，甘草 6g。5 剂，水煎服，每日 1 剂。

7 月 2 日四诊：咳嗽、咽痒已愈，伴腰酸乏力，下肢浮肿，舌苔薄白腻，脉弦细。

守 3 月 16 日方加减治疗 5 个月，尿蛋白转阴。继续巩固 2 个月，停药。后患者定期复查，稍有反复则立即治疗，至今中间反复 3 次，尿蛋白皆（±），即以上述中药治疗蛋白很快消失。自 2012 年后，患者每两月来复诊一次，查尿蛋白阴性，至今未出现反复。

按语：该病例应用激素无效，属"难治性肾病综合征"，后坚持中医治疗，效果显著。腰酸乏力，双下肢凹陷性浮肿，乃脾肾气虚，太阴之上湿气主之；太阴脾气虚，运化水液功能失常，故导致水肿；少阴肾主水，肾气亏虚，气化失常，水液内停而见水肿。此外小便不利，乃厥阴风木下迫于肾，肾失封藏，故见泡沫。该病虽未见明显的外感病史，然有是证则用是药。《素问·平人气象论》曰："面肿曰风，足胫肿曰水。"故赵老师在临床中提出"肾病水肿、蛋白尿皆有风邪"，在慢性肾炎方中，常以青风藤、徐长卿、羌活、威灵仙、鬼箭羽祛在里之风邪外出太阳之表；以黄芪、山茱萸、熟地黄健脾益肾，恢复正气，有助于祛邪外出。《金匮要略》载："血不利则为水"，故在慢性肾炎方中稍加活血药鬼箭羽、川芎、灯盏花，以活血通络利水。该病例虽复杂棘手，病程较久，但始终以祛风湿为大法，而且守方时间要长，终至临床治愈。

（马千整理）

8. 湿热内停案

郭某，女，30岁，江西南昌人，自由职业。2007年7月10日初诊。

全身浮肿反复发作10月余，加重3天。

患者于去年10月9日无明显诱因出现全身浮肿，即至南昌大学某附属医院诊治，尿常规检查示：尿蛋白（+++），尿蛋白定量6.9g/24h。生化检查：总蛋白39g/L，白蛋白20.1g/L，胆固醇9.5mmol/L，甘油三酯4.06mmol/L，低密度脂蛋白5.0mmol/L。肾功能正常。经肾穿活检诊断为"肾病综合征"（微小病变型），予以强的松等治疗后病情好转，近3天患者因咽痛后病情复发。现为求进一步诊治，遂来求诊。

就诊时患者精神差，头晕，无胸闷，腰酸，全身浮肿，面色萎黄，纳差，腹胀，无恶心呕吐，无咽痛，夜寐欠佳，大便正常，小便量日约1000mL，泡沫多，舌质暗淡，苔黄腻，脉弦滑。查尿常规检查示：尿蛋白（+++）。

辨证：脾肾气虚，湿热内停。

治法：健脾益肾，清热除湿，化瘀利水。

处方：黄芪30g，党参30g，丹参20g，青风藤30g，徐长卿10g，茯苓20g，猪苓15g，白花蛇舌草30g，六月雪15g，玉米须20g，怀山药10g，薏苡仁20g，白术10g，黄柏10g，泽泻15g，川芎

10g。每日 1 剂，水煎服。

7 月 24 日二诊：服药后，患者浮肿症状较前减轻，精神转佳，但感乏力、腰酸，纳食仍差，无恶心呕吐，大便可，小便量日约 1700mL，舌质暗红，苔薄黄，脉弦滑。查尿常规检查示：尿蛋白（++），隐血（+++）；尿蛋白定量 4.0g/24h。守上方去泽泻加小蓟 15g，白茅根 30g，炒谷麦芽各 10g，每日 1 剂，水煎服。

8 月 13 日三诊：患者浮肿症状较前大减，现仅双下肢轻度浮肿，精神可，无腹胀满，纳食尚可，无恶心呕吐，腰酸好转，大便正常，小便量日约 2000mL。舌质暗淡，苔薄黄，脉弦细。复尿常规检查示：尿蛋白（+）；尿蛋白定量 2.01g/24h。守上方加龙葵 15g。每日 1 剂，水煎服。

9 月 12 日四诊：患者精神可，饮食、睡眠尚可，双下肢浮肿不明显，无腹胀满，纳食尚可，无恶心呕吐，大便正常，小便量每日约 2000mL。尿常规检查示：尿蛋白（±）。继续治以健脾益肾，清热除湿，化瘀利水。

处方：黄芪 30g，党参 30g，丹参 20g，青风藤 30g，徐长卿 10g，茯苓 20g，猪苓 15g，白花蛇舌草 30g，六月雪 15g，玉米须 20g，怀山药 10g，薏苡仁 20g，白术 10g，黄柏 10g，川芎 10g，龙葵 15g，炒谷麦芽各 10g。每日 1 剂，水煎服。

10 月 11 日五诊：患者精神、饮食、睡眠可，双下肢浮肿不明显，纳食尚可，二便可。查尿常规检查示：尿蛋白（-），尿蛋白定量 0.2g/24h。血脂偏高。肝肾功能均正常。

处方：黄芪 30g，党参 30g，丹参 20g，青风藤 30g，徐长卿 10g，茯苓 20g，猪苓 15g，白花蛇舌草 30g，六月雪 15g，玉米须 20g，怀山药 10g，薏苡仁 20g，白术 10g，黄柏 10g，龙葵 15g，炒谷麦芽各 10g，川芎 10g。每日 1 剂，水煎服。

后患者复查尿常规、血生化等均正常，继服上方 1 个月，嘱其避风寒，防外感，不宜过度劳累。以后每月定期复查尿常规，若出现问题则及时就医。患者遵医嘱每月定期复查，未见异常。

按语：《灵枢·经脉》有云："肾足少阴之脉……其直者，从肾上贯肝膈，入肺中，循喉咙，夹舌本；其支者，从肺出络心，注胸中。"故患者咽喉痛导致肾病复发。脾为后天之本，患者素体脾气虚弱，不能健运水谷，故纳差，面色萎黄；《内经》云："诸湿肿满，皆属于脾"，脾气虚无力运化水湿，水饮流溢四肢肌肤，故颜面及双下肢浮肿；脾气虚日久则肾气虚，脾肾气虚，故精神不振；湿为阴邪，湿邪黏滞，留滞于脏腑经络，常常阻遏气机，使气机升降无能，故出现腹胀、小便短少。本案从健脾益肾、祛风化湿、化瘀利水立法，方中黄芪、白术健脾益气，利水消肿；党参益气健脾；丹参、川芎活血化瘀；泽泻利湿泄浊；茯苓淡渗脾湿；青风藤、徐长卿祛风除湿，通经络；白花蛇舌草、六月雪清热解毒；山药补脾益肾；猪苓、薏苡仁利水渗湿；玉米须不仅有利水之效，更能固摄精微；因水肿日久，伤及肾阴，故加黄柏滋肾降火。患者服药后精神好转，浮肿、腹胀明显减轻，但仍有双下肢浮肿、腰酸、纳食不佳。遂再加谷麦芽健脾开胃、理气和中，后去泽泻，改龙葵以清热利湿。本症选方用药不仅从根本出发，健脾益肾，更不忘治标除湿，可谓攻补兼施。

（吴国庆、曾冬梅整理）

9. 风水泛滥案

刘某，男，3岁半，江西九江永修人。2004年6月26日初诊。因全身浮肿3天入院。

患儿3天前感冒后出现颜面浮肿，迅及全身，在当地对症治疗，病情无减轻，遂至我院就诊。

刻下面部轻度浮肿，腰以下肿势明显，双腿肿大，皮色白，阴囊水肿如气球状，色透亮，小儿精神差，呈痛苦貌，小便量少，咽喉红，舌苔薄黄，舌质红，脉浮数。查尿常规检查示：尿蛋白（+++），尿蛋白定量0.92g/24h。血浆蛋白25g/L，血胆固醇6.2mmol/L。

西医诊断：肾病综合征。

中医诊断：水肿。

辨证：风水泛滥。

治法：宣肺行水，解毒利湿。越婢加术汤合麻黄连翘赤小豆汤加减。

处方：麻黄 6g，连翘 6g，赤小豆 10g，桔梗 4g，杏仁 6g，桑白皮 10g，白术 8g，生姜 2 片，大枣 2 枚，茯苓 8g，泽泻 6g，车前子 8g（包煎），陈皮 4g，大腹皮 6g，葱白 1 小撮。3 剂，每日 1 剂，水煎服。

西药给予激素中长程治疗方案，强的松 2mg/（kg·d），分次服用。

6 月 29 日二诊：3 天后复诊，患儿母代诉，服中药当天夜晚，小便量及次数即增多；至第二日清晨，双下肢肿势明显消退，阴囊缩小；至第二日晚间，阴囊呈现出气球放气后松弛状，皮色变深，但水肿基本消失；第三日大腿及阴囊均渐恢复正常大小。嘱其守原方继用 3 剂，强的松继用。

7 月 6 日三诊：患者服前次 3 剂中药后，自行停中药 4 天，强的松继服，1 周后再诊，患儿全身浮肿基本消失，查小便：尿蛋白 ±。精神转佳，纳可，舌苔薄白，舌质淡红，脉细数。中药方改为健脾理气化湿方，予参苓白术散合玉屏风散加减。

处方：黄芪 10g，防风 6g，白术 6g，党参 8g，茯苓 6g，白扁豆 8g，陈皮 4g，怀山药 8g，白芍 6g，砂仁 2g（后下），薏苡仁 8g，木香 3g，生姜 1 片，大枣 2 枚。14 剂，每日 1 剂，水煎服。激素按常规减量服用。

半月后电话随访，诉患儿水肿未再复发，为巩固疗效，嘱其守原方继服 14 剂，随后可改用中成药玉屏风颗粒或参苓白术颗粒口服，西药治疗仍按原方案服用。半年后复查，尿蛋白阴性，病情痊愈，故停用激素。此后连续随访 5 年，病情未再复发。

按语：体内水液潴留，泛滥肌肤，面、目、胸、背、下肢，甚至全身浮肿者称水肿。《医宗金鉴》云："风水得之内有水气，外感风邪……皮水得之内有水气，皮受湿邪。"故肾病综合征水肿表现明显时，常因风邪外袭肌表，上扰咽喉，或由皮肤疮毒内侵，脏腑功能失调，诱发面浮肢肿，此均与热毒间接有关。水肿与肺、脾、肾三脏密切相关。水液在人体的新陈代谢，有赖于肺的输布，脾的运化，肾的调节。其中脾肾的作用固然重要，但肺为水之上源，肺气不宣，肃降无权，通调水道失司而致水肿者，临床上并不少见。肺主气，气行则水行，肺为水之上源且通调水道，水液可通过肺之宣发肃降而运行，如肺失宣降，则尿少水肿，故水肿有治肺之法。桔梗、杏仁宣肺疏表，肃降肺气，肺气得以宣通，则下焦也得以通利而小便畅行，即所谓的"提壶揭盖"法，也是肾炎从肺施治的重要理论根据。

（唐杨、李小生整理）

10. 风热犯肺，水失通调案

吴某，男，21 岁，江西余干，职工。2013 年 2 月 13 日初诊。

反复颜面及双下肢水肿 2 年。

患者 2 年前开始出现水肿，在当地医院检查尿蛋白（+++），诊断为"肾病综合征"，经激素治疗无效。为求中医治疗来到赵老师处。

刻下激素面容，双下肢高度水肿，近外感 4 天，恶寒微热少汗，咽痛，咳嗽，咳痰色黄，舌质红，苔薄黄，脉浮数。实验室检查：尿蛋白（+++）；胆固醇 15.8mmol/L，白蛋白 20g/L；红细胞沉降率 80mm/h；肝肾功能、血糖正常。

西医诊断：肾病综合征。

中医诊断：肾水。

辨证：久病卫弱，风热犯肺，水失通调。

治法：宣肺祛风，澄源洁流。

处方：荆芥 10g，桔梗 10g，炙麻黄 15g，杏仁 6g，法半夏 10g，浙贝母 15g，黄芩 10g，矮地茶 15g，防风 10g，炙甘草 6g，佛手 10g。10 剂，每日 1 剂，水煎服。

2 月 23 日二诊：患者服药后，汗出，无畏寒发热，无咳嗽，水肿稍有减轻，舌质红，苔薄白，脉沉。尿常规检查：尿蛋白 ++。予以参芪地黄汤加减方，并适当予以玉屏风散固护卫气。调服 3 月。

处方：太子参 30g，炙黄芪 30g，生地黄 10g，怀山药 30，茯苓 10g，泽兰 10g，猫爪草 10g，白花蛇舌草 10g，玉米须 30g，乌不宿 20g，鬼箭羽 20g，川芎 10g，桔梗 10g，枳壳 10g。每日 1 剂，水煎服。

6 月 5 日三诊：患者精神可，颜面及双下肢未见浮肿，激素按方案减量，纳食一般，寐可，大便 1~2 次 / 日，小便量可。尿常规检查：尿蛋白（－）。守上方继续予以方药调用 3 月。

刻诊时：颜面及双下肢无浮肿，尿蛋白（－），诸症消失如常人，现已恢复工作，嘱其每半月复查尿常规，注意饮食起居，不宜过度劳累，避免感冒，饮食宜清淡，建议春冬之时可口服玉屏风散，以提高免疫力。患者肾病综合征至今未复发，身体健康。

按语：患此病者多先天禀赋不足，再予以激素治疗者，自身卫气固护减弱，易感外邪侵袭。风为百病之长，易侵袭犯卫，风邪外袭，肺失宣降，故见恶寒微热少汗；风邪化热，灼伤咽喉故见咽痛，咳嗽；炼液成痰，故咳痰色黄；同时患者曾长期服用激素，阴液亏损，虚火上炎。《素问·脏气法时论》云："肾病者，腹大胫肿，喘咳。"水由风起，肺失宣降，水道不通，风激水浊，源不清则水不洁。因此，赵老师在补益脾肾的基础上，从宣肺澄源，祛风孤水，辛以散邪，凉以泄热治疗。诚如《血论证》云："肺为水之上源，肺气行则水行。"方中太子参、炙黄芪、生地黄、怀山药四药，益气养阴，健脾补肾，针对肾水脾肾虚、气虚之因。其中炙黄芪益卫固表，可实卫气而御外邪，补肾气以气化水液，补脾气以运化水湿，补肺气以通调水道，可达利尿消肿之效。金银花、连翘、牛蒡子清热解毒利喉，桔梗、佛手理气化痰止咳，荆芥解表散风，白花蛇舌草、猫爪草清热利湿、解毒散结，玉米须活血化瘀、利水消肿，鸟不宿、川芎、鬼箭羽祛风除湿、活血行气、利水。

患者服药后水肿明显减轻，同时外感之证得以消除。继续予以健脾益肾、祛风除湿、益气固卫之品，巩固治效。肾水者脾肾多不足，虚则易感外邪，外邪又是加重和诱发该病的主要原因。因此，赵老师认为肾水者应注意平时固护卫气，御邪于外；如感受外邪当宣肺为标，益肾为本。肺气宣降有常，水道通调，脾肾之气充足则分清降浊，精微得固。

（宋卫国整理）

11. 脾肾亏虚，水湿内停案

龚某，男，34岁，江西南昌人，工人。2013年10月25日初诊。

颜面及双下肢浮肿3月，加重1周。在当地县医院检查发现尿蛋白阳性，遂来我院治疗。

腰酸腰胀，乏力，口干口苦，双下肢高度浮肿，纳平，寐可，大便可，小便量约800mL/d。舌质暗，苔薄黄，脉沉涩。血常规检查：Hb121g/L。尿常规检查：蛋白（+++）。生化检查：血浆白蛋白20g/L，胆固醇9.6μmmol/L，甘油三酯2.7μmmol/L。肝、肾功能、血糖正常。

西医诊断：肾病综合征。

中医诊断：肾水。

辨证：脾肾亏虚，水湿内停。

治法：健脾益肾，清利水湿。

处方：太子参30g，炙黄芪20g，生地黄10g，怀山药30g，山萸肉10g，茯苓15g，泽兰10g，六月雪30g，玉米须30g，红花10g，桃仁10g，丹参10g，鹿含草10g，爵床10g，徐长卿10g，鸟不宿10g。7剂，水煎服，每日1剂。

西医激素治疗按原方案进行，无效时缓慢撤减。

11月2日二诊：药后浮肿减轻，余症未减，诉大便溏薄，腹胀不舒，小便约2000mL/d，舌质淡，苔薄白，脉虚弱。上方加白术10g，陈皮10g，枳壳10g。7剂，水煎服，每日1剂。

11月9日三诊：药后浮肿明显缓解，余症减轻，小便量逐渐增多，舌质淡，苔薄黄，脉细沉。守上方随症加减化裁调治2月余。

2014年2月21日四诊：患者颜面及双下肢无明显浮肿，腰酸乏力缓解，无口苦稍口干，苔薄黄，脉沉细。尿蛋白（－）。现已恢复工作，嘱其每半月复查尿常规，注意饮食起居，不宜过度劳累，避免感冒，饮食宜清淡，患者肾病综合征至今未复发。

按语：《金匮要略》有："血不利则为水。"《景岳全书·肿胀》载："瘀血流注，亦发肿胀者，乃血变为水。"故水肿乃血中水病。肾病综合征患者水肿明显，予以西药利尿剂有效，但易反复。从古人对水肿病的发病病机来看可采用活血利水法，加用红花、桃仁、丹参活血化瘀之剂，瘀血得祛，水湿得散。临床应多重视中医辨证施治，还可采用健脾利水，温肾利水，暖脾温肾，振奋阳气，气行则水行，水湿得化。治疗时选一法或二法用之，疗效明显。

（宋卫国整理）

12. 脾肾本虚，肺卫受邪案

谢某，男，10岁。2013年6月15日初诊。

患肾病综合征5年，多方求治不效，特就诊于赵老师处。

颜面、下肢无浮肿，面色稍白，舌质淡红，苔白腻，脉弦。尿常规检查：尿蛋白（＋），余（－）。

西医诊断：肾病综合征。

中医诊断：肾水。

辨证：脾肾气虚，肾络瘀毒互结。

治法：益肾活络，清热化瘀。

处方：黄芪15g，泽兰10g，益母草15g，墨旱莲10g，女贞子

6g，菟丝子 6g，红花 10g，桃仁 5g，白花蛇舌草 10g，六月雪 10g，鸟不宿 10g，鬼箭羽 10g。每日 1 剂，水煎服。

7 月 30 日二诊：颜面、下肢无浮肿，咽痛，咽红，舌质偏红，苔薄黄。尿常规检查：白细胞 0~3/HP，尿蛋白（＋）。治以宣肺利咽，清热凉血。

处方：蝉衣 6g，苏叶 10g，牛蒡子 6g，僵蚕 6g，黄芩 6g，金银花 6g，马勃 6g，白花蛇舌草 10g，六月雪 10g，红花 10g，鸟不宿 10g，鬼箭羽 10g。5 剂。

以后复查一直无蛋白尿，病情稳定。

2014 年 2 月 5 日三诊：颜面及下肢浮肿，舌苔薄黄，脉弦细。尿常规检查：尿蛋白（＋＋＋），白细胞 0~3/HP，红细胞 0~3/HP。

处方：黄芪 15g，益母草 15g，玉米须 15g，蚕沙 15g，青风藤 10g，徐长卿 10g，羌活 10g，苍术 10g，桃红 10g，猫抓草 10g，肿节风 10g，白花蛇舌草 15g。每日 1 剂，水煎服。

3 月 5 日四诊：颜面及双下肢浮肿基本消退，尿常规检查：尿蛋白（＋），红细胞 1~3/HP。继以补脾益肾、清热化瘀法治之，如遇感冒则宣散外邪治其标。如此标本兼顾，经半年调治后，病情稳定。

按语：患儿系肾病综合征，已在西医院使用激素治疗，但尿蛋白（＋）。二诊时出现咽红，微咳症状，故治疗从肺卫论治，清肺利咽，蛋白尿一度消失，颇有效果。肺主气为肺的基本生理功能，而宣发肃降为肺气的基本运动形式，肺的其他生理功能都是在肺气的宣发肃降基础上派生的功能。临床上从肺论治肾病即通过调理肺气的宣降治疗水液代谢异常所致疾病。另外，肾病综合征为一慢性过程，需长期用药治疗，因此，药物不宜过度苦寒以免败胃。且初期多为肺卫失和，日久多有水湿化热之象，用药宜寒热平调。慢性肾脏病总属本虚标实，虚实夹杂之证，本虚以肺脾肾为主，标实以水湿为主，日久水湿易化生湿热瘀血，故治疗以扶正祛邪为主。扶正以健脾益气、补益肾气为主，祛邪以通阳化瘀、淡渗利湿为主,用药以甘、辛、平、苦为期。

(喻闽凤整理)

四、糖尿病肾病

1. 湿毒内蕴,水饮内停案

辜某,女,50岁,江西南昌人,工人。2014年11月20日初诊。反复颜面及双下肢浮肿3月,伴胸闷气促1月。

患者既往有糖尿病十余年,口服阿卡波糖片及诺和龙片,血糖控制不佳。3年前发现血肌酐升高,未引起重视。近3个月来出现颜面及双下肢浮肿,下午尤甚。1月前出现胸闷气促,逐渐加重,夜间不能平卧。血压150~180/80~95mmHg。尿常规检查示:蛋白(+++),潜血(+++),红细胞(+++)。肾功能:肌酐650μmol/L,尿素氮34.5mmol/L。空腹血糖6.9mmol/L,餐后2小时血糖14.7mmol/L,糖化血红蛋白6.5%。血常规检查:Hb 76g/L。泌尿系彩超示:双肾体积缩小。心脏彩色多普勒:左室增大,心包积液(中度)。西医诊断:①糖尿病肾病,肾功能不全(尿毒症期);②肾性贫血,肾性高血压;③心功能Ⅲ级。在某医院住院治疗,予以控制血压、血糖、强心、利尿等对症治疗,并建议其血液透析或腹膜透析,患者及家属拒绝,遂通过朋友介绍来赵老师处就诊。

颜面及双下肢重度浮肿,下午尤甚,胸闷气促,咳吐稀水痰涎,夜间不能平卧,口干欲饮,夜尿多,神疲乏力,腰膝酸冷,纳呆,恶心呕吐,大便偏干,小便量偏少,日约800mL,舌质红,苔薄黄腻,脉弦。

辨证:湿毒内蕴,水饮内停。

治法:健脾益肾,泄浊解毒,利水消肿。予以黄芪黄连温胆汤加减。

处方:黄芪30g,玄参20g,麦冬20g,黄连5g,陈皮10g,半夏10g，茯苓10g，枳壳10g，川芎10g，仙茅15g，补骨脂10g，徐长卿10g，制大黄12g（后下）。每日1剂，水煎服。

12月3日二诊：患者颜面及双下肢重度浮肿，仍感胸闷气促，咳吐稀水痰涎，夜间不能平卧，夜尿多，精神差，腰膝酸冷，纳差，口干不欲饮，水入即吐，大便软、每日2次，小便量偏少，日约800mL，舌质红，苔薄黄腻，脉弦。肾功能示：肌酐464μmol/L，尿素氮16.3mmol/L。患者病情危重，证候复杂多变，消渴症状虽未解除，但浮肿、胸闷气促、咳吐稀水痰涎、水入即吐为目前主要矛盾，若不消除，不但影响其生活质量，甚至危及生命。中医辨证属脾肾阳虚、湿毒内蕴，治以温阳利水、泄浊解毒，方用葶苈大枣泻肺汤合苓桂术甘汤加减。

处方：黄芪30g，茯苓10g，桂枝10g，白术10g，葶苈子10g，大枣4枚，益母草30g，玉米须30g，川芎10g，仙茅15g，补骨脂10g，徐长卿10g，生大黄12g（后下）。每日1剂，水煎服。

12月17日三诊：患者服药后复诊，水肿明显减轻，胸闷气促明显改善，饮食增多，舌苔薄黄腻，脉弦。尿常规检查示：蛋白（+++）。肾功能：血肌酐408μmol/L，尿素氮18.5mmol/L。治宜温阳利水，泄浊化瘀。

处方：黄芪30g，太子参30g，茯苓10g，桂枝10g，白术10g，益母草30g，玉米须30g，红花10g，桃仁10g，仙茅15g，巴戟天10g，补骨脂10g，生大黄12g（后下）。每日1剂，水煎服。

12月31日四诊：患者双下肢轻度浮肿，精神不振，稍感胸闷气促，咳吐痰涎明显改善，夜间可平卧，口干欲饮，食欲一般，偶感恶心呕吐，夜尿3~4次，大便1~2次/日，质软量中，舌苔薄黄腻，脉弦。肾功能：血肌酐358μmol/L，尿素氮17.6mmol/L。患者病情尚平稳，治宜健脾益肾、益气养阴、泄浊化瘀，方用黄芪黄连温胆汤加减。

处方：黄芪30g，黄连5g，陈皮10g，半夏10g，茯苓10g，枳壳 10g, 太子参 30g, 玄参 20g, 麦冬 20g, 泽兰 20g, 泽泻 15g, 桃仁 10g, 仙茅 15g, 巴戟天 10g, 制大黄 15g（后下）。每日 1 剂, 水煎服。

按语：患者原发病为"消渴"，同时兼有胸痹、水肿等痰饮并发症。饮邪犯肺，肺失宣降，故胸闷气促，咳稀白痰，夜间不能平卧；水饮流溢四肢肌肤，故颜面及双下肢浮肿；肾为先天之本，藏精生髓，肾气亏虚，故神疲乏力；腰膝以下，肾气主之，肾阳虚衰，故腰膝酸冷；肾与膀胱相表里，肾阳不足，膀胱气化不行，故尿量减少；脾为后天之本，脾气虚弱，不能健运水谷，故纳呆，恶心呕吐。因而从健脾益肾、泄浊解毒、利水消肿立法，择选黄芪黄连温胆汤加减，方中黄芪健脾益气、利水消肿；玄参、麦冬益津滋阴；黄连燥湿解毒；半夏降逆和胃，燥湿化痰；陈皮理气燥湿；茯苓健脾渗湿，使湿去痰饮消；枳壳行气消痰，使痰随气下；川芎活血行气；仙茅、补骨脂补肾助阳；徐长卿祛风除湿，通经络；制大黄泄浊解毒。患者服药后虽食欲改善，恶心呕吐减轻，但仍有颜面及双下肢重度浮肿，胸闷气促，咳稀白痰，夜间不能平卧等症，是饮停胸胁。消渴日久，中阳不足，饮停心下，胸胁支满。《金匮要略》云："病痰饮者，当以温药和之。"因此改用葶苈大枣泻肺汤合苓桂术甘汤，加重利水消肿、通阳化饮之功，方中茯苓健脾渗湿，祛痰化饮；桂枝温阳化气，既可温阳以化饮，又能化气以利水，且能平冲降逆，与茯苓配伍，一温一利；白术健脾燥湿，助脾运化；葶苈子苦辛沉降，开泄肺气，通利膀胱；大枣甘缓补虚，以制约葶苈子峻泻逐饮之功；益母草、玉米须利水消肿；川芎活血行气；仙茅、补骨脂补肾助阳；徐长卿祛风除湿，通经络；生大黄泄浊解毒之功强于制大黄。患者服药后水肿明显减轻，胸闷气促明显改善，饮食增多。病情稳定后，继以健脾益肾、益气养阴、泄浊化瘀治之。

（吴国庆、曾冬梅整理）

2. 湿浊内停案

邓某，男，76 岁，江西吉安人，退休工人。2012 年 9 月 11 日初诊。

多饮、多尿、多食 15 年，反复双下肢浮肿 3 年，医院检查尿蛋白阳性，血肌酐升高，诊断为 2 型糖尿病、糖尿病肾病。自服降糖药，肌酐水平逐年升高，多方求治效果不明显。遂求中医治疗。

精神不振，腰酸、胸闷、口干口苦，颜面及双下肢浮肿，纳平，寐可，大便可，小便量约 1200mL/d。舌质暗，少苔，脉沉细。实验室检查：尿蛋白（＋＋＋），血肌酐 220μmol/L，尿素氮 13mmol/L。肾脏彩超提示：双肾结构欠清晰。

西医诊断：慢性肾脏病 4 期，2 型糖尿病。

中医诊断：水肿，消渴。

辨证：脾肾两虚，湿浊内停

治法：健脾益肾，化湿泄浊。

处方：太子参 30g，炙黄芪 30g，生地黄 10g，怀山药 30g，山萸肉 10g，茯苓 15g，泽兰 10g，六月雪 30g，玉米须 30g，法半夏 10g，陈皮 10g，枳壳 10g，蒲公英 10g，生大黄 15g（后下），红花 10g，桃仁 10g。水煎服，每日 1 剂。

9 月 22 日二诊：服药后，患者精神可，腰酸腰胀，口干口苦，纳平，寐可，大便可，小便量约 1000mL/d，舌质暗，少苔，脉沉细。上方加玄参 10g，麦冬 10g，青果 10g。水煎服，每日 1 剂。

10 月 2 日三诊：服药后，患者精神好转，腰酸腰胀，纳平，寐可，大小便可，舌质淡，苔薄黄，脉沉细。辅助检查：尿蛋白（－）；血肌酐 192μmol/L，尿素氮 13.4mmol/L。继守上方随症加减化裁调治。

10 月 22 日四诊：诸症减轻，血肌酐得到控制，嘱其控制血糖，定期复查尿常规、生化系列，注意饮食起居，不宜过度劳累，避风寒，饮食宜清淡。患者病情稳定。

按语：糖尿病继发肾功能衰竭，治疗困难。消渴日久损伤脾肾，耗伤气阴，尤以脾气、肾气虚为主，故可见小便不利、尿浊、四肢水肿。刘完素在《三消论》中云："消渴之病者，本湿寒之阴气极衰，燥热之阳气太甚。"阴虚不能充盈血脉，血行涩滞，易致脉络瘀阻故见舌暗少苔；肾阴虚不能上济于心，致心火独亢，故见口干、口苦、喜饮。赵老师认为气阴两虚为糖尿病肾病的基本病机，并贯穿于疾病始终，但尤以肾气阴两虚为要。

糖尿病患者气虚者多，肾衰则易蕴热，补气则增热，清热则耗气，故为两难。赵老师强调补气兼顾疏风化湿、凉血化瘀、利水消肿，使补气不碍邪，祛邪不伤正，是为可行，予以参芪地黄汤益气健脾、养阴生津。茯苓、泽兰均有利水消肿的作用，茯苓还有健脾功效，而泽兰具有活血化瘀的作用，两药合用使利水消肿的作用加倍；桃仁、红花活血祛瘀；玉米须能利水消肿；六月雪、蒲公英、生大黄清热解毒泄浊；法半夏、陈皮、枳壳行气燥湿；诸药合用，健脾益肾、祛湿泄浊，延缓肾衰进程。患者服药后复诊时自诉腰酸不适症状稍有缓解，但仍感口苦口干。消渴者阴虚燥热已久，但不可用清热苦寒之剂，故予以玄参、麦冬、青果凉血滋阴。继续服药后，患者症状明显减轻，病情稳定。

（宋卫国整理）

3. 气阴两虚案

李某，女，60岁，江西南昌人，退休工人。2013年6月22日初诊。

口干欲饮2年，双下肢浮肿3月。

患者2年前体检时发现血糖升高，诊断为2型糖尿病，口服阿卡波糖片，血糖控制不佳。近3月来发现双下肢浮肿，下午尤甚，尿常规检查示：尿蛋白（++）。遂来就诊。

刻下双下肢轻度浮肿，下午尤甚，口干欲饮，神疲乏力，手足心热，食欲可，大便干结，小便正常，舌质红，苔薄白，脉弦细。

辨证：气阴两虚。

治法：益气养阴，佐以活血化瘀。

处方：黄芪30g，党参15g，怀山药20g，泽泻10g，牡丹皮10g，生地黄20g，茯苓10g，山茱萸10g，麦冬20g，威灵仙10g，丹参20g，鬼箭羽20g，泽兰20g。每日1剂，水煎服。

7月6日二诊：患者双下肢无浮肿，仍感口干欲饮，手足心热，易疲乏，食欲可，大便干结，小便正常，舌质红，苔薄白，脉弦细。尿常规检查示：尿蛋白(++)。空腹血糖7.8mmol/L，餐后2小时血糖12.3mmol/L，糖化血红蛋白5.7%。上方去泽兰，加知母10g，玄参20g。每日1剂，水煎服。

7月20日三诊：患者自诉口干欲饮明显好转，稍感手足心热，双下肢无浮肿，精神一般，食欲可，大便偏干，小便正常，舌质红，苔薄白，脉弦细。尿常规检查示：尿蛋白(+)。上方去知母、黄柏，加红景天6g。每日1剂，水煎服。

8月3日四诊：患者自诉口干欲饮明显好转，无手足心热，双下肢无浮肿，精神一般，食欲可，大便稍干，小便正常，舌质偏红，苔薄白，脉弦细。尿常规检查示：尿蛋白(+)。空腹血糖7.1mmol/L，餐后2小时血糖11.3mmol/L，糖化血红蛋白5.2%。继续服用上方，每日1剂，水煎服。

服药后，患者尿蛋白维持在(±~+)。

按语：患者阴精亏损，肺脾肾三脏元气不足，故津液不能上承；脾肾亏虚，气化不利，因而从益气养阴、活血化瘀立法，择选参芪地黄汤加减。方中黄芪、党参健脾益气，生地、山茱萸、怀山药滋阴补肾，泽泻利湿泄浊，牡丹皮倾泻相火，茯苓淡渗脾湿，麦冬甘润柔寒，益津滋阴，丹参、威灵仙、鬼箭羽祛风除湿、通经络、活血化瘀，泽兰配泽泻活血化瘀、利水消肿，诸药相伍，共奏益气养阴、活血化瘀之功。阴虚火旺之征明显，加知母、黄柏以清热降火。脾气虚弱者可用参苓白术散化裁治之。

（胡路整理）

4. 湿浊内蕴案

张某，男，56岁，江西新余人。2013年7月2日初诊。

糖尿病二十余年，蛋白尿5年，肾功能减退2年。

患者口干口渴，双下肢凹陷性浮肿，口臭，腰酸乏力，精神欠佳，食欲佳，小便有泡沫，大便干，1~2天1次，舌苔黄厚腻，质红，脉弦细滑。尿检：尿蛋白（++）。肾功能：肌酐225μmol/L，尿素氮12mmol/L。

辨证：气阴两虚，湿浊内蕴。

治法：祛风化湿，泄浊解毒。

处方：黄芪30g，黄连5g，法半夏10g，枳壳10g，陈皮10g，茯苓10g，青风藤30g，徐长卿10g，薏苡仁20g，灯盏花10g，鬼箭羽20g，生大黄15g（后下）。水煎服，每日1剂。

7月16日二诊：患者仍有口干口渴，双下肢浮肿减轻，口臭消失，腰酸乏力明显改善，小便有泡沫，大便日3~4次，舌苔黄厚，质红，脉弦细。辩证属气阴两虚，浊毒内蕴。治宜益气养阴，泄浊解毒治其本。

处方：黄芪30g，玄参20g，麦冬20g，怀山药20g，徐长卿10g，猫爪草10g，白花蛇舌草20g，鬼箭羽20g，玉米须15g，灯盏花10g，茯苓10g，酒大黄15g（后下）。水煎服，每日1剂。

8月2日三诊：患者口干口渴症状明显改善，精神可，双下肢略见浮肿，小便泡沫少，大便日2次，舌苔薄白腻，脉弦细滑。查肾功能：肌酐185μmol/L，尿素氮9.2mmol/L。尿检：尿蛋白（+）。仍守上方加减治疗。后随访半年，肾功能稳定。

按语：赵老师认为，糖尿病肾病，气阴两虚，浊毒内蕴为其病机根本，故治疗始终以益气养阴，泄浊解毒为大法，但临床上又根据浊毒内蕴的轻重不同，而分别采取先泄浊解毒，再益气养阴，或先益气养阴，后泄浊解毒，或益气养阴，泄浊解毒同时进行。该患者虽有神疲乏力、口干、口渴、舌质红、脉弦细之气阴两虚之象，但口臭、口中黏腻、舌苔黄厚腻之湿浊毒邪为重，若直接益气养阴，恐滋腻碍邪，故一诊先用黄芪黄连温胆汤加祛风湿药，以祛风化湿泄浊解毒为主。二诊时，气阴两虚之象明显，故改为益气养阴，泄浊解毒，以黄芪、玄参、麦冬、怀山药健脾补肾、益气养阴，用白花蛇舌草、酒大黄泄浊解毒，徐长卿、玉米须、茯苓以祛风利湿，鬼箭羽、灯盏花以活血通络，方药脉证相符，病情得到控制。

（马千整理）

5.水液内聚案

王某，男，46岁，干部，江西省铜鼓县人。2006年8月20日初诊。

双下肢浮肿1年5个月。

患者于2005年3月无明显诱因出现双下肢水肿，水肿能自行消退，无肉眼血尿，未予药物治疗。

刻下双下肢轻微浮肿，多饮、多食、多尿，倦怠乏力，少气懒言，视物模糊，腰酸，五心烦热，面红目赤，小便泡沫多，舌红，苔少，脉细。查空腹血糖8.5mmol/L，餐后2小时血糖9.8mmol/L，尿常规阴性，尿微量白蛋白157mg/24h，肾功能正常，血压正常。

辨证：水液内停，气阴两虚。

治法：育阴利水。

处方：太子参20g，猪苓15g，茯苓10g，枸杞15g，当归10g，生地黄20g，白芍10g，北沙参15g，麦冬15g，泽泻20g，红花10g。每日1剂，水煎服。

9月5日二诊：患者服药14剂后双下肢水肿渐消，精神好转，小便泡沫减少。守上方去泽兰，加黄精30g。继服16剂，视物清楚，腰酸症状好转，水肿消失。

按语：气阴两虚所致的水肿多见于糖尿病肾病的早期，该期患者尿中微量白蛋白升高，但尿常规检查尿蛋白阴性。阴虚燥热是糖尿病的基本病机，漫长的发病过程中由于气虚或阴虚可导致气阴两虚,而且尿中白蛋白属于人体的"精气""阴精",从尿中不断的丢失可加重病情,使气阴两虚的症状更加突出。糖尿病反复日久,气阴两伤,中土失养,不能运化水湿,则水液内停。气为血帅,气行则血行,气虚则运血无力,血流不畅,致血脉瘀阻,血不行则水停。上述二者均可导致水液停留,发为水肿,但此期患者出现的水肿一般不是很严重,对此类患者多采用益气养阴利水法治疗。

（刘永芳整理）

6.湿瘀内停案

张某,女,51 岁,教师,江西省南昌市人。2004 年 10 月 24 日初诊。

患者血糖升高 11 年,双下肢浮肿反复发作 2 年。

患者 11 年前于体检时发现血糖升高,曾予格列奎酮、胰岛素等控制血糖不佳。2002 年出现双下肢水肿,水肿反复发作。查尿常规:尿蛋白(++)。

刻下双下肢浮肿较甚,神疲乏力,倦怠嗜睡,面色萎黄,怕冷,视物昏花,口干欲饮而饮不多,腹胀,腰酸,肢体麻木,夜尿多,小便有泡沫,便溏,舌质黄腻,脉沉细。血压 155/90mmHg。查尿常规:尿蛋白(++)。肾功能正常。

辨证:阴阳两虚,湿瘀内蕴。

治法:温阳益阴,活血利水。右归丸加减。

处方:制附片 10g(先煎),桂枝 6g,熟地黄 20g,山药 20g,山茱萸 15g,枸杞 15g,杜仲 10g,当归 10g,泽兰 20g,桃仁 10g,红花 6g,益母草 20g,水蛭粉 3g(冲服)。每日 1 剂,水煎,分 2 次服。

同时控制血糖、血压,低盐优质蛋白饮食。

11 月 10 日二诊:患者服用上方 14 剂后,浮肿渐消,精神好转,恶寒减轻,复查尿常规检查示尿蛋白(+)。守方去益母草,予14 剂续服,病情明显好转。

按语：阴阳两虚所致的水肿多见于临床糖尿病肾病期，此期患者尿中出现显性蛋白尿，尿常规检查蛋白阳性。糖尿病肾病病情迁延，阴虚日久，阴损及阳，阳虚水泛，水湿内蕴，而见水肿之候。《圣济总录》云："消渴日久，肾气受伤，肾主水，肾气衰疲，气化失常，不阖不利，水液聚于体内而出现水肿。"血宜温，温则行，阳虚则寒，寒则血凝，而致血瘀，血液瘀缓加重水肿的发生。临床上此证型患者较常见，且水肿多较严重，较难消退。对此类患者，采用阴阳双补、活血利水法治疗。药选制附片、桂枝、熟地黄、山药、山茱萸、桃仁、水蛭等。

（刘永芳整理）

7. 脾肾衰败，水毒内蕴案

熊某，男，60岁，江西省南昌市人。2005年6月23日初诊。

患者多饮、多食、多尿14年，伴全身浮肿2月。

全身浮肿，颜面及双下肢尤甚，恶心，视物不清，形寒肢冷，面色晦暗或萎黄，精神萎靡，胸闷气短，心悸，腹胀纳呆，尿少，大便结，舌淡，苔厚腻，脉沉细无力等。查肾功能：肌酐525μmol/L，尿素氮18.6mmol/L。尿常规检查示：尿蛋白（+++）。空腹血糖7.8mmol/L。

辨证：脾肾衰败，水毒内蕴。

治法：健脾温肾，利水解毒。

处方：黄精30g，黄连6g，半夏10g，陈皮10g，茯苓10g，巴戟天10g，补骨脂10g，胡芦巴10g，泽兰20g，桃仁10g，白花蛇舌草20g，制大黄15g（后下）。每日1剂，水煎服。

2005年7月9日二诊：患者精神好转，水肿稍消退，无恶心、心悸。守上方续服21剂，水肿基本消失，查肾功能：肌酐430μmol/L，尿素氮12.4mmol/L。

按语：脾肾衰败所致的水肿多见于糖尿病肾病的晚期，即肾功能衰竭期，患者出现大量蛋白尿，肾功能进行性减退，最后进入尿毒症期。此时患者多出现高度水肿，除双下肢浮肿较甚外，常伴有胸水、腹水及心包积液的出现。中医认为，在津液的输布上，脾的运化和散精以及肾的蒸腾和气化起着非常重要的作用。糖尿病肾病病程日久，气阴两伤，阴损及阳，且气虚日久亦可导致阳虚，病情进展，终致脾肾衰败。脾失转输，肾失开阖，膀胱气化无权，三焦水道失畅，水液停聚，泛滥肌肤。脾肾虚损，气化失常，水湿浊邪蕴酿成毒，终至水毒内蕴，出现少尿、无尿、恶心、呕吐等症状。对于此类患者，老师多采用温补脾肾、利水解毒法治疗，药选黄精、巴戟天、补骨脂、泽兰、川芎、制大黄等。

（刘永芳整理）

8. 脾肾气（阳）虚，浊毒内蕴案

刘某，女，76岁，江西南昌人，退休。2012年12月24日初诊。

患者患消渴二十余年，现出现蛋白尿、高血压，虽经胰岛素、安内真有效控制血糖、血压，唯蛋白尿、肾功能无好转。来诊时尿常规检查：尿蛋白（+++），潜血（+），红细胞 0~3/HP。肾功能：肌酐 195.4μmol/L，尿素氮 17.0mmol/L。CT 示：右肾钙盐结晶，右肾轻微积水，双肾错构瘤。

刻下腰酸乏力，口干微苦，纳食减，偶有恶心欲呕，睡眠可，夜尿 1 次，大便调，舌质淡晦，苔薄黄腻，脉弦。

西医诊断：2 型糖尿病，糖尿病肾病Ⅳ期，肾性高血压。

中医诊断：消渴肾病。

辨证：脾肾气（阳）虚，浊毒内蕴。

予以三草尿毒灵合剂治疗 2 月余。

2013 年 2 月 25 日查肾功能：肌酐 152μmol/L，尿素氮 11.0mmol/L。尿常规检查：尿蛋白（++），潜血（+）。按三草尿毒灵处方加减煎服调治近一年，患者无明显不适症状，肾功能逐渐好转，尿蛋白渐减少。

2014 年 1 月 20 日查肾功能：血肌酐 100μmol/L，尿素氮

11.0mmol/L。尿常规检查：尿蛋白（＋），潜血（＋）。

按语：CRF的病机可概括为虚、瘀、浊、毒，其中包括正虚与邪实两个方面。正虚如气血阴阳的亏虚；邪实主要指各种浊毒与瘀血。本病病位主要在脾肾，脾肾亏虚是本病的病机关键。扶正祛邪为本病的治疗原则，既要重视调理脾肾，扶助正气，又要重视泄浊排毒，化瘀以祛邪外出。三草尿毒灵合剂是由赵老师治疗慢性肾衰经验方三草汤组成，全方共11味药，其中黄芪补脾气、消水肿，胡芦巴温肾阳、暖下元，二者共奏调理脾肾之功，合为君药。鱼腥草性偏凉，既清热解毒又凉血活血；鹿衔草性偏温，既除湿解毒，又温肾助阳，二者相制为用，解毒力强；积雪草清热解毒，利湿消肿；制大黄通腑泄浊，使浊毒之邪从大便而解，四者合为臣药，共奏解毒泄浊之功。黄连、半夏、茯苓、枳实取黄连温胆汤之意，起和胃降逆之功，对浊毒犯胃引起的胃脘不适、恶心呕吐等症有良效；因久病多瘀，瘀血能加重浊毒阻滞，用川芎活血化瘀可促进浊毒之邪排出，以上五味为共为佐药。全方健脾益肾、泄浊排毒、活血化瘀。三草尿毒灵合剂已经过多个科研项目证实具有降低患者血清透明质酸（HA）、Ⅳ型胶原（CO-Ⅳ）等细胞外基质成分的水平，减少晚期糖基化终末产物形成，推测其延缓CRF的机制可能与抗肾纤维化有关。

（许正锦整理）

9. 脾肾阳虚，湿浊内蕴案

刘某，男，55岁。四川绵阳市人。

腰酸乏力，双下肢肿5年余。

患者5年前出现双下肢浮肿，腰酸乏力，在当地诊断为慢性肾炎，予中药、中成药治疗，症状反复。有糖尿病病史十余年。

刻下腰膝酸软，双下肢肿，夜尿多，大便2~3次/日，舌质淡红，苔薄黄腻，脉弦细。尿常规检查：尿蛋白（+++）。肌酐198μmol/L。

辨证：脾肾阳虚，湿浊内蕴。

治法：健脾益肾，泄浊化瘀。

处方：党参 20g，薏苡仁 20g，巴戟天 10g，补骨脂 10g，红景天 6g，猫爪草 10g，川芎 10g，制大黄 15g（后下）。14 剂，水煎服，每日 1 剂。

二诊：腰膝酸软改善，夜尿减少，舌质红，苔薄黄腻，脉弦细。守上方去薏苡仁，加仙茅 15g。14 剂，水煎服，每日 1 剂。

三诊：腰酸乏力不明显，夜尿 1~2 次 / 日，舌质淡红，苔薄白，脉弦细。守上方，继服 14 剂。

按语：糖尿病病因以阴虚者多见，但本病例病程迁延，致糖尿病肾病合并肾功能不全，出现腰酸乏力，腰膝酸冷等脾肾阳虚的证候，故用党参、巴戟天、补骨脂、仙茅等温补脾肾，此谓治病必求其本是也。

（刘英整理）

五、高血压肾病

1. 浊瘀内停案

张某，男，63 岁，江西南昌人，退休。2013 年 1 月 5 日初诊。

患者 10 年来头晕乏力，动则尤甚，自服降压药，测血压 160/95mmHg。近一年来出现双下肢水肿，先后至某大学附属医院就诊，查尿蛋白阳性，经治疗后，血压控制一般，水肿未消，特请赵老师治疗。

刻下头晕乏力，腰酸重着，口有痰涎，双下肢稍有水肿，纳平，寐欠佳，大便可，夜尿频，舌质暗，苔白滑，脉沉迟。血压 170/90mmHg。辅助检查：血红蛋白 86g/L；尿蛋白（±）；血肌酐 218μmol/L，尿素氮 12.9mmol/L；肾脏彩超提示双肾结构欠清晰。

西医诊断：高血压病 3 级，高血压肾病，慢性肾功能衰竭。

中医诊断：慢性肾衰，风眩。

辨证：脾肾亏虚，浊瘀内停。

治法：温肾健脾，泄浊化瘀。

处方：太子参30g，炙黄芪20g，生地黄10g，怀山药30g，山萸肉10g，茯苓15g，泽兰10g，六月雪30g，玉米须30g，法半夏10g，陈皮10g，枳壳10g，白芍10g，红花10g，桃仁10g，丹参10g，生大黄15g（后下）。水煎服，每日1剂。

西医予以降压药及对症治疗。

1月15日二诊：服药后，患者精神一般，头晕乏力，腰酸腰胀，畏寒，四肢欠温，双下肢水肿减轻，纳差，寐欠佳，大便可，夜尿频，舌质淡，苔薄黄，脉弦细。查体：血压140/90mmHg。上方加巴戟天10g，补骨脂10g，肉苁蓉10g。水煎服，每日1剂。

1月25日三诊：服药后，患者精神好转，时有头晕乏力，腰酸腰胀减轻，无明显畏寒，双下肢未见明显水肿，纳平，寐可，大便可，夜尿次数减少，舌质淡，苔薄黄，脉弦细。查体：血压130/84mmHg。尿检蛋白（+）。守上方随症加减化裁调治1月。

2月26日四诊：患者偶有头晕乏力、腰酸腰胀，双下肢无水肿，纳平，寐可，二便可，舌质淡，苔薄黄，脉弦细。查体：血压136/70mmHg。辅助检查：血红蛋白90g/L；尿蛋白（－）；血肌酐142μmol/L。守上方随症加减化裁治之。

2月后来诊，症状明显减轻。嘱其定期复查肾功能，控制血压，注意饮食起居，不宜过度劳累，避免风寒，饮食宜清淡。患者现病情稳定。

按语：慢性肾功能衰竭患者绝大多数合并高血压，赵老师认为其具备脾肾阳虚症候，可大胆使用温肾健脾之中药。原发性高血压病患者多为中老年人，素体阳虚，又加之病邪长期的耗损，多见脾肾阳虚，阳气虚损则不能温运气血，上行营养清窍，故见头晕、乏力、夜尿增多等。湿邪性黏滞，阳气虚则水湿不化，进一步导致气机阻滞,气不行则血瘀,故见舌暗、苔白滑、脉沉迟无力,故在健脾益肾、活血化瘀、祛风除湿药的基础上加用温肾暖脾土之巴戟天、补骨脂、肉苁蓉等中药。脾肾阳气充裕,则脾土转化输布精微水液,无痰湿留滞;肾气充足,则气化升清降浊有常。实践证明温阳药用之高血压不但未见升高,还会有所下降,惟有辨证之准确也。

(宋卫国整理)

2. 湿浊内停案

高某,女,62 岁,江西抚州,离休。2012 年 11 月 12 日初诊。

患者素来体虚气弱,头晕乏力 10 年,诊断为高血压病,长期服药治疗,血压控制情况不详。近日出现纳食欠佳,大便质稀,当地医院检查血肌酐升高,经人介绍,遂来治疗。

刻下精神欠佳,口干口苦,腰酸乏力,纳食欠佳,夜寐差,大便稀薄,夜尿多,舌质淡,苔薄黄,齿痕舌,脉弦滑。查体:血压 150/80mmHg。实验室检查:尿微量白蛋白 43mg/L,血红蛋白 84g/L;血肌酐 316μmol/L,尿素氮 10.6mmol/L;肾脏彩超提示:双肾结构欠清晰。

中医诊断:慢性肾衰,风眩。

辨证:脾肾亏虚,湿浊内停。

治法:健脾益肾,泄浊排毒。

处方:太子参 30g,生地黄 10g,怀山药 30g,山萸肉 10g,茯苓 15g,泽兰 10g,六月雪 30g,法半夏 10g,陈皮 10g,枳壳 10g,蒲公英 10g,生大黄 8g(后下)。10 剂,水煎服,每日 1 剂。

西医予以降压药及对症治疗。

11 月 22 日二诊:患者主症稍减轻,次症缓解,寐尚可,小便夜尿频次减少,便溏次多,舌质淡,苔薄黄,齿痕舌,脉弦滑。血压 130/80mmHg。守上方改生大黄为制大黄 10g。14 剂,水煎服,每日 1 剂。

12 月 6 日三诊:患者主症减轻,次症缓解,寐尚可,二便可,舌质淡,苔薄黄,齿痕舌,脉弦滑。血压 136/80mmHg。守上方随症加减化裁调治。

按语：在慢性肾衰发展过程中,五脏以脾、肾衰败为甚,脾、肾阳气虚衰,三焦气化障碍,水谷精微化生津、液、气、血不足,膏脂化生运转失常,壅滞血脉,日久不去,蕴积于内,或为瘀血,或为湿热,或为痰饮,潴留体内难以排出之物统称为浊毒。大黄为慢性肾衰泄浊排毒常用药,《本草新编》云："大黄性甚速,走而不守,善荡涤积滞,调中化食,导瘀血,滚痰涎,破癥结。"大黄,泄浊毒、破积滞、行瘀血,有使浊毒从肠胃而出的功效。其生用泻下作用更是明显,有利于慢性肾衰患者通过胃肠道排毒。但《本经逢原》云："肾虚动气及阴疽色白不起等证,不可妄用。"因而在使用大黄时应多加斟酌。今患者素有体虚气弱,故减半生大黄用量,但患者服药后述便溏次多,故改生大黄为制大黄,制大黄虽泻下之力不及生品,但为防患者久泻虚脱阴阳失衡故用之。从此病案可知,大黄虽为泄浊排毒之良药,但使用之时一定要辨清虚实,灵活用药。

（宋卫国整理）

六、过敏性紫癜性肾炎

1. 肺脾气虚案

王某,男,16 岁,江西省玉山县人,学生。2007 年 7 月 26 日初诊。

双下肢紫癜反复发作 3 年,再发 1 周。

患者于 2004 年 6 月 12 日于上呼吸道感染后出现双下肢紫癜,于当地医院诊断为过敏性紫癜性肾炎,用药治疗后好转。3 年来病情反复发作。2007 年 7 月 20 日感冒后再次出现双下肢紫癜,无腹痛,无关节痛。

来诊时患者双下肢踝关节散在紫癜，对侧分布，可见散在瘀斑，色淡，伴倦怠乏力、咽痛、纳差，无关节疼痛，无腹痛，无恶心、呕吐，无腹痛、腹泻、便血，尿量正常，色淡黄，大便溏，每日2次，舌质淡红，边有齿痕，苔薄白，脉沉细。测血压110/70mmHg。门诊查尿常规：尿蛋白（+），潜血（++），红细胞25/HP，尿蛋白定量0.68g/24h。肾功能：血肌酐75.30μmol/L。血小板267×10⁹/L，凝血功能PT、PT-INR、APTT、TT正常范围，"ASO"正常。

西医诊断：过敏性紫癜性肾炎。

中医诊断：血证（紫癜）

辨证：肺脾气虚，余邪未尽。

治法：益气健脾，固摄止血，兼辛凉解表。六君子汤加减。

处方：党参20g，黄芪30g，陈皮10g，茯苓15g，白术15g，连翘10g，炙甘草6g，蒲黄10g（包煎），茜草15g，金银花15g，土茯苓15g，丹参10g，蝉蜕6g。每日1剂，水煎服。

同时嘱其调摄精神，避风寒，清淡饮食，多休息。

9月4日二诊：患者自觉咽痛症状好转，双下肢紫癜基本消退，仍有倦怠乏力，舌质淡红，边有齿痕，苔薄白，脉沉细。复查尿常规检查示：尿蛋白（±），潜血（++），红细胞15/HP。守上方去连翘、金银花、蝉蜕，带药7剂回家续服。

9月22日三诊：患者自述倦怠乏力较前好转，双下肢紫斑全退，纳可，舌淡苔薄，边有齿痕，脉细。复查尿常规检查示：尿蛋白（-），潜血（-），红细胞5/HP。已基本痊愈。

按语：中医"紫癜"概念首见于《圣济总录·诸风门》："紫癜风之状，皮肤生紫点，搔之皮起而不痒疼是也。"其起因无外乎内、外二因。内因是先天禀赋不足，阴虚质燥，或素有血热内蕴；外因则是外感风热毒邪，乘虚入侵脏腑，或过食肥甘辛辣、燥热荤腥、海膻发物，酿成湿热，久蕴化毒。其基本病机为肾虚毒蕴，毒伤肾络，封藏失职，血溢脉外，证属本虚标实，肾虚为本，毒邪为标，其毒包括热毒、瘀毒、湿毒。病至后期则伤及脏腑，损及阴阳，尤以肺脾气虚、脾肾亏虚为主，兼夹热毒、瘀血、湿浊。

此案患者3年来病情反复发作，已耗伤机体正气，中气亏虚，又复感外邪，病在上焦，但中阳已虚，病邪内陷而表现为上焦、中焦同病。久病耗伤正气，脾气亏虚，统血无权，血液外溢至肌肤，则见皮肤散在紫斑，色淡；脾气亏虚，气血生化乏源，无力充养机体，则见倦怠乏力；肺脾气虚，无力抵御外邪，易感受外邪，致使病情反复发作，故六君子汤加减治之。患者1周前有外感，余邪未尽，治疗时少佐辛凉解表之品金银花、连翘、蝉蜕以清余邪。患者病情日久，久病必瘀，稍加活血之品丹参、蒲黄、茜草以化瘀，党参、黄芪健脾益气，白术、茯苓等健脾祛湿，诸药配伍，共奏补脾益肺、固摄止血、辛凉解表之效。

（刘永芳整理）

2. 气阴两虚夹瘀案

闵某，男，24岁，江西省湖口县人，工人。2005年6月8日初诊。

双下肢紫癜反复发作1年3个月。

患者于2004年3月食用海鲜后出现双下肢紫癜，渐融合成片，无关节疼痛，无腹痛，无肉眼血尿，在当地医院予抗过敏等治疗，紫癜消退，查尿常规：尿蛋白(++)，潜血(+++)，高倍视野红细胞23/HP。2004年8月再次出现紫癜。

现已无紫癜，感神疲乏力，易感冒，易出汗，饮食尚可，睡眠可，小便量正常，大便溏，舌淡胖，边有齿痕，舌下络脉迂曲扩张，苔少，脉细涩。尿常规检查：尿蛋白(++)，潜血(+++)，高倍视野红细胞20/HP，尿蛋白定量0.94g/24h。肾功能正常，血常规正常。凝血七项PT、PT-INR、APTT、TT正常范围，D-二聚体正常，AT-Ⅲ、FDP正常水平。

西医诊断：过敏性紫癜性肾炎。

中医诊断：血证（紫癜）。

辨证：气阴两虚夹瘀。

治法：清热养阴，活血化瘀。

处方：黄芪 30g，太子参 20g，生地黄 20g，牡丹皮 10g，赤芍 10g，紫草 10g，山茱萸 10g，侧柏叶 10g，白茅根 20g，墨旱莲 15g，女贞子 15g，丹参 20g。每日 1 剂，水煎服。

6 月 16 日二诊：患者服用上述中药后神疲乏力、汗多等症状减轻，复查尿常规尿蛋白（+），潜血（+++），高倍视野红细胞 18/HP；尿蛋白定量 0.5g/24h。患者尿中红细胞仍多，守上方加三七粉 3g（另冲），带药 14 剂，水煎分 2 次服。

7 月 5 日三诊：患者症状已基本缓解，查尿常规：尿蛋白（±），潜血（++），红细胞计数 8/HP；尿蛋白定量 0.23g/24h。守上方带药 14 剂。

按语：紫癜性肾炎（HsPN）是过敏性紫癜继发的肾损害。紫癜与中医"发斑""肌衄""葡萄疫"相似，伴发肾脏损害出现血尿时与中医"尿血"有关。《金匮要略》"阳毒之为病，面赤斑斑如锦纹，咽喉痛，唾脓血""阳毒之斑，色紫红而鲜亮"。

关于紫癜的成因，多为感受风热湿邪，热蓄日久，蓄结成毒，毒热迫血妄行，血溢于脉外，渗于肌肤发为紫斑；毒热循经下侵于肾，损伤肾络，则为尿血。毒邪渐去而余邪相互搏结，滞涩成瘀，瘀热未去，正气已伤，使得气血两亏，虚实夹杂；风湿热邪，郁蒸于肌肤，与气血相搏，灼伤脉络，血溢肌肤，则出现紫癜；脾主四肢，阳明为病，脾胃作祟，每易助湿化热，胃经伏热炽盛，或热伤胃阴而阳亢，皆可动血致血外溢；久病不愈，伤及脾肾，阳气亏虚，推动无力，失于统摄，则血溢脉外，留于肌肤腠理间而出现紫癜；若脾气亏虚，中气下陷，精微不固，还可见尿血、尿浊；肌肤出血，血液一旦溢出，离经之血便成瘀血，瘀血不去，血不归经。

本案患者感受热毒之邪，耗气伤阴，终至气阴两虚；久病入络，久病必瘀，导致瘀血证的形成。故予参芪地芍汤合二至丸加减治之，收效明显，不但使患者气阴两虚症状明显改善，且尿蛋白、血尿明显减少。

（刘永芳整理）

3. 阴虚内热案

李某，女，23岁，江西南昌县人，学生。2011年4月6日初诊。反复双下肢皮肤对称性紫斑1年半。

患者于2009年10月无明显诱因下出现双下肢皮肤对称性紫斑，遂至当地人民医院皮肤科就诊，诊断为过敏性紫癜。尿常规检查示：尿蛋白（＋）。在某大学附属医院诊断为过敏性紫癜性肾炎，予以口服激素抑制免疫及抗过敏治疗，病情经常反复。

刻下精神尚可，双下肢轻度紫斑，稍感腹痛及肩关节疼痛，口干，腰酸，纳可，寐尚安，大便偏干，小便少许泡沫，舌质红，苔少，脉细数。尿常规检查示：尿蛋白（＋），潜血（＋＋），红细胞++/HP。

西医诊断：紫癜性肾炎

中医诊断：血证（紫癜）。

辨证：阴虚内热。

治法：滋阴清热，凉血止血。予以犀角地黄汤加减。

处方：水牛角30g，生地黄10g，赤芍10g，丹皮10g，地骨皮20g，金银花10g，连翘10g，女贞子15g，墨旱莲15g，当归10g，紫草10g，小蓟15g，白茅根15g，玉米须15g。每日1剂，水煎服。

4月21日二诊：患者精神可，双下肢紫斑较前减少，腹痛及肩关节疼痛缓解，无口干，仍有腰酸，大便正常，小便可，舌质红，苔薄，脉弦细。查尿常规检查示：尿蛋白（±），红细胞+/HP。守上方加菟丝子10g，杜仲20g，每日1剂，水煎服。

5月21日三诊：患者精神可，双下肢少许散在紫斑，无腹痛及关节疼痛，无口干口苦，腰酸减轻，纳寐可，舌质偏红，苔薄黄，脉细。尿常规检查示：尿蛋白（－），红细胞3~5/HP，尿微量白蛋白

25mg/L。治宜滋阴清热,凉血止血,兼补肾壮腰。

处方:生地黄10g,赤芍10g,牡丹皮10g,地骨皮20g,金银花10g,连翘10g,女贞子15g,墨旱莲15g,菟丝子10g,当归10g,仙鹤草15g,白茅根15g,杜仲20g,玉米须15g。每日1剂,水煎服。

继续服药2月,服药期间尿常规均正常,且患者无新添不适。再服药1月后患者停药,定期复查小便,嘱其避免食用海鲜、接触花粉等过敏物质。

按语:紫癜性肾炎的发生,起病缓、病程长,或见于反复应用激素后致阴血耗伤,虚火内动,伤及血脉,离经妄行,而致出血;久病由实转虚,导致肾失摄纳,血液及精微物质失去固摄而泄漏,出现血尿及蛋白尿。治疗上予以犀角地黄汤为主方滋阴降火、凉血止血(用水牛角代替犀角),合地骨皮凉血、清虚热;合金银花、连翘辛凉透表,清热解毒;地骨皮、小蓟、紫草、白茅根凉血止血;女贞子、墨旱莲补益肝肾,滋阴止血;玉米须固摄精微;配当归养血活血。

服药后,紫斑、腹痛、关节痛及口干均见好转,唯腰酸难以改善。"腰为肾之府",腰酸多责肾虚,故再加菟丝子补肾益精,杜仲补肾强腰。因辨证思路正确,收效较速。

(吴国庆、曾冬梅整理)

4.脾肾气虚,热毒瘀结案

熊某,男,32岁,江西九江人,工人。2012年5月16号日初诊。

紫癜性肾炎6月,已于外院肾穿诊断为系膜增生伴新月体形成,口服强的松等西药治疗,病情仍反复。为求中医治疗,特就诊于赵老师。

双下肢浮肿反复半年,双下肢反复皮肤紫癜4月余,伴腰酸、腰软,肢乏力,尿黄。已服强的松半年,最大量5mg×15片。刻下紫癜消失,腰酸腰痛。查体:颜面、双眼睑无明显浮肿,双下肢浮肿，面黄，舌质红，苔黄腻，脉弦，BP 120/80mmHg。尿常规检查：隐血（+++），尿蛋白（+++），白细胞 3~5/HP，红细胞 ++/HP。上海某医院肾穿：紫癜性肾炎（系膜增生伴新月体形成）。免疫荧光：IgG（++），IgA（－）。光镜描述：全片可见 14 个肾小球，其中 6 个球见大细胞型新月体，2 个球见小节段小细胞型新月体，新月体小球毛细血管袢开放欠佳，周有细胞 100~120/HP，余小球毛细血管袢开放尚可，部分毛细血管袢与囊壁有粘连，肾固有细胞 80~120/HP，系膜基质轻中度增多，3~5 系膜区小管间质病变轻度，小片状小管萎缩，间质轻度水肿，纤维化不明显，散在炎症细胞浸润。

西医诊断：紫癜肾小球肾炎（系膜增生 IgG 型）。

中医诊断：水肿，血证（紫癜）。

辨证：脾肾气虚，热毒瘀结。

治法：清热解毒，健脾益肾。二至丸合五味消毒饮加减。

处方：墨旱莲 15g，女贞子 15g，菟丝子 10g，蒲公英 20g，白花蛇舌草 20g，紫花地丁 15g，野菊花 15g，苎麻根 15g，槐花 20g，土茯苓 20g，小蓟 20g，红景天 6g，生地黄 20g。水煎服，每日 1 剂。

5 月 30 号日二诊：患者服药后，腰痛减，乏力改善，双下肢浮肿较前减轻，无紫癜。查体：舌质红，苔黄厚腻，BP 120/80mmHg。尿常规检查：红细胞 +/HP，白细胞 0~1/HP，尿蛋白（++），守上方加太子参 30g，蚕沙 20g，徐长卿 10g，肿节风 10g。水煎服，每日 1 剂。

6 月 13 日三诊：病情平稳，症如上述。尿常规检查：红细胞 5~6/HP，尿蛋白（++），余（－）。守上方加水蛭 6g，14 剂，每日 1 剂，水煎服。复查尿常规检查：红细胞 1~3/HP，尿蛋白（+）。后以健脾益肾，清热解毒，佐以祛风湿药加减辨证治疗 6 月余，病情得以临床缓解。随诊 3 月，未见反复。

按语：紫癜性肾炎，因其发病时间较长，以脾肾气虚为本，治疗除清热凉血外，切不可忘记益肾健脾。蛋白尿难以消除时，在辨证的基础上加用祛风湿药及活血通络药，如水蛭等虫类药，可以改善蛋白尿。

（喻闽凤整理）

5. 风热博结案

徐某，男，21岁，江西省玉山县人。2004年8月21日初诊。

患者双下肢紫癜1周。

患者于2004年8月13日于发热、咽痛后出现双下肢紫癜，呈对称性，后渐融合成片，无腹痛，无关节疼痛。

来诊时患者双下肢紫癜，下肢稍肿，微恶风寒，咽痛口渴，不发热，尿色正常，大便通畅，舌红，苔薄黄。测血压110/70mmHg。查尿常规：尿蛋白（＋），潜血（＋＋＋），红细胞32/HP，尿蛋白定量0.83g/24h。肾功能：肌酐63.30μmol/L。血常规检查：血小板214×10^9/L。

西医诊断：紫癜性肾炎。

中医诊断：血证（紫癜）。

辨证：风热博结，灼伤血络。

治法：祛风清热，凉血散瘀。拟银翘散加减。

处方：金银花10g，连翘10g，生地黄20g，麦冬10g，藕节10g，白茅根20g，甘草6g，大小蓟各30g，马鞭草15g，紫草15g。每日1剂，水煎服。

8月30日二诊：患者服上药后紫癜明显减退，咽痛口渴明显好转，下肢不肿，舌稍红，苔薄黄。查尿常规检查示：尿蛋白（±），潜血（＋＋），红细胞12/HP。守上方加生侧柏叶10g，服10剂后紫癜已全退去。

按语：过敏性紫癜是以皮肤紫癜、出血性胃肠炎、关节炎及肾损害为表现的疾病。过敏性紫癜所引起的肾损害称为过敏性紫癜性肾炎，简称紫癜性肾炎。该病属于中医"发斑""尿血""水肿"等范畴。发病之初，多有外感或感受药邪，《伤寒斑疮候》所云："热毒乘虚，出于皮肤，所以发斑疮隐疹如锦纹"。病机多为患者素有血热，复因外感、饮食、虫毒、药物或化学毒素等触动，即病因多与风、湿、热、毒邪有关。此案患者起居不慎，感受风热之邪，素有血热，风热博结，灼伤血络，以致迫血妄行，外溢肌肤，内伤及肾，故表现为紫癜、尿血等。以银翘散加减治之，金银花和连翘清热解毒、凉散风热，生地、麦冬滋阴清热，藕节、白茅根、大小蓟凉血止血，马鞭草解毒、利水，紫草凉血解毒透疹，甘草调和诸药。此方即祛邪又扶正，切中病机要点。

（刘永芳整理）

6. 热毒血瘀案

聂某，女，12岁，学生，江西南昌人。2010年7月8日初诊。

皮肤紫癜反复发作3月，尿检异常1周，曾西医治疗多次，病情反复。

患儿双下肢散在少许紫暗色皮疹，无发热，稍口渴，无浮肿，大便偏干，口臭，夜间磨牙，纳食、精神尚好，舌质稍红暗，苔黄腻，脉弦细数。尿常规检查：红细胞4~5/HP，白细胞0~1/HP，尿蛋白微量。

西医诊断：紫癜性肾炎。

中医诊断：血证（紫癜）。

辨证：热毒血瘀。

治法：活血凉血，清热解毒。方用五味消毒饮加减。

处方：牡丹皮10g，山栀6g，赤芍10g，蒲公英10g，土茯苓10g，白芍10g，白花蛇舌草10g，红花10g，虎杖15g，小蓟15g，茜草15g，紫花地丁6g，太子参15g。14剂，水煎服，每日1剂。

7月23日二诊：患者服中药后双下肢皮肤紫癜消失，无浮肿，无腰痛，尿黄，口臭，磨牙缓解，舌淡暗红，苔薄白，脉弦细。血压95/60mmHg。尿常规检查：红细胞1~4/HP，潜血（+++），尿蛋白（－）。守上方加苎麻根10g，地榆10g。14剂，水煎服，每日1剂。

8月6日三诊：患儿服中药后紫癜无反复，纳食、精神好，尿淡黄,大便成形质软,查体:舌质稍红,苔薄黄腻,脉细数。尿常规检查:红细胞1~2/HP,余为阴性。守上方加怀山药10g,薏苡仁10g,小蓟10g,炒蒲黄10g。14剂,水煎服,每日1剂。后复查尿常规均正常,以五味异功散善后,随访3月,病情平稳。

按语:小儿紫癜,在清热解毒、凉血止血的同时,可适当配伍活血化瘀之品,如赤芍、田七粉。

（喻闽凤整理）

7. 湿热瘀毒案

彭某,女,12岁。2009年4月22日入院。

反复皮疹,双下肢水肿二十余天。

患儿2009年3月9日始双下肢皮疹,颜面、双下肢浮肿,外院3月28日尿检:尿蛋白(+++),红细胞+++/HP。肾穿病理活检系膜增生型(Ⅱ):免疫组化:HBsAg(+),HBcAg(+)。入院后生化检查示:白蛋白27g/L,总蛋白60g/L,总胆固醇5.9mmol/L,甘油三酯0.8mmol/L,高密度脂蛋白2.17 mmol/L,载脂蛋白1.52mmol/L,尿素氮、肌酐、β-N-乙酰氨基葡萄糖苷酶、谷丙转氨酶正常,视黄醇结合蛋白正常,腺苷脱氨酶89u/L,尿蛋白定量2.18g/24h。乙肝六项:HBsAg(+),HBsAb(-),HBeAg(-),HBeAb(+),HBcAh(+),Pre-S_2(+)。诊断为紫癜性肾炎(肾病综合征型)。

刻下患儿紫癜色暗红,稍口渴,双下肢水肿,舌淡红,苔黄白腻,脉弦细。

西医诊断:紫癜性肾炎。

中医诊断:血证(紫癜)。

辨证:湿热瘀毒。

治法:解毒化湿,活血通络,佐以益气养阴。

处方:黄芪15g,女贞子10g,墨旱莲10g,菟丝子10g,白花蛇舌草15g,六月雪15g,鬼箭羽10g,鸟不宿10g,薏苡仁15g,徐长卿10g,泽兰10g,益母草15g。水煎服,每日1剂,每日2次。

4月28日二诊：陈旧紫癜消退，偶见新红紫癜数个，复查尿常规，PRO++，红细胞2~3/HP。

辨证：风热外感，血热妄行。

治法：疏风散热，凉血解毒。

处方：金银花10g，连翘10g，僵蚕6g，水牛角30g，牡丹皮10g，生地黄10g，赤芍10g，紫草10g，黄芪15g，薏苡仁15g，茯苓10g，小蓟10g，白茅根15g，白花蛇舌草15g，六月雪15g，女贞子10g，墨旱莲10g，仙鹤草10g。水煎服，每日1剂，每日2次。

5月7日三诊：患者病情平稳，无新皮疹出现，治疗以健脾益肾扶正为主，凉血解毒为辅，以清除余邪，防止紫癜复发。

中药I号方：黄芪、党参、女贞子、墨旱莲、金樱子、熟地黄、山茱萸、怀山药、茯苓、泽泻、牡丹皮。

中药II号方：青黛、紫草、赤芍、牡丹皮、水牛角、生地黄、败酱草、制乳没、白花蛇舌草、六月雪、鬼箭羽、鸟不宿、荠菜、薏苡仁。

两方交替服用。

5月15日四诊，皮肤紫癜消退，舌苔黄白厚腻。

I号方：不变。

II号方：黄柏、知母、茯苓、泽泻、白花蛇舌草、六月雪、鬼箭羽、鸟不宿、小蓟、白茅根、败酱草、荠菜、薏苡仁、苍白术、益母草、泽兰、桃仁、红花。

两方交替服用。

5月18日尿微量白蛋白57.17mg/L，带中药出院。继续用上述清热解毒、活血化瘀、健脾益肾法治疗6月半痊愈，同时强的松渐减量至停服，随访1年未复发。

按语：紫癜性肾炎，除上述治疗方法外，患者还常出现关节痛、腹痛，可在常规治疗基础上加适当药物，如关节疼痛加怀牛膝、赤芍、地龙、桑寄生，腹痛加白芍、延胡索、甘草等。另外病久不愈而仅以镜下血尿为主者,不主妄用峻剂,以免徒伤正气使病情反复发作。

(喻闽凤整理)

七、狼疮性肾炎

1. 热毒炽盛,肝肾阴虚案

宋某,女,25岁,已婚,江西上饶人。2012年3月3日初诊。

面部红斑、关节酸痛,伴全身水肿1年。

患者1年前在外院诊断为"系统性红斑狼疮",服用激素治疗后病情稍控制。因出现口干、腰酸等症,故来求诊。

刻下精神一般,面部感红赤灼热,畏光,双目干涩,口干喜饮,心烦,易出汗,腰酸,眼睑及双下肢浮肿,大便偏干,小便色黄,舌质红,苔黄,脉细数。尿常规检查:尿蛋白(+)。抗 ds-NDA(+)。红细胞沉降率41mm/h。

西医诊断:系统性红斑狼疮。

中医诊断:阴阳毒。

辨证:热毒炽盛,肝肾阴虚。

治法:清热解毒,柔肝益肾。

处方:水牛角30g,生地黄15g,牡丹皮10g,赤芍10g,龙胆草15g,黄连5g,金银花10g,白花蛇舌草15g,玄参20g,乌梢蛇10g,漏芦10g,生甘草10g。每日1剂,水煎服。

3月20日二诊:服药后,面红烘热已减,心烦缓解,口干、腰酸依旧,舌质红,苔黄,脉细数。查尿常规检查:尿蛋白(+)。守上方去水牛角、龙胆草,加知母10g,每日1剂,水煎服。

4月15日三诊:服上药后,口干大减,偶有心慌,腰酸明显改善,大便正常,小便可,舌质偏红,苔薄黄,脉细数。尿常规检查:尿蛋白(-)。考虑热已去大半,阴虚证明显,治以养阴清热,凉血解毒。

处方：太子参 30g，麦冬 10g，五味子 6g，牡丹皮 10g，知母 10g，生地黄 10g，玄参 20g，漏芦 10g，凌霄花 10g，蛇舌草 15g，生甘草 10g。

服用 1 月后无新症出现，查尿常规正常。

按语：狼疮性肾炎属于中医"阴阳毒""日晒疮"等范畴。《金匮要略心典》曰："毒者邪气蕴蓄不解之谓，阳毒非必极热，阴毒非必极寒，邪在阳者为阳毒，邪在阴者为阴毒。"本病以阴虚为本，阴虚则阳亢，患者同时服用激素，中医认为，激素类似于助阳生热之品，为外源性"纯阳"之药，虽能改善某些临床症状，但有生热耗津之弊，久用可伤津耗气。患者为阴津耗伤太过，虚火旺盛之象，故予以犀角地黄汤（水牛角代替犀角）凉血解毒，合金银花疏风散热；黄连、龙胆草、白花蛇舌草、漏芦泻火解毒。阴虚热盛易动风，乌梢蛇主肝肾，柔肝益肾。服药后患者面部烘热改善，口干诸症仍未好转，遂去水牛角、龙胆草，加知母苦寒滑利，以清热泻火、生津润燥。三诊时诸症改善，且尿常规检查已正常，治疗则以养阴清热为主，继以太子参、玄参、麦冬、五味子、生地黄益气生津；知母、牡丹皮清热润燥；凌霄花祛风凉血；白花蛇舌草、漏芦等清热解毒而收功。

（吴国庆、曾冬梅整理）

2. 气阴两虚，水湿泛溢案

熊某，女，42 岁，江西抚州人，农民。2013 年 9 月 19 日初诊。

患者有狼疮病史 1 年，经西医激素等免疫抑制剂治疗效果不明显，尿蛋白反复维持在（++～+++），特请赵老师治疗。

刻下精神欠佳，形瘦，面赤，低热（体温 37.9℃），全身高度浮肿，双下肢尤甚，按之如泥，腰酸胀，乏力，小便量少，舌红，有裂纹，脉细数。尿常规检查：尿蛋白（++++）。红细胞沉降率 114mm/h。

西医诊断：狼疮性肾炎。

中医诊断：蝶疮流注。

辨证：气阴两虚，水湿泛溢。

治法：滋阴益气，化瘀利水。

处方：太子参30g，炙黄芪30g，生地黄10g，怀山药30g，山萸肉10g，土茯苓15g，泽兰10g，六月雪30g，丹皮10g，白茅根10g，益母草10g，蒲公英10g，猫爪草10g，白花蛇舌草10g，玉米须30g，地骨皮10g，秦艽10g，白薇15g。10剂，水煎服，每日1剂。

9月29日二诊：患者精神有所好转，未见低热，水肿稍有减轻，腰痛减轻，舌尖红，脉细弱。尿常规检查：尿蛋白（+++）。守上方去地骨皮、秦艽、白薇，加女贞子10g，墨旱莲15g，菟丝子20g。20剂，水煎服，每日1剂。

10月19日三诊：服药后，双下肢无水肿，小便量可，腰酸缓解，寐可，纳食平，舌淡红，苔薄白，脉细。尿常规检查：蛋白-。守上方随症加减化裁调治。

颜面及双下肢无浮肿，诸症消失，嘱其每半月复查尿常规，注意饮食起居，不宜过度劳累，避免感冒，饮食宜清淡。患者狼疮肾炎至今未复发。

按语：《诸病源候论》云："此谓阴阳二气偏虚，则受于毒。若病身重腰脊痛，烦闷，面赤斑出，咽喉痛，或下利狂走，此为阳毒。"朱丹溪等提出以温毒发斑论治，后世认为其温毒发斑类似于系统性红斑狼疮，因其心经有火，脾经积热或肾阴不足，水亏火旺，热盛成毒，毒热走于营血而致。因而赵老师认为此类患者多为太阴、少阴两虚为本，生热化毒，瘀血浊毒内阻为标，故治应从太少二阴入手，滋阴益气，解毒化瘀，标本兼治，并要求治者守方守法，坚持治疗，可收功效。方中以六味地黄汤为基础方，经化裁加减补益太少二阴，其中党参、黄芪合用益气健脾，兼能生津；土茯苓利水去热入络，搜剔湿热之蕴毒，利水渗湿而不伤阴；蒲公英清热解毒利湿;白茅根凉血止血、利尿;牡丹皮清热凉血消瘀;地骨皮、白薇、秦艽清络,祛风除湿,透邪,诸药同用,扶正不助邪,透邪以外出。患者服药后,邪热消除,可去清透虚热之剂,加用女贞子、墨旱莲、菟丝子养阴之品。考虑患者病程日久,脾肾亏虚、阴阳失调为本,又有邪热内伏为标,当清透邪热的同时宜固护阴精,以养阴透邪。

(宋卫国整理)

3. 气虚血瘀,热毒湿蕴案

徐某,女,26岁,家庭主妇,南昌县人。2009年8月2日初诊。

因狼疮肾炎4~5年,多次中西医治疗,病情反复,现有孕5个月,怕影响胎儿,又不愿停孕,故就诊于中医。

刻下孕4~5月,稍恶心,乏力,颜面及四肢浮肿不明显,小便稍短,舌苔薄黄腻,脉弦滑,面部无红斑。尿常规检查:红细胞1~3/HP,白细胞2~4/HP,尿蛋白(+),潜血(+)。

西医诊断:狼疮性肾炎。

中医诊断:水肿。

辨证:脾虚湿阻,胃气上逆。

治法:健脾益气,化湿和胃。方用香砂六君子加减。

处方:太子参30g,陈皮10g,砂仁6g,薏苡仁20g,白花蛇舌草20g,六月雪10g,鸟不宿10g,鬼箭羽10g。14剂,水煎服,每日1剂。

3月15日二诊:已顺利生一男孩,现感腰酸痛,无浮肿,面部无红斑,舌苔薄黄腻,脉弦。血压130/80mmHg。血常规检查:血小板 44.4×10^9/L,血红蛋白135g/L。尿常规检查:尿蛋白(++)。治以益气清热解毒,祛风通络活血。

处方:黄芪30g,土茯苓20g,白花蛇舌草20g,蒲公英20g,益母草30g,玉米须20g,青风藤15g,威灵仙15g,蚕沙20g,白花蛇舌草20g,猫爪草10g,鸟不宿20g,鬼箭羽20g。30剂,水煎服,每日 1 剂。

4 月 22 日三诊：患者仍腰酸腰痛，舌苔黄腻，脉弦细，余症同前。血压 130/80mmHg。尿常规检查尿蛋白（＋）。治疗仍以益气清热解毒、祛风通络活血为主。

处方：黄芪 30g，益母草 30g，玉米须 20g，蚕沙 20g，青风藤 15g，徐长卿 10g，红花 10g，桃仁 10g，猫爪草 10g，白花蛇舌草 20g，鸟不宿 20g，鬼箭羽 20g。30 剂，水煎服，每日 1 剂。

后患者尿检蛋白为（ ±~＋），随诊 6 月平稳。

按语：本例患者系狼疮性肾炎，其症候却呈气虚血瘀的表现故治疗以益气健脾、活血化瘀为治疗大法，适当加以祛风化湿药。妊娠时则以健脾化湿为主治疗，活血之品宜慎用或不用。

（喻闽凤整理）

4.水湿壅结，热毒血瘀案

张某，女，34 岁，景德镇市人，工人。2009 年 8 月 5 日初诊。

因患狼疮性肾炎 5 年，多方诊治，疗效欠佳，经人介绍，来赵老师处就诊。

患者颜面潮红，下肢浮肿，心慌，关节痛，舌质红，少苔，舌苔薄黄，脉弦。腹水征阳性，尿常规检查：尿蛋白（＋＋）。

西医诊断：狼疮性肾炎。

中医诊断：水肿。

辨证：水湿壅结，热毒血瘀。

治法：活血利水，分消三焦，佐以益气养阴。

处方：黄芪 30g，泽兰 20g，益母草 30g，玉米须 30g，椒目 10g，川芎 10g，白花蛇舌草 20g，红花 10g，六月雪 20g，猫爪草 10g，鬼箭羽 20g，鸟不宿 20g。21 剂，水煎服，每日 1 剂。

2009 年 8 月 26 日二诊：症状如前，住院用环磷酰胺冲击治疗，颜面下肢浮肿，舌质偏红，舌苔薄黄，脉弦细。血压 130/90mmHg。尿常规检查：红细胞 0~1/HP，白细胞 0~2/HP，尿蛋白微量，潜血（＋）。

辨证：热毒水蕴，气郁血瘀。

治法：理气行水，解毒化瘀。

处方：黄芪 30g，土茯苓 20g，白花蛇舌草 20g，紫花地丁 10g，大腹皮 10g，椒目 10g，柴胡 10g，川芎 10g，水蛭 6g，鸟不宿 20g，鬼箭羽 20g，肿节风 10g。30 剂，水煎服，每日 1 剂。

2009 年 9 月 25 日三诊：患者服中药后腹水减轻，面色潮红改善，下肢浮肿不明显，无心慌感，偶感关节痛。

后继续用活血利水，解毒化瘀，佐以益气养阴调治，随访 3 个月，病情平稳。

按语：本狼疮性肾炎（肾病综合征型），水肿明显，故用上下分消，再加用活血利水法治疗。

（喻闽凤整理）

5. 气郁血热，阴虚毒蕴案

应某，女，43 岁，江西南昌人，个体经营者。2009 年 4 月 23 日初诊。

确诊系统性红斑狼疮 7 年，经用甲氨蝶呤、强的松等治疗病性仍反复发作，为求中医治疗，特就诊于赵老师处。

患者颜面潮红，微肿，满月脸，关节痛，闭经 7~8 个月，舌质偏红，苔薄黄，脉弦细涩。查体：BP 110/80mmHg。尿常规检查：白细胞 0~3/HP，尿蛋白（++）。

西医诊断：狼疮性肾炎。

辨证：气郁血热，阴虚毒蕴。

治法：益气养阴，清热解毒，凉血活血。方用二至丸加味。

处方：太子参 30g，墨旱莲 15g，女贞子 15g，菟丝子 10g，玉米须 20g，牡丹皮 10g，土茯苓 20g，蒲公英 20g，白花蛇舌草 20g，鬼箭羽 20g，鸟不宿 20g，红景天 6g。30 剂，每日 1 剂，水煎服。

2009 年 5 月 23 日二诊：患者服中药后仍感关节痛，闭经，时有烦躁，盗汗，气憋，胸闷，叹气，面潮红，满月脸，舌质红，苔薄，脉弦细。尿常规检查：白细胞 0~2/HP，黏液（＋）。

辨证：肝郁气滞。

治法：疏肝理气，凉血解毒。方用四逆散加减。

处方：黄芪 30g，柴胡 10g，赤芍 10g，白芍 10g，墨旱莲 15g，女贞子 10g，菟丝子 10g，红景天 6g，白花蛇舌草 20g，六月雪 20g，生地黄 10g，鸟不宿 20g。30 剂，水煎服，每日 1 剂。

2009 年 6 月 23 日患者服中药后，烦躁、盗汗、胸闷、气憋改善，颜面潮红好转。

后一直中药调理，强的松渐减量，2 个月后月经来潮。

按语：该患者闭经，出现烦躁、盗汗、颜面潮红等内分泌失调症状，故治疗狼疮性肾炎月经失调，加用四逆散以疏肝解郁。

（喻闽凤整理）

八、乙肝病毒相关性肾炎

1. 温热瘀毒，闭阻肾络案

郭某，男，18 岁，江西省景德镇市人，学生。2005 年 10 月 15 日初诊。

颜面及双下肢水肿反复发作 1 年余。

患者 1 年前曾在上海某院行肾活检诊断为"乙肝病毒相关性肾炎"，病理类型为"系膜增生性肾炎"，予盐酸贝那普利片口服，未服用激素、抗病毒药物。

颜面及双下肢浮肿，伴精神欠佳，四肢乏力，胁部隐痛不适，脘腹胀满，口苦，小便黄赤，舌质红，苔黄腻，脉细濡。尿常规检查示：蛋白尿（++），潜血（+++），红细胞 23/HP。肝肾功能正常。

西医诊断：乙肝病毒相关性肾炎。

中医诊断：水肿。

辨证：湿热瘀毒，闭阻肾络。

治法：解毒利湿，活血通络。逍遥散合二至丸加减。

处方：柴胡 10g，白术 10g，赤白芍各 10g，茯苓 10g，当归 10g，炙甘草 6g，墨旱莲 15g，女贞子 15g，土茯苓 30g，虎杖 20g，白花蛇舌草 20g，半枝莲 15g，丹参 20g，泽兰 20g，益母草 15g。14 剂，每日 1 剂，水煎服。

11 月 1 日二诊：浮肿减轻，脘腹胀满未出现，精神好转，尿检：蛋白尿（＋），潜血（＋＋＋），红细胞 3~5/HP。守上方再服 28 剂，临床症状消失，蛋白尿转阴，红细胞 2~3/HP，肝肾功能正常。

按语：乙肝病毒相关性肾炎属于中医"胁痛""水肿"等范畴。病因常为外感湿热，内蕴脏腑；或饮食不洁，湿热内伤；或素体虚弱，劳累过度，情志内伤；或其他疾病损伤元气，湿热乘虚而入。病机为本虚标实，虚实夹杂。"虚"表现为肝肾阴虚，脾肾阳虚等；"实"以湿、毒、瘀为主，湿热与瘀毒贯穿于疾病的始终，气滞血瘀则是病程的结果。本病病位在肝、脾、肾，其治疗，则分初期、中期、后期。湿热邪毒蕴肝，入于血分，形成瘀毒，湿热与瘀毒交结；肝病克脾，肝失疏泄，则脾主运化不足，气机失畅，故见肝脾不调之症；肝肾同源，肝病累肾，湿热瘀毒伏肝，下及于肾，闭阻肾络，络损血溢，肾失封藏，精微下泄，出现血尿、蛋白尿，形成肝病累肾之表现。故"邪实与正虚"，"实"与"虚"孰重孰轻当细细辨证，治疗应虚实兼顾，肝肾同治。

（刘永芳整理）

2. 脾肾阳虚，气化不利案

涂某，男，20 岁，江西新建人。2010 年 1 月 26 日初诊。

患者乙肝病毒携带 3 年，反复颜面、下肢浮肿，腹水 2 个月，多次予西医抗病毒、保肝及相关对症治疗不效，尿常规示：尿蛋白（＋＋＋），肾穿病理结果诊断为乙肝病毒相关性肾炎。

刻下颜面、下肢浮肿，腹水，面色萎黄，乏力，口渴，饮水不多，四肢瘦削，腹部膨隆，舌质红，有裂纹，脉细弦。尿常规检查：

红细胞 0~2/HP，白细胞 0~3/HP，颗粒管型 ++/L，尿蛋白（+++），潜血（++）。肝肾功能、电解质检查正常。

西医诊断：乙肝病毒相关性肾炎。

中医诊断：水肿。

辨证：气虚血瘀，肝郁湿热。

治法：益气活血，疏肝清热。

处方：黄芪 30g，虎杖 20g，柴胡 10g，赤白芍各 10g，田基黄 20g，贯众 20g，白花蛇舌草 20g，鸟不宿 20g，鬼箭羽 20g，土茯苓 20g，益母草 30g，红景天 6g，川芎 10g，水蛭 6g。水煎服，每日 1 剂。

2 月 8 日二诊：患者诉服药后乏力稍改善，颜面浮肿稍有减轻，仍下肢浮肿，腹水，舌质红，苔薄白，脉弦。血压 105/80mmHg。尿常规检查：红细胞 0~1/HP，尿蛋白（+++）。治以清热解毒，活血通络，益气温阳，通利三焦。

处方：黄芪 30g，虎杖 20g，蒲公英 20g，败酱草 20g，柴胡 10g，赤白芍各 10g，椒目 10g，白花蛇舌草 20g，鸟不宿 20g，土茯苓 20g，红景天 6g，川芎 10g。水煎服，每日 1 剂。

2 月 22 日三诊：患者诉近数日因劳累后稍感腰酸腰痛，四肢冰冷，尿短色黄，面色黑稍青黄，乏力明显，下肢水肿按之凹陷不起，舌质红，苔薄黄腻，有裂纹，脉弦。血压 100/80mmHg，腹水征阳性。尿常规检查：红细胞 1~2/HP，颗粒管型 2~3/L，尿蛋白（+++）。

辨证：脾肾阳虚，气化不利。

治法：健脾益气，温阳利水，佐以活血通络。

处方：黄芪 30g，制附片 10g（先煎），白术 10g，姜皮 10g，大枣 4 枚，炙甘草 6g，大腹皮 10g，川芎 10g，益母草 30g，白花蛇舌草 20g，玉米须 20g，红景天 6g，水蛭 6g。水煎服，每日 1 剂。

3 月 8 日四诊：患者服药后双下肢水肿明显减轻，腹部膨隆改善，腹围缩小，精神转佳，面色较前好转。尿常规检查：红细胞

0~1/HP，尿蛋白（＋）。以后按健脾益肾，解毒化瘀法调治，逐渐缓解。

按语：本例乙肝相关性肾炎，水肿明显，有腹水症状，用健脾利水、活血利水法治疗效果不明显。赵老师抓住患者出现的腰酸腰痛、四肢厥冷、水肿按之如泥等症，以真武汤为主方温补肾阳、化气利水，则水肿明显消退。

（喻闽凤整理）

3. 湿热蕴结，肝郁血瘀案

张某，女，23岁，江西新建人，农民。2010年3月1日初诊。

反复颜面、双下肢浮肿7年，腰酸乏力1月。

曾于外院肾穿刺病理诊断为膜性肾病，肾组织有乙肝病毒抗原沉积，符合乙肝相关性肾炎的诊断，用强的松等治疗，病情反复发作，特来求诊。

患者感腰膝酸软，颜面、双下肢浮肿，乏力，心烦，口渴，小便短赤，舌质红紫，舌苔黄腻，脉弦细。尿常规尿蛋白（++），红细胞+，血浆总蛋白、白蛋白、谷丙转氨酶、肾功能等正常。肝炎系列：HBsAg（＋），HBeAg（＋），HBcAb（＋）。胸片：双肺、心、膈正常。心电图：顺时针向转位。B超：胆囊壁毛糙，肝、胆、脾、胰、双肾、输尿管、膀胱未见异常。血NAG酶升高。

辨证：湿热蕴结，肝郁血瘀。

治法：清热利湿，疏肝活血。

处方：虎杖20g，柴胡10g，赤白芍各10g，田基黄20g，贯众20g，白花蛇舌草20g，鸟不宿20g，鬼箭羽20g，土茯苓20g，益母草30g，红景天6g，川芎10g，水蛭6g。21剂，水煎服，每日1剂。

3月22日二诊：患者服中药后，乏力改善，尿转淡黄，稍感口干、口苦，颜面、双下肢浮肿较前略减，舌质红紫，苔黄腻，脉弦细。尿常规检查：尿蛋白（++），红细胞5~6/HP，再以清热利湿，疏肝活血，益肾通络法，按前方加减服用2月余后，浮肿消退，精神好转，尿检微量白蛋白阴性，病情稳定。

按语： 中医认为，乙肝相关性肾炎病因是湿热瘀毒蕴结肝肾，清利湿热、解毒化瘀是其治疗大法。本病病邪久稽，不能期望速效，治疗要有方有守，在用活血药时不宜太过，太过则伤肝肾之阴，因此，赤芍、虎杖、红景天为首选。

（喻闽凤整理）

九、急性肾功能衰竭

肝胆湿热，湿毒内蕴案

秦某，48岁，女，干部。江西新余市人。2004年2月3日初诊。呕吐、尿少3天。

患者素有胆石症，此次发病缘于3天前食肥甘之品后出现呕吐，尿量减少，休息后无明显缓解。查体：血压130/85mmHg，颜面四肢无浮肿，右上腹压痛阳性，墨菲氏征阳性。肾功能：血肌酐680μmol/L，尿素氮30mmol/L。血常规检查：白细胞18×10^9/L，中性粒细胞90%。尿常规检查：尿蛋白（++），隐血（++）。泌尿系彩超未见异常。腹部彩超示胆结石、胆囊炎。

恶心呕吐，发热，口苦，右上腹胀痛，尿少（日尿量小于200mL），大便秘结，舌质红，苔黄厚腻，脉弦数。

西医诊断：胆结石并急性胆囊炎，急性肾功能衰竭。

中医诊断：关格。

辨证：肝胆湿热，湿毒内蕴，肝胃不和。

治法：疏肝清热利湿，泄浊排毒，和胃止呕。

处方：柴胡15g，黄芩20g，生大黄15g，槟榔30g，茵陈12g，郁金15g，红藤30g，虎杖30g，赤芍15g，法半夏12g，陈皮10g，紫苏15g，川黄连9g。7剂，水煎服，每日1剂。

2004年2月10日二诊：3剂后发热退，恶心呕吐亦渐缓解，腹痛减轻，纳食增加，尿量增多，大便通畅，舌质红，苔黄腻，脉弦略数。复查肾功能：血肌酐418μmol/L，尿素氮15mmol/L。

胃逆得减，故去紫苏、陈皮，气滞易成瘀，故加丹参、当归以活血，肝热易伤阴故加黄精养阴。14剂，水煎服，每日1剂。

配合消炎利胆片每次4片，每日3次，口服。

2004年2月24日三诊：诸症缓解，精神如常，二便通畅（日尿量2000mL以上），舌质红，苔薄黄，脉弦。复查肾功能：血肌酐228μmol/L，尿素氮9.5mmol/L。血常规、尿常规正常。效不更方，继按上方调治1个月，患者无不适，复查肾功能正常，病告痊愈。

按语：本病属于中医"关格"范畴。关格的临床表现以小便不通与呕吐并见为主症。《医学心悟》云："更有小便不通，因而吐食者，名曰关格。"《内经》云："关则不得小便，格则吐逆。"本证多系癃闭的严重阶段，见于尿毒症等疾患。关格的病因往往表现为本虚标实，寒热错杂，其基本病机为脾肾阴阳衰惫，气化不利，湿浊毒邪上逆犯胃，因此从肝论治并不是常用之法，但临床上关格病机与肝有关并不少见。因水湿代谢与肝之疏泄密切相关，如果肝之疏泄失职，水湿之输布受阻，亦可形成痰饮水湿等浊邪。本例患者由于素有胆石顽疾，肝气久郁而化火，水湿内结而化热，形成肝胆湿热、肝胃不和之证候。湿热内蕴可见发热、口苦；肝病犯胃，胃气上逆，故恶心呕吐；肝失疏泄，水湿输布受阻，故尿少。因此赵老师抓住这一病机特点，从肝论治本病，治本以疏肝清热，治标以和胃泄浊，从而使气机得以调畅，湿热浊邪得以清泄。关格预后凶险，若治疗不当，可发生内闭外脱，阴竭阳亡之危候。而本例患者在赵老师的精心治疗下，呕吐得止，小便得通，肾功能最终得以恢复，得益于其治病求本，不拘常规的临证思维。

（许正锦整理）

十、慢性肾衰竭

1.脾肾气虚，湿浊内蕴案

汪某，男，45 岁，2013 年 6 月 20 日初诊。

患者于 10 年前开始出现双下肢浮肿，于当地医院就诊后，诊断为"肾炎"。然患者不重视，从未至院就诊。此 10 年间，患者病情反复发作。1 个月前，患者恶心、呕吐，至当地医院检查，尿素氮 20.5mmol/L，肌酐 482μmol/L，诊断为"慢性肾炎，慢性肾功能衰竭"，给予口服包醛氧淀粉等药物降肌酐治疗，效果欠佳。为求进一步诊治，遂来求诊。

刻下患者神疲乏力，腰酸，纳差，恶心呕吐，夜尿多，时有肢体抖动，大便日 2 次，小便量每日 1200~1500mL，舌质淡暗，苔黄腻，脉弦细。查肾功能示：尿素氮 21.3mmol/L，肌酐 627μmol/L。尿常规检查：尿蛋白（++）。

西医诊断：慢性肾衰竭，尿毒症期。

中医诊断：关格。

辨证：脾肾气虚，湿浊内蕴。

治法：健脾益肾，泄浊解毒降逆。方用黄芪黄连温胆汤加减。

处方：生黄芪 30g，黄连 5g，车前子 10g（包煎），土茯苓 30g，陈皮 10g，法半夏 10g，生大黄 10g，当归 20g，白术 10g，赤芍 10g，丹参 20g，山萸肉 15g，杜仲 20g，续断 10g，青风藤 30g，半枝莲 15g。每日 1 剂，水煎服。

7 月 5 日二诊：患者服药后乏力腰酸减轻，纳食增加，仍有恶心呕吐之症，夜尿减少，大便日行 2~3 次，小便量约 1000mL/d，舌质紫暗，苔薄黄腻，脉沉细。查肾功能示：尿素氮 17.0mmol/L，肌酐 461μmol/L；尿常规检查：尿蛋白（+）。在原方基础上加川芎 10g、枳壳 10g，每日 1 剂，水煎服。

7 月 26 日三诊：患者乏力明显减轻，精神好转，体力增加，纳食尚可，偶有恶心呕吐，大便日2次，舌质淡暗，苔白，脉沉细。复查肾功能示：尿素氮17.6mmol/L，肌酐407.6μmol/L；尿常规检查：尿蛋白(+)。继以上方去杜仲、续断，加徐长卿10g、红景天6g，每日1剂，水煎服。

8月26日四诊：服上药1个月后，患者感精神可，无明显乏力，纳食、睡眠尚可，恶心、呕吐不明显，大便日行2次，小便量约1000mL/d，舌质淡暗，苔薄黄腻，脉沉细。查肾功能示：尿素氮13.9mmol/L，肌酐390μmol/L；尿常规检查：尿蛋白(+)。继续用药。

生黄芪30g，黄连5g，车前子10g(包煎)，土茯苓30g，生大黄10g，陈皮10g，法半夏10g，枳壳10g，当归20g，白术10g，赤芍10g，丹参20g，山萸肉15g，青风藤30g，徐长卿10g，半枝莲15g，川芎10g，红景天6g。30剂，每日1剂，水煎服。

9月25日五诊：患者目前精神可，无明显乏力，纳寐尚可，无明显恶心呕吐，大便日行2次，小便量约900mL/d，舌质淡暗，苔薄黄腻，脉弦细。查肾功能示：尿素氮15.0mmol/L，肌酐363μmol/L。患者病情尚平稳，继续服用上方。

嘱其避风寒，防外感，控制饮水，少食豆类、豆制品，忌食动物内脏、海鲜等食物。

按语：尿毒症中医名为"关格"，是由脾肾阴阳衰惫，气化不利，浊邪内蕴所致，其病机关键为虚，以脾肾气虚为本，兼夹痰湿邪毒为标。本案患者原发病为慢性肾炎，其自身对疾病的忽视导致疾病反复发作，迁延不愈，以致脾肾阴阳衰惫，气化不利，湿浊毒邪内蕴，气不化水，则夜尿增多；湿浊毒邪上逆犯胃，则呕吐。脾肾两虚，则兼有乏力，腰酸；气血运行不利，气滞血瘀，故又可出现舌质紫暗等血瘀表现。治疗上以健脾益肾、泄浊解毒为法。本方以黄芪健脾益气、补肾元，大黄泻下解毒为主药；黄连温胆汤燥湿化痰、和胃止呕；山萸肉补肝肾；车前子、土茯苓淡渗利湿；杜仲、续断补肝肾、益精气；当归、赤芍、丹参、半枝莲活血化瘀；

因患者有蛋白尿，故又用青风藤祛风除湿降蛋白。二诊后，加"血中之气药"川芎，活血化瘀，兼行气祛风；而红景天入心、肺经，活血化瘀同时也有提高机体免疫力的功能。

综合全方，有健脾益肾、泄浊解毒、降逆之效，做到扶正不留邪，祛邪不伤正，以期延缓肾功能衰竭，提高患者生存质量。

（吴国庆、曾冬梅整理）

2. 脾肾气虚，浊毒瘀阻案

刘某，女，76岁，江西南昌人，退休。2012年12月24日初诊。

发现血糖升高26年，尿检异常2年。

既往有高血压史5年余。1月前查尿常规检查：尿蛋白（+++），隐血（+），红细胞0~3/HP。肾功能：肌酐195.4μmol/L，尿素氮17.0mmol/L。CT示：右肾钙盐结晶，右肾轻微积水，双肾错构瘤。眼底检查提示糖尿病视网膜病变。诊断为2型糖尿病，糖尿病肾病Ⅳ期，肾性高血压。虽经胰岛素、安内真有效控制血糖血压，唯蛋白尿、肾功能无好转。

腰酸乏力，口干微苦，纳食减，偶有恶心欲呕，睡眠可，夜尿1次，大便调，舌质淡晦，苔薄黄腻，脉弦。

辨证：脾肾气（阳）虚，浊毒内蕴。

治法：温阳化气，泄浊降逆。予以三草尿毒灵合剂。

处方：黄芪15g，胡芦巴10g，鱼腥草15g，鹿衔草15g，积雪草15g，制大黄6g，黄连5g，半夏9g，茯苓10g，枳实10g，川芎10g。服药2个月。

2013年2月5二诊：腰酸乏力缓解，纳食正常，睡眠可，夜尿1次，大便软，日行1~2次，舌质淡晦，苔薄黄，脉弦。复查肾功能：血肌酐152μmol/L，尿素氮11.0mmol/L。查尿常规检查：尿蛋白（++），隐血（+）。按三草尿毒灵处方加减煎服调治近1年。

2014年1月20复诊时患者无明显不适症状，查肾功能：血肌酐100μmol/L，尿素氮11.0mmol/L。尿常规检查：尿蛋白（+），隐血（+）。

按语：慢性肾衰的病机错综复杂，其中包括正虚与邪实两方面，正虚如气血阴阳的亏虚，邪实主要指各种浊毒与瘀血。本患者由于久患消渴，伤及脾肾，导致精微不固，水湿内停，酿浊成毒，出现蛋白尿、高血压、尿毒素升高。本病的治疗应以扶正祛邪为原则，若一味泄浊排毒，久必伤及脾肾正气，若一味补益脾肾，又易导致闭门留寇。因此泄浊排毒的同时，还要注重顾护脾肾，匡扶正气，扶正与祛邪齐头并进。三草尿毒灵合剂组方充分体现了这一治疗原则，方中既有黄芪、胡芦巴健脾温肾以扶正，又有鱼腥草、鹿衔草、积雪草、大黄清热解毒、通腑泄浊以祛邪。配以黄连、半夏、茯苓、枳实顾护脾胃，使中焦枢纽运转正常，以防闭门留寇。又因久病多瘀，佐以川芎活血化瘀，血运通畅有利于浊毒之邪排出。全方共奏健脾益肾、泄浊排毒、活血化瘀之功，可有效延缓脾肾气（阳）虚、浊毒瘀阻的慢性肾衰进程。本方反映了赵老师顾护脾胃的学术思想，由于本方在泄浊通腑的同时，配伍了较多健脾和胃之品，因此虽有较多苦寒之品，但长期使用无败胃之弊。对三草尿毒灵合剂进行的一些临床对照研究结果表明，本方不仅治疗 CRF 安全有效，而且能有效减少血清透明质酸（HA）、Ⅳ型胶原、晚期糖基化终末产物、转化生长因子 $-\beta_1$ 的水平，从而推测其有抗肾纤维化作用。

（许正锦整理）

3. 脾肾亏虚，浊瘀内蕴案

刘某，女，42 岁，造纸厂工人，江西南昌人。2014 年 10 月 13 日初诊。

患者于 2014 年 3 月因"胆囊结石手术"在外院住院查肾功能示：尿素氮 15.6mmol/L，肌酐 266.2μmol/L；B 超提示：双肾呈损害性改变。诊断为"慢性肾衰竭"，给予口服肾衰宁胶囊、包醛氧淀粉治疗后，病情未见改善。

刻下患者精神不振，自觉乏力、恶心，双下肢浮肿，腰痛，痛有定处，夜尿 3~4 次，咳嗽，咳少许黄白痰，咽痛，纳差，睡眠欠佳，大便日 1 次，小便量约 1200mL/d，舌质淡暗，苔白，脉弦细。查肾功能示：尿素氮 17.1mmol/L，肌酐 377.0μmol/L。

西医诊断：慢性肾衰竭。

中医诊断：水肿。

辨证：脾肾气虚，浊瘀内蕴。

治法：健脾益肾，化瘀解毒。

处方：黄芪 30g，白术 10g，茯苓皮 10g，党参 20g，陈皮 10g，法半夏 10g，枳壳 10g，丹参 20g，桃仁 10g，红花 10g，赤芍 10g，生大黄 10g，鱼腥草 20g，黄芩 10g，紫菀 10g，四季青 10g。每日 1 剂，水煎服。

2014 年 10 月 29 日二诊：患者精神稍好转，恶心、双下肢浮肿较前减轻，腰痛有所缓解，咳嗽，有少许黄白痰，夜尿 3~4 次，小便量约 1200mL/d，舌质淡暗，苔白，脉弦细。肾功能示：尿素氮 14.6mmol/L，肌酐 305.2μmol/L。守上方去黄芩，加仙茅 15g、仙灵脾 15g。每日 1 剂，水煎服。

2014 年 11 月 20 日三诊：患者精神明显好转，偶有恶心，双下肢轻度浮肿，偶有腰痛，无咳嗽咳痰，夜尿 2 次，小便量 1000~1200mL/d，大便日行 3 次，舌质淡暗，苔白，脉弦细。肾功能示：尿素氮 13.5mmol/L，肌酐 290.5μmol/L；血常规检查：血红蛋白 91g/L。守上方去紫菀、四季青，加当归 10g、蚕沙 30g，每日 1 剂，水煎服。

2014 年 12 月 21 日四诊：患者一般情况良好，未见新添症状。肾功能示：尿素氮 15.7mmol/L，肌酐 276.2μmol/L；血常规检查：血红蛋白 95g/L。继续守上方服用。

此后患者一直门诊随诊，病情较稳定。

按语：慢性肾衰病程长，病情缠绵，未及时诊治，导致脾肾功能严重受损，脾失运化水湿之能，肾失开合之职。脾肾气虚为本病之根本，贯穿于整个病程。神疲乏力、纳差等属脾气虚；腰痛、易疲劳、夜尿频多等属肾气虚。脾虚不能运化水湿，肾虚不能化气行水，水湿内停，聚而成痰，痰浊内阻中焦，故而出现恶心呕吐；气血无力推动血液运行及水湿阻碍气血运行均能导致瘀血的产生。本案辨证属脾肾气虚，浊瘀内蕴。治以健脾益肾，化瘀解毒。取参芪温胆汤益气化痰、降逆止呕；合大黄泄浊解毒；桃仁、红花、丹参、赤芍活血化瘀；黄芩、四季青、紫菀利咽化痰；鱼腥草解毒、利尿除湿。

一诊时为泄浊解毒、利咽使用了寒凉之品，故二诊时去黄芩，加仙茅、仙灵脾补肾阳，两药补而不腻，温而不燥，为补肾之佳品；后患者贫血，血虚症状明显，予当归活血补血；再加一味蚕沙，甘温入肝、脾、胃经，有燥湿祛风、和胃化浊、活血补血之功。现代药理研究表明：蚕沙的提取物能提高血清铁含量和转铁蛋白饱和度。

（吴国庆、曾冬梅整理）

4. 脾肾阳虚，湿毒内蕴案

黄某，男，41岁，江西靖安县人。2013年5月13日初诊。

双下肢凹陷性浮肿，口中黏腻，异味，腰酸乏力，畏寒，精神欠佳，纳可，小便泡沫，大便可，舌苔白厚腻，脉弦滑。尿检：尿蛋白（++）。肾功能：肌酐352μmol/L，尿素氮19mmol/L。

西医诊断：慢性肾衰竭。

中医诊断：水肿。

辨证：脾肾阳虚，湿毒内蕴。

治法：健脾益肾，泄浊解毒。肾衰一号方加减。

处方：黄芪30g，青风藤30g，徐长卿10g，威灵仙10g，薏苡仁20g，白花蛇舌草20g，补骨脂10g，仙茅15g，仙灵脾15g，山萸肉10g，灯盏花10g，鬼箭羽20g，酒大黄15g（后下）。水煎服，每日1剂。

5月29日二诊：腰酸乏力、畏寒情况改善，口中仍有黏腻感，口臭、双下肢浮肿减轻，偶有干呕，精神状态好转，小便泡沫，大便日3~4次，偏稀，舌苔白腻，脉弦滑。仍以健脾益肾，泄浊解毒之法。守上方，减仙茅，加砂仁6g。水煎服，每日1剂。

6月14日三诊：患者诉略有腰酸，余无特殊不适，舌苔薄白腻，脉弦细滑。今日查肾功能：肌酐312μmol/L，尿素氮15mmol/L，尿检：尿蛋白（＋）。仍守上方加减治疗，后随访半年，肾功能稳定。

按语：赵老师始终强调，慢性肾衰离不开虚、湿、毒、瘀的病机，治疗上要谨守病机。患者口中黏腻，有异味，口臭，舌苔白厚腻，湿浊内蕴之象明显，这与慢性肾衰患者体内长期存在毒素有关，肾虚为本，慢性肾衰患者大多数都有明显的肾虚，肾主水，肾虚气化不利，水液代谢失常，故双下肢凹陷性浮肿。小便泡沫，乃与肾虚，失其固摄，精微物质漏出有关，故治疗上要健脾益肾，补其先后天之本，药用黄芪、补骨脂、仙茅、仙灵脾、山萸肉。浊毒内蕴，故用白花蛇舌草、酒大黄，以泄浊解毒。另外，赵老师强调，虽然患者已经肾功能不全，但是仍要降尿蛋白，因为蛋白尿是影响肾功能的重要因素，对于患者长期保持肾功能稳定来讲，减少蛋白尿至关重要，故在辨证的基础上加用祛风湿药，如青风藤、徐长卿、威灵仙、羌活、独活等，降低蛋白尿，效果明显，同时也可使患者肾功能保持相对稳定。

（马千整理）

5. 脾肾两虚，毒浊内停案

邹某，女，65岁，江西南昌人，退休。2011年8月31日初诊。

头晕乏力12年，胸闷2年，加重1月。

患者12年前无明显诱因出现头晕乏力，测血压163/95mmHg，肌酐195μmol/L，双肾彩超未见明显异常，一直在南昌某医院治疗，口服硝苯地平控释片1片，每日1次控制血压，血压控制可；尿毒清颗粒1包，每日4次；肾衰宁胶囊4粒，每日3次。血肌酐逐渐上升，2年前出现胸闷，心脏彩超提示左心室肥厚。近一月来患者感头晕乏力、胸闷加重，遂来就诊。

颜面及双下肢无明显浮肿，胸闷，头晕乏力，口干口苦，精神不振，纳差，时感恶心欲吐，睡眠欠佳，小便清长，大便干，2日1次，舌质暗淡，苔黄腻，脉弦细。尿常规检查示：尿蛋白（+++），潜血（+++），红细胞 +/HP。肾功能：肌酐 654μmol/L，尿素氮 23mmol/L，尿酸 631mmol/L。双肾彩超示：左肾 85mm×40mm×32mm，右肾 80mm×33mm×30mm。血红蛋白 72g/L。心脏彩超：左心室肥厚，左室舒张功能减退。

西医诊断：慢性肾衰竭。

中医诊断：虚劳。

辨证：脾肾两虚，毒浊内停。

治法：健脾益肾，泄浊解毒。

处方：黄芪 30g，党参 15g，茯苓 10g，牡丹皮 10g，泽泻 10g，生地黄 20g，山萸肉 10g，怀山药 20g，法半夏 10g，陈皮 10g，生大黄 15g，川芎 10g，六月雪 20g。14剂，每日1剂，水煎服，生大黄后下。

二诊：患者自述仍感胸闷，头晕乏力，食欲较前改善，偶感恶心欲吐，精神较差，口干口苦，睡眠欠佳，小便清长，大便偏干，每日1次，舌质暗淡，苔黄腻，脉弦细。尿常规检查示：尿蛋白（+++），潜血（++），红细胞 +/HP。上方加薤白 10g，桂枝 10g。14剂，每日1剂，水煎服，生大黄后下。

三诊：患者自述胸闷、头晕乏力较前明显改善，食欲可，无恶心欲吐，仍有口苦，口不干，精神一般，睡眠欠佳，小便清长，大便正常，每日2次，舌质暗淡，苔薄黄腻，脉弦细。尿常规检查：尿蛋白（++），潜血（++），红细胞 5~7/HP。肌酐 593μmol/L，尿素氮 21.2mmol/L。上方去生地黄、怀山药、党参，生大黄改为制大黄 15g，加鬼箭羽 20g，小蓟 20g。14剂，每日1剂，水煎服，制大黄后下，余治疗不变。

四诊：患者颜面及双下肢无浮肿，稍感头晕、胸闷，精神一般，食欲可，无恶心呕吐，口稍苦、不干，小便清长，精神可，食欲一般，无恶心呕吐，仍感口苦，无口干，睡眠可，小便清长，大便正常，每日2次，舌质暗淡，苔薄黄腻，脉弦细。复查尿常规检查：尿蛋白（++），潜血（++），红细胞6~8/HP。肾功能：CRE 559μmol/L，BUN18.6mmol/L。上方去六月雪，加鸟不宿20g，白花蛇舌草20g。14剂，每日1剂，水煎服，制大黄后下，余治疗不变。

后患者一直在门诊治疗，血肌酐维持在500~600μmol/L。

按语：本病属脾肾两虚，毒浊内停，因而从健脾益肾、泄浊解毒立法，择选参芪地黄汤合温胆汤加减。方中以黄芪、党参健脾益气，生地黄、山萸肉、怀山药滋阴补肾，泽泻利湿泄浊，牡丹皮清泻相火，茯苓淡渗脾湿，半夏降逆和胃，生大黄泄浊解毒为臣，陈皮理气燥湿，川芎行气化瘀，六月雪健脾利湿、舒肝活血。综合全方，共奏健脾益肾、泄浊解毒之功。临证酌加丹参、红景天等以增强活血化瘀之功；阴虚火旺之征明显者，可加知母、黄柏；脾气虚弱为主，可用补中益气汤或参苓白术散化裁治疗。

（胡路整理）

6. 痰热内扰案

肖某，男，45岁，江西南昌人，职员。2014年4月21日初诊。

纳差、恶心欲吐半月。

患者半年前体检时发现肾功能异常，未引起重视，未经治疗，近半月来纳差，时感恶心欲吐，遂来就诊。

颜面及双下肢无浮肿，腰酸腰痛，怕冷，精神欠佳，易疲乏，纳差，时感恶心欲吐，口干口苦，睡眠可，小便清长，大便可，舌质暗，苔黄腻，脉弦略细。尿常规检查示：尿蛋白（+++），潜血（+++），红细胞5~7/HP。肾功能检查示：肌酐310μmol/L，尿素氮12.7mmol/L，尿酸476mmol/L。双肾彩超示：左肾93mm×45mm×36mm，右肾89mm×43mm×33mm。

西医诊断：慢性肾衰竭。

中医诊断：恶心。

辨证：脾肾气虚，痰热内扰。

治法：健脾化痰，清热和胃。方用黄芪黄连温胆汤加减。

处方：黄芪 30g，黄连 6g，半夏 10g，陈皮 10g，茯苓 10g，竹茹 10g，枳实 10g，仙茅 15g，制大黄 15g，川芎 10g，白花蛇舌草 20g，鬼箭羽 20g。每日 1 剂，水煎服，制大黄后下。

5月5日二诊：患者自述食欲较前改善，仍感恶心欲吐，精神一般，颜面及双下肢无浮肿，腰酸腰痛，怕冷，口干口苦稍改善，小便清长，大便可，舌质暗，苔黄腻，脉弦略细。复查尿常规检查：尿蛋白（++），潜血（++），红细胞 3~5/HP。上方加巴戟天 10g、党参 15g、生地黄 20g。每日 1 剂，水煎服，制大黄后下。

5月19日三诊：患者自述食欲可，偶感恶心欲吐，无明显口干口苦，精神一般，颜面及双下肢无浮肿，腰酸腰痛，怕冷，小便清长，大便偏干，舌质暗，苔黄腻，脉弦略细。尿常规检查：尿蛋白（++），潜血（++），红细胞 6~8/HP。肾功能检查：肌酐 276μmol/L，尿素氮 11.9mmol/L，尿酸 445mmol/L。上方去生地黄、竹茹，制大黄改为生大黄 15g。每日 1 剂，水煎服，生大黄后下。

6月5日四诊：患者下午双下肢轻度浮肿，精神可，食欲一般，无恶心呕吐，仍感口苦，无口干，睡眠可，腰酸腰痛明显，怕冷，小便清长，大便软，2~3 次/日，舌质暗，苔薄黄腻，脉弦细。尿常规检查：尿蛋白（++），潜血（+++），红细胞 4~7/HP。上方去党参、黄连，加杜仲 20g、桑寄生 20g、玉米须 30g。每日 1 剂，水煎服，生大黄后下。

6月19日五诊：患者颜面及双下肢无明显浮肿，精神可，无恶心呕吐，无口苦口干，睡眠可，稍感腰酸腰痛，怕冷较前改善，小便清长，大便软，2~3 次/日，舌质暗，苔薄黄腻，脉弦细。尿常规检查：尿蛋白（++），潜血（++），红细胞 2~3/HP。肾功能：肌酐

247μmol/L，尿素氮 12.1mmol/L，尿酸 450mmol/L。上方继服，每日 1 剂，水煎服，生大黄后下。

7 月 15 日六诊：患者颜面及双下肢无浮肿，精神可，食欲可，无恶心呕吐，无口苦口干，睡眠可，无明显腰酸腰痛、怕冷，小便清长，大便偏稀，3~4 次 / 日，舌质暗，苔薄黄，脉弦细。上方改生大黄为制大黄 15g，继续服用上方 14 剂后，来院复查血肌酐降至 195μmol/L。嘱患者慎起居，防外感，继续服药治疗。

按语：本病属脾肾气虚，胆胃不和，痰热内扰，因而从健脾化痰、清热和胃立法，择选黄芪黄连温胆汤加减。方中以黄芪补气升阳、半夏降逆和胃为君，以枳实行气、竹茹清热、仙茅补益肾气、制大黄泄浊解毒为臣，佐以陈皮理气燥湿、茯苓健脾化痰、川芎行气化瘀，白花蛇舌草清热解毒，鬼箭羽活血化瘀、通经活络。综合全方，共奏健脾益肾、理气化痰、清热和胃之功。临证可酌加丹参、红景天等以增强活血化瘀之功效。

（胡路整理）

7. 脾肾阳虚，湿浊内停案

曹某，女，33 岁，江西南昌人，职工。2013 年 6 月 5 日初诊。

反复水肿乏力 2 年余。

患者自诉于 2011 年 7 月开始出现神疲乏力，头晕，双下肢浮肿，劳累后加剧。当时在医院检查尿常规：尿蛋白（+~+++），诊断为"慢性肾炎"，未重视或治疗。2013 年 4 月因浮肿加重，检查发现血肌酐升高，达 356μmol/L。诊断"慢性肾功能衰竭"，在当地医院治疗效果欠佳。遂来到我院。

刻下头晕乏力，恶心呕吐，时有胸闷，畏寒，纳差，寐可，大便可，小便量约 800mL/d。舌质淡，苔薄黄，脉沉细。血红蛋白 76g/L；尿蛋白（++）；血肌酐 557μmol/L，尿素氮 27.9mmol/L。肾脏彩超提示：双肾结构欠清晰。

西医诊断：慢性肾炎，慢性肾脏病 5 期。

中医诊断: 慢性肾衰, 石水。

辩证: 脾肾阳虚, 湿浊内停。

治法: 健脾温肾, 清利湿浊。

处方: 太子参30g, 炙黄芪20g, 生地黄10g, 怀山药30g, 山萸肉10g, 茯苓15g, 泽兰10g, 六月雪30g, 玉米须30g, 法半夏10g, 陈皮10g, 枳壳10g, 蒲公英10g, 巴戟天10g, 补骨脂10g, 生大黄15g(后下), 肉苁蓉6g。10剂, 水煎服, 每日1剂。

二诊: 服药后, 患者精神一般, 头晕乏力, 腰酸腰胀, 纳平, 寐可, 大便可, 小便量尚可, 舌质淡, 苔薄黄, 脉沉细。尿蛋白(++); 血肌酐: 506μmol/L, 尿素氮20mmol/L。守上方加当归10g, 川芎10g, 白术10g。30剂, 水煎服, 每日1剂。

三诊: 服药后, 患者精神好转, 稍见头晕乏力, 腰酸腰胀, 纳平, 寐可, 大小便可, 舌质淡, 苔薄黄, 脉沉细。尿蛋白(-); 血肌酐438μmol/L, 尿素氮13mmol/L。守上方随症加减化裁调治。

刻下精神好转, 诸症减轻, 查血肌酐350μmol/L。现已恢复工作, 嘱其定期复查肾功能及电解质, 注意饮食起居, 不宜过度劳累, 避免感冒, 饮食宜清淡。

按语: 慢性肾衰竭为正虚邪实, 虚实夹杂之证, 正虚主要为脾肾气血亏虚, 邪实为湿浊。肾主藏精, 主水, 司二便; 脾主运化水谷精微, 化生气血; 肝主藏血, 主疏泄, 调畅气机, 故脾肾虚则精血不生, 故见患者神疲乏力, 面色少华, 气无所化, 清浊不分, 水湿内停, 浊毒难排, 出现恶心呕吐; 肝肾虚则精血亏, 气机失调, 清气难升而浊亦不降, 气血亏虚, 生化失常, 浊毒内停。方中黄芪补肺脾之气, 当归、川芎活血生血, 大黄通腑降浊、攻积导滞, 人参大补元气, 白术益气健脾, 巴戟天、补骨脂温肾。诸药合用, 共奏健脾温肾、泄浊化瘀之效。

慢性肾炎肾衰患者多虚实夹杂, 脾肾阳虚, 气血亏虚, 湿瘀浊毒蕴积于内。治疗当扶正祛邪, 正气复, 浊毒得祛。扶正当以脾肾入手，循序渐进。

（宋卫国整理）

8. 脾肾阴虚，湿浊内停案

付某，男，42岁，江西南昌人，农民。2013年8月12日初诊。

患者素来头晕乏力十余年，反复腰痛伴双下肢浮肿5个月，纳食欠佳，便溏。在各医院治疗效果不明显，遂来诊。

精神不振，口干口苦，腰酸乏力，双下肢踝关节水肿明显，纳食欠佳，夜寐差，大便稀薄，夜尿多，舌质淡，苔薄白，脉弦滑。血压160/96mmHg。血红蛋白106g/L；尿常规检查：蛋白（++），隐血（+）；血肌酐233μmol/L，尿素氮11.3mmol/L；肾脏彩超提示：双肾结构欠清晰。

西医诊断：慢性肾衰竭。

中医诊断：水肿。

辨证：脾肾阴虚，湿浊内停。

治法：健脾益肾，泄浊排毒。

处方：生地黄10g，怀山药10g，山萸肉10g，茯苓10g，泽兰10g，丹参10g，六月雪30g，猫爪草10g，法半夏10g，陈皮10g，枳壳10g，蒲公英10g，桃仁10g，白花蛇舌草10g，玉米须30g。水煎服，每日1剂。

8月26日二诊：服药后，患者稍见头晕乏力，腰酸腰胀，浮肿减轻，口干口苦，乏力，夜尿频次稍减少，大便稀，苔薄黄，脉弦细。血压130/82mmHg。尿蛋白（+）。守上方加菟丝子10g，覆盆子10g，党参30g，白术10g，芡实10g。水煎服，每日1剂。

9月10日三诊：服药后，患者精神一般，稍见头晕乏力，腰酸腰胀，纳平，寐可，大小便可，大便1次/日，舌质淡，苔薄黄，脉沉细。守上方加生大黄15g（后下）。水煎服，每日1剂。

9月24日四诊：服药后，患者精神好转，症状缓解，无明显浮肿，纳平，寐可，大小便可，大便1~2次/日，舌质淡，苔薄黄，脉

沉细。血压 128/76mmHg。血红蛋白 108g/L。尿蛋白（±），隐血
（－）。血肌酐 138μmol/L，尿素氮 10.2mmol/L。守上方随症加减化
裁调治。

刻下患者症状明显缓解，病情稳定。嘱其定期复查肾功能，
避风寒，清淡饮食。

按语：慢性肾衰患者，脾阳衰败，湿浊羁留，郁而化热。大黄
可消解血分热毒，通腑泄浊，清泄湿热。大黄是常用之药，通过肠
道帮助肾脏排浊泄毒，但赵老师认为不是所有患者都能适应，特
别是一些年龄大，脾胃气弱的患者，可暂不急用大黄，先用黄芪温
脾汤，调理脾胃，俟患者胃气渐复，用之乃"有胃气者生"，"绝谷
者亡"是也。

（宋卫国整理）

9. 湿毒蕴积案

孙某，女，47 岁，电台工作人员，北京人。2009 年 2 月 8 日
初诊。

因发现多囊肾十余年、肾功能不全 2 年，曾多次中、西医治
疗，病情进展，有建议多囊肾手术治疗，又担心复发，且肾功能已
减退，经人介绍就诊于赵老师处。

刻下腹胀，乏力，尿较正常减少，纳食少，时有恶心，稍感头
晕，声音低弱，面色黄稍黑，颜面、双下肢无浮肿，眼睑显苍白。
尿常规检查：白细胞 0~1/HP，红细胞 2~4/HP，尿蛋白（+）。肌酐
307mmol/L，尿素氮 18.6mmol/L。

西医诊断：多囊肾，慢性肾功能不全。

中医诊断：积聚，肾衰。

辨证：湿毒蕴积，气阴两虚。

治法：益气养阴，泄浊化瘀。

处方：黄芪 30g，墨旱莲 15g，女贞子 15g，巴戟天 10g，补骨
脂 10g，白花蛇舌草 10g，鸟不宿 20g，菟丝子 10g，鬼箭羽 20g，肉

苁蓉 10g,制大黄 15g(后下)。每日 1 剂,水煎服。

2 月 22 日二诊:患者服中药后仍面色黄,精神欠佳,纳差,腹胀,下肢浮肿,舌质黄腻,脉弦。血压 120/80mmHg。肌酐 297mmol/L,尿素氮 16.6mmol/L。尿常规检查:红细胞 ++/HP,尿蛋白(+)。

处方:黄芪 30g,墨旱莲 15g,女贞子 15g,巴戟天 10g,补骨脂 10g,白花蛇舌草 10g,鸟不宿 20g,菟丝子 10g,红花 10g,桃仁 10g,猫爪草 10g,制大黄 15g(后下)。每日 1 剂,水煎服。

3 月 8 日三诊:患者服中药后仍腰部针刺样痛,症状基本同前,舌苔薄黄腻,脉弦细。肌酐 331mmol/L,尿素氮 16.5mmol/L。尿常规检查:红细胞 +/HP,尿蛋白(+)。

辨证:脾肾两虚,湿浊瘀结。

治法:健脾益肾,泄浊化痰。

处方:黄芪 30g,黄连 6g,半夏 10g,茯苓 10g,陈皮 10g,枳壳 10g,红花 10g,桃仁 10g,猫爪草 10g,白花蛇舌草 20g,鸟不宿 20g,制大黄 15g(后下)。每日 1 剂,水煎服。

患者服中药配合休息,腹胀、纳差、神疲较前改善,面色黄,检查肾功能及尿常规基本同前。后以健脾益肾、活血通络、降浊化瘀法治疗,病情平稳半年。

按语:多囊肾属中医“积聚”“癥瘕”范围,病久可导致慢性肾功能不全甚至尿毒症。本例已届慢性肾衰期,治之以泄浊化瘀,同时兼顾脾肾。

(喻闽凤整理)

10. 水毒潴留案

习某,男,53 岁,反复蛋白尿 5 年余。

近 5 年来反复蛋白尿,间断治疗尿蛋白未消失。近半年来,腰膝酸软,神疲乏力,怕冷,双下肢浮肿。半年前患脑梗死,右侧肢体活动不利。有高血压病史。

刻下腰膝酸软,神疲乏力,语言不利,右侧肢体活动不利,精神差，面色无华，舌质红，苔薄黄腻，脉弦细。尿蛋白（＋）。肌酐356μmol/L，尿素氮 14.8mmol/L。

西医诊断：慢性肾衰竭，脑梗死。

中医诊断：水肿，中风。

辨证：脾肾阳虚，水毒潴留。

治法：健脾益肾，泄浊化瘀。

处方：黄芪 30g，徐长卿 10g，青风藤 30g，猫爪草 10g，红景天 6g，川芎 10g，羌活 10g，白花蛇舌草 20g，鬼箭羽 20g，制大黄 10g（后下）。14 剂，水煎服，每日 1 剂。

二诊：腰膝酸软改善，精神好转，舌质红，苔薄黄腻，脉弦细。守上方去徐长卿、青风藤，加薏苡仁 20g、灯盏花 10g。14 剂，水煎服，每日 1 剂。

三诊：精神好转，腰酸乏力改善，舌质淡红，苔薄白，脉弦细。尿常规检查：尿蛋白（＋）。肌酐 201μmol/L，尿素氮 10.72mmol/L。守上方去灯盏花，加巴戟天 10g、补骨脂 10g。14 剂。

按语：泄浊法是治疗慢性肾衰的主要方法之一，但因根据患者的证候而采用不同治法，具体有健脾泄浊、益肾泄浊、解毒泄浊、化瘀泄浊，视其虚实轻重酌情使用。泄浊的主要用药系大黄，大黄有生大黄、焦大黄、制大黄，其作用各有不同，在肾病的治疗中，较多使用制大黄，因其泄下之力较缓，且有活血作用。

（刘英整理）

11. 湿浊内蕴案

薛某，女，43 岁，南昌新建县人，干部。2014 年 3 月 22 日初诊。

患者 1 年前在当地医院检查，血肌酐 136.5μmol/L，尿常规检查尿蛋白（＋）。平素服用肾衰宁降肌酐、黄葵降尿蛋白治疗。病情较平稳，血肌酐在 120~140μmol/L 之间波动，尿蛋白（＋）。1 周前患者感冒发热，腰酸胀痛，在当地医院予退热等治疗后热退，但腰酸胀痛未缓解。查血肌酐 451.3μmol/L，尿素氮 16.5mmol/L；

尿蛋白为（++）。患者既往有"慢性肾炎"病史3年。

刻下患者精神欠佳，头晕乏力，偶恶心呕吐，无发热恶寒，腰酸，夜寐欠佳，四肢冰凉，颜面及双下肢无浮肿，大便日1次，小便量约1000mL/d，舌质淡暗，苔白腻，脉弦滑。

西医诊断：慢性肾炎，肾衰竭。

中医诊断：头晕。

辨证：脾肾阳虚，湿浊内蕴。

治法：温肾健脾，和胃泄浊。

处方：黄芪30g，黄连5g，法半夏10g，竹茹10g，陈皮10g，茯苓20g，党参15g，白术10g，巴戟天15g，仙灵脾15g，黄精20g，何首乌15g，川芎10g，六月雪15g，白花蛇舌草15g，制大黄10g。每日1剂，水煎服。

4月10日二诊：患者精神好转，头晕乏力减轻，偶恶心呕吐，腰酸，夜寐欠佳，四肢冰凉稍缓解，颜面及双下肢无浮肿，大便日1次，小便量约1000mL/d，舌质淡，苔薄白腻，脉弦细。查肾功能：肌酐393.6μmol/L，尿素氮15.3mmol/L。尿蛋白（+）。守上方去何首乌、竹茹，加仙茅15g、杜仲20g，每日1剂，水煎服。

4月25日三诊：患者精神可，偶有头晕，无恶心呕吐，纳寐尚可，腰酸减轻，四肢冰凉缓解，全身无浮肿，舌质淡，苔薄黄，脉弦细。查肾功能：肌酐380.5μmol/L，尿素氮12.7mmol/L。尿蛋白（+）。继续温肾健脾，和胃泄浊治疗。

处方：黄芪30g，黄连5g，法半夏10g，川芎10g，陈皮10g，茯苓20g，党参15g，白术10g，巴戟天15g，仙灵脾15g，黄精20g，川芎10g，青风藤30g，仙茅15g，杜仲20g，制大黄10g。每日1剂，水煎服。

5月9日三诊：服药后，患者精神可，偶有头晕，无恶心呕吐，纳寐尚可，腰酸明显减轻，四肢冰凉缓解，全身无浮肿，舌质淡，苔薄黄，脉弦细。查肾功能：肌酐379.5μmol/L，尿素氮13.2mmol/L。

尿蛋白(＋)。继续温肾健脾，和胃泄浊。守上方不变。

此后患者一直在门诊就诊，血肌酐维持在380~410μmol/L，尿蛋白(＋)，病情相对平稳。

按语：患者既往有慢性肾炎病史，慢性肾炎多年，迁延不愈，导致肾功能损害。慢性肾衰患者因正气亏虚更易受外邪侵袭，损耗正气，导致脏腑亏损日重，病情进行性加重。此次患者感外邪，致脾肾功能严重受损，进展为脾肾阳虚。脾阳虚水湿运化失司，肾阳虚化气行水不利，清气不升则泄漏，浊气不降则内聚，清浊相聚，故为湿浊。湿浊阻于中焦，故出现恶心呕吐；湿浊阻碍气血运行，故易导致血瘀。脾肾阳虚，无力温煦机体，故而四肢冰凉。治疗上予以黄连温胆汤泄浊解毒，和胃止呕；黄芪合党参、白术益气健脾，合仙茅、仙灵脾、巴戟天温肾补阳。《景岳全书·补略》有："善补阳者，必于阴中求阳，则阳得阴助而生化无穷"。故本案患者虽为阳虚，但仍需使用黄精、何首乌等补阴之品，使阳气化生有源。再配伍六月雪、白花蛇舌草解毒除湿；川芎行气活血；杜仲补肾，强筋骨；青风藤祛风除湿；大黄泄浊解毒。

本例患者的治疗目标是稳定病情，改善症状，防止肾衰竭恶化。

（吴国庆、曾冬梅整理）

十一、尿路结石

1.湿热下注案

鄢某，男，27岁，江西南昌人，职员。2014年1月7日初诊。

阵发性腰痛3年。

患者3年前打篮球后腰痛，未予以重视，后腰部阵发性疼痛，向下腹部放射，体位改变时尤甚，遂来就诊。

腰部阵发性疼痛，向下腹部放射，体位改变时尤甚，口干口苦，精神、睡眠一般，大便正常，小便黄，舌质红，苔薄黄腻，脉细数。尿常规检查示：潜血（+++），红细胞 +/HP。肾功能正常。双肾彩超示：双肾可见多个结石，右肾最大者 13mm×7mm，左肾最大者 11mm×9mm。

西医诊断：泌尿系结石。

中医诊断：腰痛，石淋。

辨证：湿热下注。

治法：清热利湿，通淋排石。石韦散加减。

处方：石韦 20g，海金沙 30g，金钱草 30g，鸡内金 20g，滑石 10g（包煎），车前子 10g，瞿麦 20g，王不留行 10g，怀牛膝 10g，三棱 10g，莪术 10g，炒蒲黄 10g（包煎），藕节 20g。14 剂，每日 1 剂，水煎服。

1 月 21 日二诊：患者自诉仍感腰部阵发性疼痛，向下腹部放射，体位改变时尤甚，口干口苦稍缓解，精神、睡眠一般，大便正常，小便黄，舌质红，苔薄黄腻，脉细数。尿常规检查示：潜血（+）。上方去炒蒲黄、藕节，加延胡索 10g，白芍 10g。14 剂，每日 1 剂，水煎服，滑石包煎。

2 月 4 日三诊：患者腰部疼痛较前明显改善，精神、食欲可，仍感口干口苦，睡眠可，大便可，小便黄，舌质红，苔黄腻，脉细数。尿常规正常。双肾彩超示：双肾可见多个结石，右肾最大者 9mm×7mm，左肾最大者 7mm×7mm。上方加蒲公英 20g，黄柏 10g。14 剂，每日 1 剂，水煎服，滑石包煎。

2 月 18 日四诊：患者腰部仍有阵发性疼痛，但较前已明显缓解，精神、食欲可，口干口苦，睡眠可，大便可，小便黄，舌质红，苔黄腻，脉细数。尿常规正常。继续服用 7 剂，每日 1 剂，水煎服。

2 月 25 日五诊：患者无明显腰痛，精神、食欲可，稍感口苦，无口干，睡眠可，大便可，小便清黄，舌质红、苔薄黄腻，脉细数。尿常规正常。双肾彩超示：双肾结石，右肾结石 5mm×4mm，左肾结石6mm×5mm。上方去黄柏、蒲公英、延胡索。14剂，每日1剂，水煎服。

3月10日六诊：患者精神可，食欲可，无口苦口干，睡眠可，偶有腰部疼痛，舌质红，苔薄黄腻，脉细数。14剂，每日1剂，水煎服。

嘱患者平时多饮水，增加尿量，可进行下蹲、慢跑、跳跃等运动。

按语：本症属湿热下注，熬津灼液成石，因而从清热利湿，通淋排石立法，方用石韦散加减。方中石韦利水通淋，金钱草、海金沙清热利湿、利尿通淋、消石排石，鸡内金化坚消石，滑石、车前子、瞿麦清热利水通淋，王不留行活血通经、利水通淋，怀牛膝引石下行、利尿通淋，三棱、莪术破血消癥，尿中带血，可加炒蒲黄、藕节、小蓟等凉血止血，诸药合用，共奏清热利湿，通淋排石之功。配合下蹲、慢跑、跳跃等运动，利用结石的重力作用而加快下行；配合大量饮水，可增加尿量，借水行舟，提高疗效。

（胡路整理）

2. 湿热蕴结案

患者潘某，男，42岁，江西南昌人，农民。2013年8月12日初诊。

患者精神不振，尿频、尿急、尿痛，时有恶心，腰痛不适，小腹胀，纳平，寐可，大便可，小便茶色，量可。舌质暗，苔黄腻，脉弦。尿常规检查：隐血（+++）。肾脏彩超提示：双肾多发性结石。

西医诊断：泌尿系结石伴感染。

中医诊断：石淋。

辨证：湿热蕴结。

治法：清热利湿，利尿通淋。

处方：车前子10g，（包煎）瞿麦10g，萹蓄10g，栀子10g，甘草10g，茯苓15g，川木通10g，槐花30g，地榆炭10g，小蓟10g，陈皮 10g，枳壳 10g，白茅根 10g，生大黄 15g，金钱草 30g，川牛膝 10g，滑石 10g（包煎），石韦 10g，鸡内金 10g。7 剂，水煎服，每日 1 剂。

8 月 19 日二诊：服药后，患者精神可，无尿频、尿急、尿痛，余症减轻，小便颜色黄，苔薄黄，脉弦细。尿常规检查：隐血 +。守上方 10 剂，水煎服，每日 1 剂。

8 月 29 日三诊：患者症状完全缓解，小便颜色淡黄。苔薄白，脉沉弦。尿常规检查隐血阴性。

按语：石淋者多虚实夹杂，下焦久热蕴结，化为石沙，也存在肾膀胱气化无权。故患者湿热蕴阻，气血瘀滞，结石绞痛发作。多用石韦散、八正散、猪苓汤等方剂治疗。但赵老师认为，在治疗石淋时除对症治疗外，应注重理气之法，肺主通调水道，运用理气之陈皮、枳壳，调畅气机，气行则水行，可助肺肾气化和通利膀胱的功能，起到推波助澜的作用。

（宋卫国整理）

3. 气虚湿热下注案

石某，男，56 岁，江西吉安人。

腰酸、腰痛半年余。

半年前劳累后觉腰酸腰痛，在当地就治，症状改善不明显，后经休息症状有所缓解，近 1 周腰酸腰痛明显，尿色偏红。

刻下腰酸腰痛，经休息后不缓解，形体肥胖，精神差，纳食佳，颜面及双下肢不肿，无尿频、尿急、尿痛，尿色呈浓茶色，尿量基本正常。舌质红，苔薄黄腻，脉弦细。尿常规检查：尿蛋白（－），红细胞 ++/HP，白细胞 0~2/HP。泌尿系超声：双肾小结石，双肾囊肿。

西医诊断：泌尿系结石。

中医诊断：腰痛，石淋。

辨证：气虚湿热下注。

治法：益气健脾，利湿通淋。

处方：金钱草30g，石韦20g，瞿麦20g，海金沙10g，王不留行10g，车前草15g，黄芪30g，丹参20g，小蓟20g，地榆20g，仙鹤草15g。14剂，水煎服，每日1剂。

二诊：腰酸腰痛减轻，尿量、尿色基本正常，舌质红，苔薄黄，脉弦细。尿检：尿蛋白（－），红细胞2~5/HP。守上方去地榆、车前草，加薏苡仁15g。14剂，水煎服，每日1剂。

三诊：腰酸腰痛缓解，小便正常，舌质淡红，苔薄白，脉弦细。尿检：正常。守上方去石韦、瞿麦，加仙茅15g，肉苁蓉10g。14剂。

按语：患者嗜食肥甘湿热之品，以致湿热内蕴，积于下焦，尿液受其煎熬，尿中杂质结成砂石。湿热下注是其基本病机。清热利湿是其治疗大法。若湿热已除，则要顾护正气，需适当使用益气补肾之品。

（刘英整理）

4. 湿热蕴结案

丁某，男，40岁。2013年9月初诊。

左侧腰痛2月余。

患者2月来反复出现腰痛，左侧明显，时痛较剧。泌尿系彩超示：左输尿管上段结石。曾服排石颗粒、结石通胶囊效果不明显。

刻下左腰疼痛，口干口苦，纳差，大便干，小便黄，有尿频急感。舌质淡红，苔薄黄，脉弦细。尿检白细胞+/HP，红细胞+/HP。

西医诊断：泌尿系结石并感染。

中医诊断：石淋。

辨证：湿热蕴结。

治法：清热解毒利湿，通络排石，兼益肾气。

处方：金钱草30g，石韦20g，白茅根30g，小蓟15g，白花蛇舌草20g，萹蓄15g，瞿麦15g，陈皮10g，枳壳10g，当归10g，延胡索10g，白芍10g，炙甘草6g，鸡内金15g，威灵仙15g，桂枝

10g, 丹参 20g。

服上方 10 剂, 尿色转淡, 尿白细胞 3~5/HP。

续服上方 10 剂, 并嘱患者多饮水, 多跳动。后腰痛减轻, 尿白细胞消失。查彩超未见结石。一直未复发。

按语: 本病为结石之典型证型, 中年男性, 口干口苦, 小便黄, 有尿频急感, 舌质淡红, 苔薄黄, 均为湿热之表现, 故本病从此出发, 辨证湿热蕴结下焦, 立法清利湿热为要。药用利石通淋之品, 鸡内金、威灵仙以软坚散结, 延胡索行气止痛, 白芍、甘草缓急止痛, 白茅根、小蓟以凉血利水, 用一味桂枝温阳通络, 丹参凉血活血兼补血, 全方标本兼治, 使结石得消, 血尿得止。

（李庆珍整理）

5. 肝肾亏虚, 气化失司案

沈某, 男, 42 岁, 江西余干人。2013 年 7 月 5 日初诊。

反复腰酸痛 1 年余。

患者 1 年前开始出现腰酸腰痛, 痛时较剧, 多以单侧为主, 左右两侧间断发作, 医院检查肾脏彩超提示肾结石。曾在当地服用中药治疗, 腰痛能缓解, 常有反复。2013 年经人介绍来到赵老师处诊治。

患者精神欠佳, 腰痛乏力, 以左侧为甚, 时发头晕, 口干, 平素常耳鸣, 腰膝酸软, 纳食欠佳, 大便尚可, 舌质偏红, 舌苔薄黄, 脉滑数。尿常规检查: 红细胞 ++/HP。泌尿系彩超提示: 左肾结石 4mm × 3mm, 积水。

西医诊断: 泌尿系结石。

中医诊断: 石淋。

辨证: 肝肾亏虚, 气化失司。

治法: 补肝肾, 助气化。

处方: 赤芍 10g, 白芍 10g, 生地黄 10g, 怀山药 30g, 川断 10g, 茯苓 15g, 泽兰 10g, 法半夏 10g, 陈皮 10g, 枳壳 10g, 桑寄生

15g, 谷芽 10g, 白术 10g, 何首乌 15g。10 剂, 水煎服, 每日 1 剂。

7月15日二诊: 患者腰痛减轻, 乏力、腰膝酸软较前有所好转, 舌质淡红, 苔薄黄, 脉细。继续守上方, 加补骨脂 10g, 菟丝子 10g。14 剂。

7月30日三诊: 患者无腰痛, 腰膝酸软、乏力感消失, 纳食正常, 尿色正常, 自诉尿出小石。复查泌尿系彩超未见结石。

嘱患者平时多饮水, 适当活动。

按语: 肾结石属中医"石淋"范畴, 临床治疗以清利湿热多见。赵老师认为, 患者以往用药多以清热利湿药为主, 时而有效, 后出现反复, 转而表现为本虚, 刻下腰酸软、耳鸣、头晕, 结合舌脉, 加之长期使用清利之品伤阴, 故而从肝肾入手, 因肝肾亏虚, 肾气化失司, 滋阴有"增水行舟"之意。生地黄、怀山药、川断、桑寄生、何首乌益肝肾, 赤芍、白芍活络敛肝阴, 茯苓、泽兰、法半夏、陈皮、枳壳健脾化湿、温通以助气化。二诊腰酸乏力较重, "腰为肾之府", 腰酸主要为肾虚所见, 故加用补骨脂、菟丝子以增强补肾之功, 使肾气充足, 排石而出, 取得明显疗效。

(李庆珍整理)

十二、尿路及膀胱病变

1. 湿热内蕴案

舒某, 女, 55 岁, 江西南昌人, 农民。2007 年 5 月 13 日初诊。

患者因腰酸腰胀痛 3 天, 伴小便不畅前来就诊。

刻下腰酸腰胀痛, 小便不畅, 尿道有涩热感, 口干纳差, 胃脘胀满, 食后尤甚, 时有嗳气不舒, 大便稀软不成形, 舌苔黄厚腻, 脉弦细偏数。查尿常规: 潜血(＋), 蛋白质(±), 红细胞 0~2/HP。

西医诊断: 尿路感染。

中医诊断: 淋证。

辨证：湿热内蕴。

治法：清热化湿通淋。平胃散合五苓散加减。

处方：厚朴 15g，陈皮 9g，苍术 9g，生姜 3 片，大枣 3 枚，木香 9g，藿香 10g，苏叶 10g，白术 15g，茯苓 10g，猪苓 10g，泽泻 10g，通草 6g，车前子 10g（包煎）。5 剂，每日 1 剂，水煎服。

2007 年 5 月 18 日二诊：患者胃脘部饱胀感较前缓解，仍时有嗳气不适，食后明显，小便通畅，无灼热感，大便成形，每日 2 次，舌苔薄黄腻，脉弦细。查尿常规：潜血（±），蛋白质（-），红细胞 0~1/HP。拟守原方嘱患者继服，但患者不愿再服水煎剂，故选清化药泡茶饮。

处方：白花蛇舌草 20g，厚朴花 15g，淡竹叶 10g，蒲公英 15g，肿节风 15g，车前子 10g（包煎），柴胡 10g，红花 10g，陈皮 10g。共 7 剂，每日 1 剂，开水泡服。

2 周后，电话随访，患者诉诸症消失，自觉疾病痊愈。

按语：清代名医叶天士在《外感温热篇》中论述湿热病治疗原则时指出："通阳不在温，而在利小便。"通阳一法是叶氏针对外感湿热病，湿遏气机，清阳被郁，三焦不畅而出现临床见症所采用的一种治疗方法。湿热病是由湿热病邪所引起的湿热性疾患，在发生发展过程中始终以湿邪弥漫，阻滞气机，阳气不通为主要特点。湿热病常有脾虚湿聚，三焦功能失常的表现。本例患者即有中焦气机失常，湿邪阻滞，小便不通的临床表现。其病因在阳气不通畅，则湿邪凝涩，治疗湿热的根本乃通阳化气。但是通阳的目的在于通，而不在于补，故当湿邪困遏时，尤其在中下焦时，"通阳"的关键是"利小便"，淡渗利尿为首要之法，与此同时，亦须配用宣畅气机之品，小便得利，则湿邪自下而去，湿邪一去，阳气得通，则热邪自透矣。本例选方为平胃散合五苓散，治法为和中并"渗下"，湿在中焦者以和胃化湿为法，湿在下焦者以淡渗和通导为法，酌加苏叶以开肺气、畅三焦、通调水道。诸药合用,其效迅速。

（唐杨、李小生整理）

2. 肝郁气滞,膀胱湿热案

万某,女,53 岁。

尿频、尿急 1 周。

近 1 周患者尿频、尿急、尿热,伴小腹胀痛,腰酸不适,精神差,舌质红,苔薄黄,脉沉细。尿常规检查:红细胞 2~3/HP。泌尿系超声检查未见明显异常。已停经 1 年。

西医诊断:尿路感染。

中医诊断:淋证。

辨证:肝郁气滞,膀胱湿热。

治法:疏肝理气,清利湿热。

处方:牡丹皮 10g,栀子 10g,柴胡 10g,赤、白芍各 10g,枳壳 10g,红景天 6g,车前草 15g,土茯苓 20g,白花蛇舌草 20g,红花 10g,益母草 30g,玉米须 30g。

二诊:尿频、尿急稍有改善,小腹胀满、腰酸不适缓解,舌质红,苔薄黄,脉弦细。守上方去益母草、玉米须,加怀牛膝 10g。

三诊:尿频、尿急诸症缓解,舌质淡红,苔薄白,脉弦细。守上方去土茯苓、车前草,加茯苓 10g、薏苡仁 20g。

按语:尿路感染多属膀胱湿热,但年龄较大,病日久者要注意脾肾亏虚,肝郁气滞,治疗在清热利湿的基础上,适当加用理气活血和健脾益肾之中药,效果更佳。

（刘英整理）

3. 下焦湿热案

伍某,女,37 岁,江西南昌人,职员。2009 年 4 月 30 日初诊。

尿频、尿急、尿痛、发热 3 天。

患者 3 天前进食辛辣食品之后出现尿频、尿急、尿痛,伴有灼热感,恶寒发热,体温最高 38.5℃,自行口服退烧药(具体不详),

遂来就诊。

刻下尿频、尿急、尿痛,伴有灼热感,恶寒发热,体温 38.1℃,腰痛拒按,口干口苦,精神不振,食欲、睡眠不佳,大便偏干,小便如前所述,舌质红,苔黄腻,脉滑数。尿常规检查示:尿蛋白(＋),潜血(＋＋＋),白细胞 ＋＋＋/HP,红细胞 ＋/HP。

西医诊断:尿路感染。

中医诊断:淋证。

辨证:下焦湿热。

治法:清热通淋。方用八正散加减。

处方:车前子 20g(包煎),瞿麦 20g,萹蓄 20g,栀子 10g,金钱草 30g,白茅根 20g,小蓟 20g,石韦 20g,川牛膝 10g,金银花 10g,蒲公英 20g,生石膏 20g(先煎),白薇 15g。7 剂,每日 1 剂,水煎服。

5 月 7 日二诊:患者无恶寒发热,尿频、尿急、尿痛明显改善,稍有灼热感,口稍干,不苦,精神、食欲、睡眠一般,大便偏干,小便如前,舌质红,苔薄黄腻,脉细数。尿常规检查示:白细胞 0~2/HP。上方去生石膏、金银花,加生地黄 20g,玄参 20g。7 剂,每日 1 剂,水煎服。

患者服药后复诊,无恶寒发热,无尿频、尿急、尿痛等,尿常规正常。

按语:本症属湿热蕴结下焦,膀胱气化失司,湿热之邪侵犯肾脏,湿热内蕴,正邪相争,因而从清热利湿通淋立法,方用八正散加减。方中金钱草、石韦、车前子、萹蓄、瞿麦利水通淋、清热利湿;配以栀子,清泻三焦湿热;小蓟、白茅根凉血止血、清热利尿;川牛膝补肝肾、利尿通淋;金银花、蒲公英清热解毒;生石膏清热泻火、止渴;白薇清热凉血、利尿通淋,诸药合用,共为清热利湿通淋。若大便秘结、腹胀者,可加生大黄、枳实以通腑泄热;若湿热伤阴者,可加生地黄、知母、白茅根养阴清热;若热毒弥漫三焦,入营入血,须当急则治其标,用黄连解毒汤合五味消毒饮以清热、泻火、解毒。

(胡路整理)

4.膀胱湿热案

陈某,女,29岁,江西南昌人,职员。2008年11月21日初诊。反复小便浑浊如米泔水样3个月。

患者3个月前无明显诱因出现小便浑浊如米泔水样,伴有尿道热涩疼痛,未予以重视,后反复发作3次,遂来就诊。

刻下小便浑浊如米泔水样,伴有尿道热涩疼痛,尿频尿急,口干口苦,精神欠佳,易疲乏,腰部稍感酸软,食欲、睡眠一般,大便正常,小便如前,舌质红,苔黄腻,脉细数。尿常规检查示:尿蛋白(++)。乳糜尿定性试验阳性。肾功能正常,双肾彩超检查未见异常。

西医诊断:尿路感染。

中医诊断:淋证。

辨证:膀胱湿热。

治法:清化湿热,通利膀胱。方用萆薢分清饮加减。

处方:萆薢20g,益智仁10g,石菖蒲10g,黄芪30g,黄柏10g,车前子10g(包煎),白术10g,茯苓10g,莲子心10g,丹参20g,王不留行10g,蒲公英20g。14剂,每日1剂,水煎服。

2008年12月5日二诊:患者自诉解米泔水样小便1次,尿道热涩疼痛较前明显改善,无尿频尿急,仍感口干口苦,腰部稍感酸软,精神、食欲、睡眠一般,大便正常,小便如前,舌质红,苔黄腻,脉细数。尿常规检查示:尿蛋白(-),潜血(+),红细胞2~4/HP。上方去王不留行、蒲公英,加白茅根20g、小蓟20g、白花蛇舌草20g。14剂,每日1剂,水煎服。

2008年12月19日三诊:患者自诉未解米泔水样小便1次,无尿道热涩疼痛,无尿频尿急,稍感口苦,无口干,精神、食欲、睡眠可，大便正常，小便正常，舌质红、苔薄黄腻，脉细数。尿常规检查示：尿蛋白（－），潜血（＋），红细胞 0~1/HP。上方改黄柏为6g，继续服用14剂，每日1剂，水煎服。

患者服药后复诊，尿常规正常，乳糜尿定性试验阴性。后在门诊继续治疗约一年，偶有反复。

按语：本症属膀胱湿热，气化不利，脂液失于约束，因而从清化湿热、通利膀胱立法，方用萆薢分清饮加减。方中萆薢、石菖蒲清利湿浊；益智仁温肾阳缩尿；黄芪健脾益气；黄柏、车前子清热利湿；白术、茯苓健脾除湿；莲子心、丹参清心活血通络；王不留行活血通经、利水通淋；蒲公英清热解毒、利湿。全方合用，使清浊分，湿热去，络脉通，脂液重归其道。若上腹胀者，可加乌药、青皮等；小便夹血者，可加小蓟、藕节、白茅根等。

（胡路整理）

5. 气化不利案

俞某，女，62岁，江西上高县人，退休。2014年6月23日初诊。反复尿频尿急2年。

患者2年前因劳累后出现尿频尿急，最多可达20次/日，无灼热感，尿常规检查正常，肾功能检查正常，双肾彩超检查正常。平素畏寒肢冷。

刻下尿频尿急，可达17次/日，每次尿量不多，小便无灼热感，腰背酸痛，畏寒肢冷，精神、睡眠一般，食欲不佳，口淡，大便偏软，舌质淡红，边有齿印，苔薄白，脉沉细。尿常规检查正常，肾功能检查正常，双肾彩超检查正常。

辨证：膀胱气化不利。

治法：温阳化气，利水渗湿。方用五苓散加减。

处方：桂枝10g，白术10g，猪苓10g，茯苓10g，泽泻10g，怀牛膝10g，车前子10g（包煎），益母草30g，玉米须30g，仙茅15g，补骨脂15g。14剂，每日1剂，水煎服。

二诊：患者自诉仍感尿频、尿急，每日十余次，腰背酸痛，畏寒肢冷，精神、睡眠一般，食欲不佳，口淡，大便偏软，舌质淡红，边有齿印，苔薄白，脉沉细。上方去益母草、玉米须，加薏苡仁20g、巴戟天15g。14剂，每日1剂，水煎服。

三诊：患者尿频、尿急明显好转，腰背酸痛，畏寒肢冷，精神、睡眠、食欲一般，大便偏软，舌质淡红，边有齿印，苔薄白，脉沉细。患者此时以肾阳虚为主，方用五苓散合肾气丸加减。

处方：熟地黄20g，怀山药20g，山萸肉10g，牡丹皮10g，附子6g、桂枝10g、茯苓10g、泽泻10g、猪苓10g、怀牛膝10g、车前子10g（包煎）、仙茅15g、补骨脂15g。14剂，每日1剂，水煎服。

四诊：患者自诉无尿频、尿急，稍感腰背酸痛，畏寒肢冷明显改善，精神、食欲可，睡眠可，二便正常，舌质淡红，边有齿印，苔薄白，脉细。继续服用上方14剂。

患者服药后复诊，自诉症状痊愈，嘱患者避风寒、慎起居。

按语：素体脾肾阳虚，不能温煦膀胱，气化不利，故畏寒肢寒，肾阳虚弱，肾脏封藏失司，因而从健脾温肾，利水渗湿立法，方用五苓散加减。方中泽泻直达膀胱，利水渗湿；茯苓、猪苓淡渗，增强利水蠲饮之功；加白术健脾益气而运化水湿；桂枝助膀胱气化；怀牛膝补肝肾、强筋骨、利尿；车前子、益母草、玉米须加强利尿之功；仙茅、补骨脂温肾壮阳。全方合用，健脾温肾，利水渗湿。患者后期以肾阳虚为主，故加用肾气丸温补肾阳。

（胡路整理）

6. 肝郁气滞，湿热下注案

杨某，女，53岁，江西南昌人，退休。2014年5月31日初诊。

尿频尿急伴小腹胀痛2个月。

患者2月前因与人争吵后出现少腹胀痛，小便急胀，生气后症状加重，遂来就诊。

刻下少腹胀痛，两胁疼痛，烦躁易怒，腰膝酸软，小便急胀，有灼热感，失眠多梦，精神、食欲一般，大便正常，舌质淡，苔薄黄，脉弦细。已停经2年。

辨证：肝郁气滞，湿热下注。

治法：疏肝行气，利尿通淋。方用柴胡疏肝散合二至丸加减。

处方：柴胡10g，赤芍10g，白芍10g，枳壳10g，川芎10g，陈皮10g，香附10g，白花蛇舌草20g，车前草15g，生地黄20g，墨旱莲15g，女贞子15g，炙甘草6g。14剂，每日1剂，水煎服。

2014年6月14日二诊：患者少腹胀痛明显好转，腰膝酸软，小便稍感急胀，无灼热感，失眠，多梦，心烦，自汗，精神、食欲一般，大便正常，舌质淡，苔薄黄，脉弦细。上方去车前草、香附、陈皮，加煅牡蛎10g（先煎30分钟）、浮小麦30g。14剂，每日1剂，水煎服。

2014年6月28日三诊：患者自诉稍感少腹胀痛，腰膝酸软，小便无急胀、灼热感，睡眠可，心烦，自汗，精神、食欲可，二便正常，舌质淡，苔薄黄，脉弦细。上方去白花蛇舌草、生地黄，加煅龙骨10g（先煎30分钟），菟丝子10g。14剂，每日1剂，水煎服。

2014年7月12日四诊：患者少腹无胀痛，稍感腰膝酸软，小便无急胀、灼热感，睡眠可，精神、食欲可，二便正常，舌质淡，苔薄黄，脉弦细。上方去煅龙骨、煅牡蛎。14剂，每日1剂，水煎服。

按语：患者素体情志抑郁，肝失条达，气机郁结，膀胱气化不利；肝郁气滞，愈久化火，湿热交阻，下注膀胱，因而从疏肝行气、利尿通淋立法，择选柴胡疏肝散合二至丸加减。方中柴胡疏肝解郁，枳壳下气破结，与柴胡合而升降调气；白芍平肝止痛、益阴养血，与柴胡合而疏肝理脾；赤芍清热凉血；川芎、香附活血行气，陈皮理气健脾；白花蛇舌草、车前草清热解毒、利尿通淋；女贞子甘苦凉，滋肾养肝，配墨旱莲甘酸寒，养肝益精凉血。诸药相伍，疏肝行气，利尿通淋。若失眠多梦、心烦者，属心神不宁，心失所养，可合甘麦大枣汤加减；若汗出重者，可加煅龙骨、煅牡蛎等敛阴止汗。

（胡路整理）

7. 肝气郁结，膀胱滞涩案

王某，女，45岁，江西吉安人，工人。2014年4月13日初诊。

患者尿频、尿急，小腹急胀感半年余，曾在省内多家医院门诊治疗，效果不佳，后经人介绍，故来赵老师处就诊。

刻下尿频，尿急，两胁及少腹时有胀痛感，心烦易怒，偶有腰酸腰痛，精神欠佳，纳可，大便可，舌苔薄白，脉弦细。尿检：白细胞+。

辨证：肝气郁结，膀胱滞涩。

治法：疏肝解郁，通阳化气。四逆散合五苓散加减。

处方：柴胡10g，赤芍10g，白芍10g，枳壳10g，青皮10g，四季青10g，桂枝10g，茯苓10g，泽泻10g，白花蛇舌草20g，补骨脂20g，土茯苓20g。7剂，水煎服，每日1剂。

2014年4月20日二诊：尿频、尿急明显缓解，但仍感觉小便不舒，腰酸腰痛，畏寒，纳可，大便可，舌苔薄白，脉弦细。证属肾虚膀胱气化不利，治当健脾补肾，通阳化气。

处方：桑寄生10g，墨旱莲15g，女贞子15g，菟丝子10g，巴戟天10g，补骨脂10g，山萸肉10g，怀山药20g，桂枝10g，土茯苓20g，川芎10g，白花蛇舌草20g。14剂，水煎服，每日1剂。

2014年5月6日三诊：尿频、尿急症状消失，患者精神可，自述无明显不适，稍有腰酸腰痛，舌苔薄白，脉弦细。守上方再进7剂，以资巩固。

按语：尿道综合征多见于已婚中年妇女。该患者尿频，尿急，两胁及少腹胀痛感，可见肝郁之象，腰酸腰痛，精神欠佳乃为肾虚，肾虚之体易感外邪，再加肝之疏泄失职，导致气淋。该患者肾虚为本，肝郁膀胱滞涩为标，急则治其标，故先从舒肝解郁，通阳化气以治其标，兼顾补肾，方选四逆散合五苓散加减，后症状缓解，再以补肾为主，标本兼顾，效果明显。《丹溪心法》云："诸淋所发，皆肾虚而膀胱生热。"故赵老师反对一见淋证就以清热解毒利湿为主，特别是反复迁延难愈者，大多数都有肾虚之象，不妨从健脾补肾为主，兼顾清热解毒，通阳化气，并坚持寒温统一、补泻同用，才能出奇制胜。

（马千整理）

8. 膀胱湿热案

汪某，男，72 岁，江西遂川县人。

突发尿少 2 天。

患者因前列腺肥大并尿路感染而致癃闭，入院治疗，经西药及导尿治疗不效，而邀赵老师诊治。刻下小便点滴不通，腹满胀痛，舌苔黄腻，脉弦滑。

辨证：湿热蕴结膀胱，灼烁肾阴，肾失开阖。

治法：清热滋阴。以八正散合滋肾通关丸加减。

处方：川木通 10g，车前子 30g（包煎），萹蓄 25g，瞿麦 25g，滑石 20g，甘草 10g，黄柏 10g，肉桂 3g，石韦 50g，竹叶 15g。

3 剂后小便如常，又服 3 剂诸症悉除，痊愈出院。

按语： 八正散系通利膀胱湿热之专剂；滋肾通关丸为滋肾通关的良剂，二者一治在膀胱，一治在肾；一清一利一通共奏清热、通关、利尿之效，而小便得通，癃闭乃愈。然方中之木通宜用川木通、白木通，而不能用关木通，防肾损伤。肉桂用量宜 3~5g，末冲服，以通阳利水。

（李庆珍整理）

十三、肾系其他病证

1. 心亏火旺，肾精不固案

患者刘某，男，28 岁，江西九江市人，小学老师。2009 年 4

月9日初诊。

梦中遗精1年多，近2月更为频繁，最多时每晚遗精1次。翌日起床，头昏头晕，心悸胸闷，腰膝酸软，萎靡不振，口干不欲饮，小便短黄，有灼热感，舌苔薄黄，舌质偏红，脉弦细偏数。未婚，教学任务繁重，每日备课到深夜。

辨证：心阴被耗，热入膀胱，心亏火旺，精液走泄。

治法：滋阴清热，健脾益肾。

处方：黄柏10g，知母10g，茯苓10g，山萸肉10g，怀山药20g，生地黄20g，牡丹皮10g，泽泻10g，太子参30g，天冬20g，砂仁5g，莲须30g，芡实20g，金樱子20g。7剂。

4月16日二诊：服药后梦遗次数明显减少，头昏头晕，腰膝酸软，症状亦改善，精神向好，惟夜寐不深，易惊醒，多梦，微感乏力。舌苔薄黄，舌质淡，脉弦细。予以养心安神，固精止遗。

处方：太子参30g，茯苓10g，茯神10g，远志10g，石菖蒲10g，麦冬20g，天冬20g，酸枣仁15g，煅龙骨10g（先煎），煅牡蛎15g（先煎），炙甘草6g。10剂。

4月27日三诊：腰膝酸软等诸症消失，睡眠较深，精力充沛，已结交女朋友，工作亦有所减轻，诸事顺心，频繁梦遗现象未再发生。嘱其注意劳逸结合，夏秋之时可适当服用六味地黄丸。

按语：患者因劳神过度，心阴暗耗，心阳独亢，心火不交于肾，肾水不能上济于心，心肾不交，阴亏火旺，扰动精室而致梦遗。《证治要诀》曰："有用心过度，心肾不摄而遗。"心主一身之火，肾主一身之水，欲降其火，宜滋其水，故用知柏地黄汤合三才封髓丹滋肾阴、降心火，合清降治之，俾真阴递复，水火互济，则梦遗可治。二诊后，以太子参、麦冬等益气养阴，远志、石菖蒲、茯神、酸枣仁养心安神，龙牡固精止遗，望其阴阳相交，静摄心神，故见效颇速。

（胡路、赵翔整理）

2.阴虚火旺案

张某,20岁,江西星子县人。2004年8月25日初诊。

遗精2年,加重2个月。

患者自诉2年前参加高考前,因用心攻读,过劳心神,出现夜寐差,多梦,而神惑精泄频频出现。此后遗精症状时好时坏,近几月来呈现加重趋势,伴精神萎靡,腰酸腰胀乏力,时有耳鸣,偶觉心慌心悸,舌红,苔薄黄,脉弦细数。

辨证:阴虚火旺,心肾不交。

治法:滋肾降火,安神固精。知柏地黄丸合水陆二仙丹加减。

处方:知母9g,黄柏9g,生地黄12g,茯苓10g,泽泻10g,山萸肉15g,怀山药20g,芡实20g,金樱子15g,五味子9g,牡丹皮10g。7剂,每日1剂,水煎服。

2004年9月1日二诊:患者服药期间出现遗精1次,但腰酸腰胀感较前减轻,精神较前好转,耳鸣消失,偶觉心慌,舌质转淡红,脉弦细。治疗上继用原方,14剂,关注病情变化。

2004年9月15日三诊:患者诉近期未再出现遗精,精神较前转佳,无腰酸腰胀,无心慌心悸,纳可,二便可,舌质淡红,苔薄白,脉弦细。为巩固疗效,嘱其守原方继服1个月。

1月后随访,诉无遗精出现,诸症好转。半年后随访,诉病情痊愈。

按语:遗精的发生,不完全属于病理现象,凡成年男性,身体健康,未婚而偶有遗精,每月不超过2~3次,属于正常现象。已婚青年男子,久不与爱人同居,偶有遗精,亦属正常,不能按病论治。此患者遗精频频出现则属于病态,而对于遗精,一般分成两类,梦与女交而遗者为梦遗;无梦而精液自流,或见色流精者,名为滑精。临床有"有梦为心病,无梦为肾病"之说。男性泌尿、生殖系统疾患大多与肾关系密切。张景岳认为"命门与肾本同一气",并进一步把真阴、真阳归根于肾之命门的水与火,强调温补肾中阴阳。景岳补肾法中的滋阴降火法适用于阴虚火旺、心肾不交之淋浊、遗精等证，其反对治遗泄不辨阴阳虚实，滥用知、柏泻火的时弊，但还是赞同丹溪"梦遗、精滑专主乎热，热则流通，宜滋阴降火"的治则，指出"相火盛者当壮水滋阴"，方选《直指》固精丸和滋阴八味丸化裁。药用黄柏、知母、山药、牡丹皮、茯苓、山茱萸、泽泻、煅龙牡、莲须、芡实、远志，共奏滋肾降火，清利下焦湿热，安神固精之功。本例患者遗精未因夜寐多梦而作，故而属肾病，结合患者精神萎靡，腰酸腰胀乏力，时有耳鸣，失眠多梦的症状当为阴虚火旺，心肾不交，治以滋肾降火，安神固精为主，故而选用知柏地黄丸合水陆二仙丹加减化裁。水陆二仙丹中金樱子、芡实补肾固精，达到标本兼治目的。

（唐杨、李小生整理）

3. 命火不足案

毛某，男，49 岁。江西临川人。

排尿困难 2 周。

近 2 周无明显诱因出现小腹胀痛，排尿困难，尿液难出，或有尿时点滴而出，余沥不尽。

刻下小腹胀痛，排尿困难，尿液难出，或有尿时点滴而出，余沥不尽，无发热及浮肿，舌质红，苔黄腻，脉弦细。尿常规检查正常。泌尿系超声检查：前列腺肥厚并增生，双肾、输尿管未见明显异常。

辨证：肾阳虚惫，命火不足。

治法：温阳利水。

处方：皂角刺 10g，王不留行 10g，茯苓 10g，猪苓 10g，桂枝 10g，灯盏花 10g，泽泻 10g，车前草 15g，土茯苓 20g，白花蛇舌草 20g。14 剂，水煎服，每日 1 剂。

二诊：小腹胀痛减轻，排尿基本正常，舌质红，苔薄黄，脉弦细。守上方去土茯苓，加薏苡仁 15g。14 剂。

三诊：小腹胀痛缓解，解尿正常。舌质淡红，苔薄白，脉弦细。守上方去灯盏花，加仙茅 15g、肉苁蓉 10g。14 剂。

按语： 患者经商，奔波劳累，导致肾阳虚惫，命火不足，故用五苓散为主方，温阳利水；加用皂角刺、王不留行活血理气，软坚散结；土茯苓等清热化湿。标本同治，小便自利。

（刘英整理）

4. 肾阳亏虚案

罗某，男，43 岁。

性功能障碍 2 月余。

近 2 月因工作压力大，熬夜多，出现夫妻同房时房事不举，有时举而不坚，不能持久，近来遗精频繁。

刻下腰膝酸软，神疲乏力，房事不举，或举而不坚，畏寒肢冷，精薄清冷，舌质淡红，苔薄白，脉沉细。尿常规检查正常。

辨证：肾阳亏虚。

治法：温补肾阳，固精止遗。

处方：黄精 15g，芡实 20g，巴戟天 10g，补骨脂 10g，仙茅 10g，天山雪莲 3g，莲须 20g，阳起石 10g，益智仁 10g，桑寄生 20g，川续断 10g，菟丝子 10g。14 剂，水煎服，每日 1 剂。

二诊：遗精减少，行房事较前稍有改善，舌质淡红，苔薄白，脉沉细。守上方去桑寄生、川续断。14 剂。

三诊：行房事能力增强，舌质淡红，苔薄白，脉沉细。守上方 14 剂。

按语： 本病例属中属"阳痿"。肾阳亏虚，命火不足，但又有遗精等肾气不固的表现，故遣方用药需防偏颇。温补肾阳不宜过于燥热，以免相火妄动，遗精更频。故用黄精、仙茅、益智仁等既可补肾助阳，又可固精止遗。

（刘英整理）

5. 肝肾阴虚案

余某,男,24岁,江西南昌人,职员。2014年5月7日初诊。经常熬夜后出现腰膝酸软1月余。

刻下腰膝酸软,头晕,耳鸣,手足心热,盗汗,口燥咽干,精神、睡眠一般,大便偏干,小便清黄,舌质红,苔少,脉细数。尿常规、肾功能检查正常,双肾彩超检查正常。

辨证:肝肾阴虚。

治法:滋补肝肾。六味地黄汤合二至丸加减。

处方:熟地黄20g,山茱萸10g,茯苓10g,山药20g,牡丹皮10g,泽泻10g,墨旱莲15g,女贞子15g,菟丝子10g,丹参20g。10剂,每日1剂,水煎服。

2014年5月17日二诊:患者腰膝酸软较前改善,仍感手足心热,盗汗,口燥咽干,耳鸣、头晕稍缓解,精神、睡眠一般,大便可,小便黄,舌质红,苔少,脉细数。上方加黄柏10g,知母10g。14剂,每日1剂,水煎服。

2014年6月2日三诊:患者仍感腰膝酸软,盗汗,手足心热稍改善,无明显口干,无耳鸣、头晕,精神、睡眠一般,大便可,小便黄,舌质红,苔薄黄,脉细数。上方加煅龙骨10g,淮小麦30g。14剂,每日1剂,水煎服。

2014年6月16日四诊:患者无明显腰膝酸软,无盗汗,手足心热明显改善,无口干,无耳鸣、头晕,精神、睡眠可,大便可,小便黄,舌质偏红,苔薄黄,脉细数。上方去黄柏、知母,加杜仲20g、桑寄生20g、川续断10g。10剂,每日1剂,水煎服。

2014年6月26日五诊:患者稍感腰膝酸软,偶有盗汗,无手足心热,无口干,无耳鸣、头晕,精神、睡眠可,大便可,小便黄,舌质淡红,苔薄黄,脉细数。上方去煅龙骨、淮小麦,继续服用10剂后,无明显不适。

按语:本症属肝肾阴虚,虚火上炎,因而从滋补肝肾立法,择选六味地黄汤合二至丸加减。方中以熟地黄滋肾阴，益精髓是为君药，山茱萸酸温滋肾益肝，山药滋肾补脾，共成三阴并补，以收补肾治本之功。本方"补中有泻"，即泽泻配熟地黄以泄肾降浊；牡丹皮配山茱萸以泻肝火；茯苓配山药以渗脾湿。补泻交施，是为防滋补之品滞腻之弊，仍以补为主。女贞子甘苦凉，滋肾养肝，配墨旱莲甘酸寒，益养精血；菟丝子补肝肾、益精髓，丹参活血祛瘀；综合全方，补肝肾养阴而不滋腻，为平补肝肾之剂。临证可酌加黄柏、知母等以增强滋阴降火之功。

（胡路整理）

6. 膀胱湿热案

孙某，男，45岁。2014年10月18日初诊。

腰痛、乏力2年。

患者2年前感腰痛、乏力，在当地医院检查尿蛋白（+++），潜血（+++），诊断为"肾炎"。经中西医治疗后，查尿蛋白（++），潜血（++）。欲求中医治疗。

刻下腰痛，小腹坠胀，腰痛乏力，尿频，无尿痛，大小便可。舌暗苔黄，脉滑，查体：全身无浮肿，神清，心肺未见异常，腹软无压痛，肝脾肋下未触及，腹水征（−），双肾区无叩击痛。尿常规检查：潜血（++），白细胞2~4/HP，尿蛋白（+）。尿素氮6.2mmol/L，肌酐88μmol/L。

西医诊断：慢性肾炎。

中医诊断：腰痛。

辨证：膀胱湿热。

治法：清热利湿，凉血止血。

处方：瞿麦20g，蒲黄20g，车前子15g（包煎），栀子20g，大黄10g，大蓟10g，小蓟10g，黄芩20g，石膏20g，蒲公英20g，黄柏20g，田七粉3g。水煎服，每日1剂。

2014年11月4日二诊：自觉尿频，小腹坠胀明显好转，腰痛仍有。尿常规检查潜血（±）。

处方：瞿麦 20g，蒲黄 20g，车前子 15g（包煎），栀子 20g，大黄 10g，大蓟 10g，小蓟 10g，黄芩 20g，石膏 20g，蒲公英 20g，黄柏 20g，田七粉 3g，益智仁 20g，覆盆子 20g。

2014 年 11 月 20 日三诊：腰痛减轻，余无不适，查体：舌质红，舌苔薄黄，脉细。尿常规检查：红细胞 3~5/HP，潜血（±）。证属膀胱湿热。治以清热利湿解毒，凉血止血。

瞿麦 20g，蒲黄 20g，车前子 15g（包煎），栀子 20g，大黄 10g，大蓟 10g，小蓟 10g，黄芩 20g，石膏 20g，蒲公英 20g，黄柏 20g，田七粉 3g，益智仁 20g，覆盆子 20g，煅牡蛎 20g，紫花地丁 10g，10 剂。病情稳定。

按语：本例患者，嗜食辛热肥甘酒醪之品，酿成湿热，下注膀胱；或下阴不洁，秽浊之邪侵入膀胱，酿成湿热。湿热内蕴膀胱，日久熬津烁液，肾与膀胱气化失调，酿而成疾。本例下焦湿热症状明显，故治之以清热利湿，方用石韦散加减。方中石韦利水通淋；滑石、车前子、冬葵子清热利水通淋。湿热患者可加黄柏、蒲公英清热利湿。

（喻闽凤整理）

第二章　肺系病证

一、感　冒

1.风寒犯表，郁而发热案

刘某，男，50岁，江西南昌人，大学教师。2000年9月20日初诊。

持续发热4天。

患者4天前受凉后出现发热，始为38.5℃，第2天开始体温39℃，晚上最高达40℃。在校医院查血常规基本正常，胸片、尿常规均正常。考虑为病毒性感冒，即予以病毒灵静脉输液，但仍高热不退。因2天后要出国参加国际学术会议，患者十分着急，遂通过朋友介绍邀赵老师至其家中诊治。

刻下颜面红，壮热不退，体温39.8℃，轻微咳嗽，微恶寒，无汗，四肢关节酸痛，精神稍差，食欲、睡眠一般，二便可，舌质淡，苔薄黄，脉弦紧数。

辨证：风寒犯表，郁而发热。

治法：发汗解表，清肺泄热。麻杏石甘汤合荆防败毒散加减。

处方：麻黄6g，石膏30g，荆芥10g，防风10g，羌活10g，独活10g，金银花10g，柴胡10g，杏仁10g，前胡10g，枳壳10g，桔梗10g，苏叶10g，甘草6g，生姜4片，大枣4枚。

嘱其立即服用1剂，晚上睡前再服1剂，服药后汗出，喝稀粥1碗，第2、3天各服1剂，分2次服用。患者服药后汗出烧退，按时出国。

按语：风寒上受，邪正交争于腠理之间，正虚不能祛邪外出，郁而化热，故恶寒壮热而无汗，四肢关节酸痛；风寒犯肺，肺气失宣，故咳嗽。因而从发汗解表、清肺泄热立法，择选麻杏石甘汤合荆防败毒散加减。方中麻黄宣肺而泄邪热，取"火郁发之"之义，但其性温，故配伍辛甘大寒之石膏，且用量数倍于麻黄，使宣肺而不助热，清肺而不留邪；荆芥、防风祛风散邪；羌活、独活祛外邪、止疼痛；金银花散热；苏叶发汗解表；柴胡辛散解肌；前胡祛痰；枳壳降气；杏仁、桔梗化痰；生姜发散风寒；甘草、大枣调和诸药。诸药相伍，共奏发汗解表、清肺泄热之功。

该患者用麻黄、石膏解表退热，为发汗峻剂，收效即可，不宜多用。因患者高热，故1剂之后，再进1剂。汗出热退，为避免汗出伤阴，故嘱其喝稀粥，以益气养阴以收其功。本案用方之效，效在1日之内连服2剂，乘胜追击，逐邪外出，以达速愈之效。但本法只能运用一时，不可久用，且适合体质壮实者，老弱体虚者不宜，否则易患虚虚实实之戒也。

（胡路、赵翔整理）

2. 风寒束表案

徐某，女，30岁，江西南昌人，职员。2013年12月2日初诊。

鼻塞流涕、恶寒发热2天。

患者2天前受凉后出现鼻塞、流清涕，恶寒重，发热轻，体温最高为37.5℃。

刻下鼻塞，流清涕，恶寒重，发热轻，体温37.3℃，无汗，四肢关节酸痛，咽红，稍感咽痛，口不渴，无咳嗽，精神稍差，食欲、睡眠一般，二便可，舌质淡，苔白腻，脉浮紧。

辨证：风寒束表。

治法：辛温解表，宣肺散寒。荆防败毒散加减。

处方：荆芥10g，防风10g，柴胡10g，前胡10g，川芎10g，桔梗 10g，枳壳 10g，羌活 10g，独活 10g，炙甘草 6g，生姜 4 片，蝉蜕 6g，牛蒡子 10g。5 剂，每日 1 剂，水煎服，服药后注意保暖。

患者服药复诊，诉服药后汗出，感冒痊愈，无鼻塞流涕，无恶寒发热，无四肢关节酸痛，咽喉利，精神、食欲、睡眠可，嘱患者平素注意保暖。

按语：本证风寒上受，肺气失宣，风寒之邪外束肌表，卫阳被郁，故见清阳不展，络脉失和，四肢酸痛。因而从辛温解表、宣肺散寒立法，择选荆防败毒散辛温解表；加蝉衣、牛蒡子清利咽喉；诸药相伍，共为辛温解表、宣肺散寒。若风寒夹湿者，可加厚朴、陈皮、苍术、半夏等；夹痰者，可加二陈汤化痰除湿；夹气滞者，可加香附、苏梗等理气疏肝。

（胡路整理）

二、咳 嗽

风寒袭肺案

张某，女，42 岁，江西宜春人，农民。2013 年 12 月 16 日初诊。咳嗽咳痰 5 天。

患者 5 天前受寒后出现咳嗽咳痰，痰白清稀，四肢酸痛，咽痒。

刻下咳嗽咳痰，痰白清稀，四肢酸痛，咽痒咽红，稍感头痛，精神、食欲一般，睡眠可，二便可，舌质淡，苔薄白，脉浮紧。

辨证：风寒袭肺。

治法：止咳化痰，疏表宣肺。止嗽散加减。

处方：百部 10g，紫菀 10g，白前 10g，陈皮 10g，荆芥 10g，款冬花 10g，川芎 10g，桔梗 10g，羌活 10g，独活 10g，炙甘草 6g，蝉蜕 6g，牛蒡子 10g。每日 1 剂，水煎服。

12 月 21 日二诊：患者诉咳嗽明显好转，仍有咳痰，痰色稍黄，质稍黏，四肢关节无酸痛，咽部稍红，无头痛，精神、食欲一般，睡眠可，二便调，舌质淡，苔薄黄，脉浮紧。上方去川芎、羌活、独活、蝉蜕，加浙贝母 10g、半夏 10g。5 剂，每日 1 剂，水煎服。

患者服药后复诊，咳嗽痊愈。嘱患者平素注意保暖。

按语：本证风寒之邪外束肌表，内袭于肺，肺卫失宣，肺气闭郁，不得宣通；寒邪郁肺，气不布津，凝聚为痰；风寒外束于表，卫阳被遏，清阳不展，络脉失和。因而从止咳化痰、疏表宣肺立法，以止嗽散加减。方中百部、紫菀、白前、款冬花止咳化痰；桔梗宣降肺气，止咳消痰；陈皮燥湿化痰；荆芥疏风解表；羌活、独活祛风散寒，兼能祛湿；炙甘草调和诸药；川芎活血祛风；蝉衣、牛蒡子清利咽喉。诸药合用，温润和平，不寒不热，共具止咳化痰、疏表宣肺之功效。若夹痰湿者，咳而痰黏，可加厚朴、茯苓、半夏等燥湿化痰；若燥热灼金，干咳无痰者，可加瓜蒌、知母、贝母、柏子仁以润燥。

（胡路整理）

三、喘　证

风寒客表，水饮内停案

郭某，男，53 岁，江西南昌人，职员。1989 年 5 月 10 日初诊。

咳嗽气喘 3 天。

患者 3 天前受凉后出现咳嗽气喘，痰清稀而黏，不易咯出，伴畏寒肢冷，遂来就诊。患者既往有烟酒嗜好，1 年前在某医院住院治疗，诊断为慢性支气管炎、肺气肿。

刻下咳嗽气喘，痰清稀而黏，不易咯出，伴畏寒肢冷，胸闷，身体困重，饮食少进，口淡不渴，精神稍差，睡眠一般，二便可，舌质淡，苔薄白，脉浮弦。

辨证：风寒客表，水饮内停。

治法：解表蠲饮，止咳平喘。小青龙汤加减。

处方：麻黄 10g，桂枝 10g，半夏 10g，五味子 10g，杏仁 10g，干姜 10g，白芍 10g，细辛 6g，大枣 4 枚，炙甘草 6g。4 剂，每日 1 剂，水煎服，服药后注意保暖。

二诊：患者诉仍有咳嗽，痰黄，质黏稠，无气喘，精神、食欲一般，睡眠可，二便可，舌质淡，苔薄黄，脉浮弦。方用三子养亲汤加减。

处方：苏子 10g，白芥子 10g，莱菔子 10g，黄芩 10g，陈皮 10g，茯苓 10g，半夏 10g，川贝母 10g，前胡 10g，炙甘草 5g。6 剂，每日 1 剂，水煎服。

患者服药 8 剂后复诊，咳喘症状基本消失。嘱患者平素注意保暖。

按语：患者因寒邪诱发，素体阳虚，痰从寒化，属寒痰为患，发为寒哮。正如《景岳全书·喘促》所云："喘有夙根，遇寒即发，或遇劳即发者，亦名哮喘。"患者外感风寒，素有水饮，脾肺之气必虚，水寒相搏，皮毛闭塞，肺气益困，转输不利，水饮蓄积于心下，上犯迫肺，肺寒气逆，故而不渴，喘咳痰多，痰清稀而黏，不易咯出，胸闷，身体困重。因而从解表蠲饮、止咳平喘立法，择选小青龙汤加减。方中麻黄、桂枝为君药，发汗解表，除外寒而宣肺气；干姜、细辛为臣药，温肺化饮，兼助麻、桂解表。然而，肺气逆甚，单用辛温发散，既恐耗伤肺气，又须防温燥伤津，故配伍五味子敛气，白芍养血，是兼佐、使之用。半夏祛痰和胃散结，杏仁止咳平喘，亦为佐药；炙甘草、大枣益气和中，调和诸药。诸药配伍，使风寒解，水饮去，肺气复舒，宣降有权，诸证自平。

（吴国庆、曾冬梅整理）

四、肺 胀

体虚外感案

谌某，女，80岁，江西永修人。2013年9月16日初诊。

患者30年来常因天气变化或受凉后出现胸闷，有时伴咳喘，多次在当地医院就诊，根据胸片结果诊断为"慢性支气管炎、肺气肿"，具体治疗方案不详。平素稍微剧烈活动时症状加重，伴双下肢乏力感。1周前因受凉出现感冒，故前来就诊。

刻下气短无力，膝腿酸软无力，不能行走，精神欠佳，纳少，无咳嗽，低热，体温37℃，舌质红，苔花剥，脉细无力。血压80/40mmHg。血常规检查示：白细胞16.4×10⁹/L，中性粒细胞80.2%。

辨证：气阴两虚兼外感。

治法：辛温解表，兼顾脾胃。

处方：淡竹叶10g，荆芥10g，牛蒡子10g，苏叶10g，羌活10g，前胡10g，桔梗9g，砂仁6g（后下），焦白术10g。每日1剂，大火煎，取汁200mL，水煎2次分服。同时予输液、抗感染等对症治疗。

2013年9月19日二诊：患者诉已无发热，气短较前减轻，膝腿酸软无力感较前稍好，精神转佳，纳食转佳，大便干，舌质淡红，苔少，脉细。患者有气阴两虚之表现，但因余邪未清，不宜过用滋补之品。

处方：炙黄芪15g，北沙参12g，百合10g，地骨皮15g，茯苓10g，砂仁6g（后下），焦白术10g，苏叶10g，玉竹10g，桔梗10g。每日1剂，大火煮沸后转文火煎30分钟，取汁150mL，分2次服。

2013年9月26日三诊：患者精神佳，无发热、咳嗽等外感症状，时有气短，二便可，舌苔薄白，舌质淡红，脉细。守原法缓图。继续予原方7剂后，诉病情好转停药。

按语：本症患者为高龄女性，素体阴虚，既往有肺气肿病史，复感外邪。此次患者感冒乃气虚所致，故而发热轻，气短无力，膝腿酸软无力，不能行走，临床表现为气阴两虚证，考虑患者高龄脾胃虚弱，用辛温解表兼顾护脾胃为法治疗，选方参苏饮加减。方中苏叶、前胡、桔梗、羌活、荆芥、牛蒡子宣肺解表，淡竹叶养阴生津清热，砂仁、白术建中补气，虑其发热故不用人参温补。二诊时热退，外感表证情况减轻，但仍有气虚，中土不能生金，故治时应养肺扶脾，合并益气养阴固本，方用玉屏风散合加减葳蕤汤。方中北沙参、百合、地骨皮、玉竹等清肺胃以除热，炙黄芪、茯苓、砂仁等益气扶脾以生金，则土生金，金生水，水能济火，热势安能复焉。老年人治外感时切记顾护脾胃，勿妄投虎狼之剂而损伤中焦，须知"有胃气者则生"。

（唐杨、李小生整理）

五、汗 证

营卫不和，肺气虚弱案

邓某，男，24 岁，江西南昌人，学生。2014 年 5 月 31 日初诊。

汗出恶风，动则益甚 2 个月。

患者 2 月前受风后出现汗出恶风，活动后加重，遂来就诊。刻下汗出恶风，动则益甚，失眠多梦，心悸，体倦乏力，平素不耐风寒，易于感冒，食欲一般，二便正常，舌质淡，苔薄白，脉细缓。

辨证：营卫不和，肺气虚弱。

治法：调和营卫，益气固表。桂枝汤合玉屏风散加减。

处方：黄芪 30g，防风 10g，白术 10g，桂枝 10g，白芍 10g，煅牡蛎 10g（先煎），浮小麦 30g，生姜 4 片，大枣 4 枚，炙甘草 6g。每日 1 剂，水煎温服，服药后啜热稀粥，并注意保暖。

6 月 14 日二诊：患者自诉汗出恶风明显改善，动后尤甚，失眠，多梦，心悸，体倦乏力，食欲一般，二便正常，舌质淡，苔薄白，脉细缓。上方加煅龙骨 10g（先煎），五味子 10g。每日 1 剂，水煎温服，服药后啜热稀粥，并注意保暖。

6 月 28 日三诊：患者自诉仍有汗出，无恶风，睡眠一般，心悸明显改善，精神、食欲可，二便正常，舌质淡，苔薄白，脉细。上方去煅牡蛎、五味子，加麻黄根 20g。每日 1 剂，水煎温服，服药后啜热稀粥，并注意保暖。

7 月 12 日四诊：患者自诉无汗出恶风，睡眠可，无心悸，精神、食欲可，二便正常，舌质淡，苔薄白，脉细。继续服用上方 14 剂，每日 1 剂，水煎服，煅龙骨先煎 30 分钟，温服，服药后啜热稀粥，并注意保暖。

后继续服用玉屏风颗粒每次 1 包，每日 3 次，病情无反复。

按语：患者素体肺肾气虚，卫气虚弱，不能固表，营卫失和，腠理不固，动则耗气，气不摄精，心失所养。因而从调和营卫、益气固表立法，择选桂枝汤合玉屏风散加减。方中桂枝温经解肌，白芍敛阴和营，桂枝、白芍合用，调和营卫使腠理固密，佐生姜、大枣、炙甘草和中，助其调和营卫之功，黄芪补气固表止汗，白术健脾补气实表，防风祛风走表而助黄芪固表之力，浮小麦、煅牡蛎止汗敛阴，诸药相伍，调和营卫、益气固表。气虚重者可加重黄芪用量；汗多者可加麻黄根、煅龙骨、五味子止汗敛阴；病久脾胃虚弱者可加四君子汤培土生金；兼中气下陷者可加补中益气汤补中益气。

（胡路整理）

第三章　心脑病证

一、胸　痹

痰浊内阻案

瞿某，男，68岁，江西吉安人，干部。2009年9月10日初诊。反复胸闷、胸痛2年余，再发伴气短乏力2天。

患者素体肥胖，嗜酒，既往有冠心病史，心电图示心肌缺血。患者2天前因受凉后出现胸闷胸痛，伴气短乏力，咳泡沫痰，遂来就诊。

刻下胸闷胸痛，左侧为甚，伴气短乏力，咳泡沫痰，肢体困重，精神欠佳，食欲一般，睡眠稍差，二便正常，舌质暗红，苔白滑腻，脉弦缓。心电图示：心肌缺血。

辨证：痰浊内阻。

治法：通阳泄浊，豁痰散结。瓜蒌薤白半夏汤加减。

处方：瓜蒌15g，薤白10g，半夏10g，桂枝6g，川芎10g，红参10g，麦冬20g，苍术10g，茯苓10g，炙甘草6g。每日1剂，水煎服。

9月14日二诊：患者自诉胸闷、胸痛明显改善，仍感气短乏力，咳嗽已止，精神、食欲、睡眠一般，二便正常，舌质暗红，苔白滑腻，脉弦缓。

处方：瓜蒌10g，薤白10g，半夏10g，丹参20g，川芎10g，党参20g，麦冬20g，苍术10g，陈皮10g，茯苓10g，炙甘草6g。10剂，每日1剂，水煎服。

患者服药后复诊，余症消失，复查心电图正常。

按语：《金匮要略·胸痹心痛短气病》中称本病为"胸痹""心痛"，将其病因病机归纳为"阳微阴弦"，即胸阳不足，阴邪搏结所致，为本虚标实之证。患者素体肥胖，嗜酒，胖人多痰湿，痰为阴邪，重浊黏滞，阻于心脉，胸阳失展，气机不畅，故胸闷而痛；痰浊中阻，肺失宣降，故咳泡沫痰；痰浊困脾，脾失健运，故肢体困重；心脾气虚则气短乏力。因而从通阳泄浊、豁痰散结立法，方用瓜蒌薤白半夏汤加减。方中瓜蒌宽胸散结化痰；薤白辛温通阳，散结豁痰下气；半夏化痰降逆；桂枝通阳散寒；川芎活血行气止痛；红参补脾益肺；麦冬养阴润肺；苍术、茯苓健脾化湿；炙甘草甘温散寒，益气复脉。全方合用，通阳泄浊，豁痰散结。若痰浊较重，宜加重健脾化痰之力，可合用二陈汤；久病必瘀，若痰瘀互结，宜加入活血化瘀之品，如桃仁、红花、丹参、郁金等；若痰浊化热，痰热互结，可合用黄连温胆汤以清化痰热。

（胡路、赵翔整理）

二、眩　晕

1.气血亏虚，风阳上扰案

孟某，男，69岁，江西新建县人，退休干部。2014年5月15日初诊。

眩晕反复发作3月余。

患者3个月前因思虑过度、睡眠不佳而发眩晕，不伴恶心呕吐。至省某医院查脑电图、头颅CT、心电图均未见明显异常，血压正常，诊断为"脑动脉硬化症"。服用甲钴胺、眩晕宁等药物后，效果不显。

来诊时精神欠佳，头晕，伴视物旋转，气短乏力，健忘，面色不华,食欲不振,腹胀便溏,夜寐不宁,形体消瘦。家人诉其平素急躁易怒。舌质淡红,苔薄黄腻,脉弦细滑。

中医诊断:眩晕。

辨证:气血亏虚,风阳上扰。

治法:补中益气,健脾化湿。补中益气汤加减。

处方:黄芪 15g,党参 15g,炒白术 10g,柴胡 6g,升麻 10g,当归 10g,佩兰 15g,茯苓 10g,砂仁 6g,白芍 10g,法半夏 10g,天麻 10g,黄连 5g。每日 1 剂,水煎服。

2014 年 5 月 30 日二诊:患者眩晕顿减,腹胀偶痛,便溏,眠安,腰膝酸软,舌脉同前。考虑脾虚未复,肾亏显露,肝脾不调,治宜健脾补肾,条达肝气。

处方:生黄芪 15g,炒白术 10g,陈皮 10g,当归 10g,炒防风 10g,白芍 10g,茯苓 10g,山萸肉 10g,泽泻 10g,沙苑子 10g,桑寄生 15g,续断 10g,杜仲 20g,甘草 6g。每日 1 剂,水煎服。

2014 年 6 月 25 日二诊:患者眩晕偶作,诸症悉减,大便偏稀,小便可,舌质红,苔薄黄,脉弦细。因患者不愿再服中药汤剂,改为香砂六君子丸合杞菊地黄丸,隔日交替服用。

按语:气虚则清阳不展,血虚则脑失所养,均可导致眩晕。患者头晕、气短乏力、面色无华、腹胀便溏,乃气血亏虚,清阳不升之象。朱丹溪尝言"无火不生痰",痰随火上,故曰"无痰不作眩"。本案患者头晕辨气血亏虚,兼夹有痰。以补中益气汤益气升阳,合法半夏化痰,黄连清热燥湿,佩兰、茯苓、砂仁化湿,白芍补血柔肝,再加天麻息风止眩。

服药后患者症状大减,但脾元尚未完全复原,加之平素急躁易怒,肝气太过,《素问·五运行大论》说:"气有余,则制己所胜而侮所不胜;其不及,则己所不胜侮而乘之,己所胜轻而侮之"。故而导致肝强脾弱,出现腹胀腹痛、便溏。同时有腰膝酸软之症,故二诊时治疗以健脾补肾、调达肝气为法。以痛泻要方实土泻木,疏肝理气，合黄芪、当归益气生血，沙苑子、山萸肉补肾固精，桑寄生、杜仲、续断补肾强腰，茯苓、泽泻利水渗湿。

经过两诊治疗后，患者已有明显改善，故后期以香砂六君子合杞菊地黄丸调理脾肾而安。

（吴国庆、曾冬梅整理）

2. 瘀血内停案

杨某，男，60岁，福建漳州市人。2004年9月23日初诊。

头晕目眩2年余，加重伴恶心呕吐3天。

患者于2年前无明显诱因出现头晕，伴视物旋转不定，闭目或静卧时症状缓解，常1月或数月发作1次，曾多次在当地医院就诊，予输液、口服中药治疗（药名不详）。3天前又出现头晕，伴恶心呕吐，故来求诊。

症见头晕，视物旋转，恶心欲呕吐，神志清晰，瞳孔大小正常，心、肺、腹部查体均阴性，四肢活动正常。舌质偏暗，舌苔淡黄而腻，脉弦缓。血压135/95mmHg。彩色多普勒检查示：椎-基底动脉血管紧张度增高，双侧大脑中动脉、左侧大脑后动脉血流速度增快，脑动脉硬化。

西医诊断：脑动脉硬化。

中医诊断：眩晕。

辨证：风阳上扰，兼夹痰热。

治法：化痰息风，平肝潜阳。天麻钩藤饮合黄连温胆汤加减。

处方：天麻15g，钩藤12g，石决明15g，杜仲15g，川牛膝10g，桑寄生15g，栀子10g，黄芩6g，益母草15g，茯神10g，夜交藤10g，黄连4g，郁金9g，陈皮6g，法半夏9g，竹茹10g。每日1剂，水煎服。

嘱其不可剧烈活动，必要时卧床休息。

2004年9月30日二诊：患者诉恶心呕吐消失，但仍觉眩晕，不能正常活动，若头项活动稍急，即觉天旋地转，如坐舟车，伴心中烦闷不适，夜寐差。诊见神志清楚，口眼无㖞斜，颈部无抵抗感，肢体活动正常，血压正常，大便干结难解，小便量少，舌质偏紫暗，舌边尖可见红色细小斑点，舌底脉络紫暗曲张明显，脉弦。遂考虑患者有瘀血内停征象，故治法以活血化瘀为主，化痰开窍为辅，选用血府逐瘀汤加减。

处方：生地黄 15g，桃仁 10g，红花 10g，枳壳 10g，当归 10g，赤芍 15g，丹参 20g，杜仲 15g，川牛膝 10g，柴胡 10g，法半夏 9g，黄连 6g，石菖蒲 15g。每日 1 剂，水煎服。

2004 年 10 月 5 日三诊：患者自诉病情已好转十之八九，头晕目眩感大大减轻，已能下床轻微活动，夜寐较前稍好，纳可，大便仍干，舌脉基本同前。药既已奏效，故不更方，仍以血府逐瘀汤加减治疗。每日 1 剂，水煎服。

2004 年 10 月 12 日四诊：患者头晕目眩症状基本消失，无恶心呕吐，纳食、睡眠转佳，二便可，舌质转红润，舌底静脉变细，脉细。为稳定病情，巩固疗效，嘱其继服血府逐瘀汤 5 剂，以收全功。

1 年后回访，诉眩晕未再复发。

按语：血府逐瘀汤为清代医家王清任所创制，乃活血祛瘀、行气止痛之名方。多年来应用于临床发现，只要抓住其血瘀之特点，随症加减活用，可用来治疗多种内科杂病，每能应手奏效。本例患者为眩晕病证，采用常规的化痰息风、平肝潜阳法未获明显效果，经颅多普勒示脑动脉硬化，舌脉均提示有血瘀证候。中医理论认为，老年人经脉气血日衰，血脉运行不畅，瘀阻清窍，气血不能上荣头目即可发为眩晕。血府逐瘀汤中当归、川芎、桃仁、红花、赤芍活血祛瘀而通血脉，柴胡、桔梗与枳壳、牛膝配伍，一升一降，调畅气机，行气活血。生地一味，既能"逐血痹"，又有养阴凉血润燥的功能，诸药共成祛瘀通脉之剂。本例患者伴有痰热症状，故加用黄连温胆以清化痰热，两方共用加减变化，收获良效。

（唐杨、李小生整理）

三、不 寐

1. 少阳郁滞，气机不利案

郑某，男，43 岁，江西安义人，教师。2006 年 4 月 26 日初诊。失眠伴头痛头昏 1 个月。

患者自述在 3 月 18 日因受风寒后恶寒伴发热，因当时家中有事，心情不悦，罹受外感之邪而数日不愈，经当地卫生院医生治疗，热退身凉，唯睡眠不佳，又经某乡镇医院诊治，服安定、冬眠灵等西药，效果不佳。后经多方求医，均以"失眠"诊治，先后服用补心安神丸、柏子养心丸、天王补心丹等镇静安神之品，皆无效果，且愈来愈严重，经朋友推荐，前来医院就诊。

刻下昼夜不得眠，形容憔悴，精神疲惫，口苦咽干，目涩多眵，头晕不爽，舌质淡，左半部苔薄黄，右半部苔薄白，脉虚弦。

辨证：少阳郁滞，气机不利。

治法：和解少阳，解郁安神。

处方：柴胡 15g，黄芩 12g，党参 12g，合欢皮 20g，夜交藤 30g，琥珀末 3g（冲服），炙甘草 9g，生姜 3 片，大枣 3 枚。3 剂，水煎服，每日 1 剂。

4 月 29 日二诊：患者来院复诊，自述服上药 1 剂后，有睡意；服 2 剂诸症悉除，已能安睡；3 剂随之尽饮，周体顿感轻松，睡眠安然无恙。患者甚喜，又恐复发，故又来开药以巩固疗效。视舌候脉，舌质淡苔薄白有津，六脉如常，故不必再以药疗，嘱其调节生活规律，开畅胸怀，注意饮食营养，以食补其久疴之损。

5 月 28 日电话随访，再无复发，身体复常。

按语："失眠"，虽属临床常见病证，但治以小柴胡汤加味，了了数味平淡之药，却获出奇制胜之效。阅《伤寒论》少阳通篇，未见述及小柴胡汤能愈失眠之说，然而小柴胡汤的立方诣意，在于和解少阳，除半表半里之邪，疏少阳之郁滞。综观此例，虽以"失眠"为其主要所苦，但他症有口苦、咽干、目眩，脉舌俱为少阳枢机不利之见证。《伤寒论》少阳篇曰："伤寒中风，有柴胡证，但见一证便是，不必悉俱。"故此例"失眠"之证，实属少阳证，病机乃属邪留少阳，枢机不利，肝阳不降，清窍受扰之故。用小柴胡汤以柴、芩发少阳之邪，和少阳之机；参、草、枣鼓舞脾气乃扶正以祛邪；又用合欢皮、夜交藤，性味皆甘平，甘缓质柔而性不燥烈，为善解郁而安神之平和佳品，每于临床将二药相须为用，治疗肝胆气滞不畅，气血不调；另取甘平入心肝经的琥珀，宣通血脉，调畅气血以安神定志，收效更佳。然用此药之要旨，乃宗《内经》所云："……必先去其血脉，而后调之，无问其病，以平为期"之意。故三药与小柴胡汤合，共解少阳之邪，疏畅郁滞，调畅气机，宣气血以利枢机，终获捷效。

（唐杨、李小生整理）

2. 心肾不交案

俞某，女，50岁，江西南昌人，职员。2004年10月23日初诊。患失眠症4年，加重1月。

患者患失眠症已有4年，入睡困难，易早醒，醒后难以入睡，严重时通宵失眠，曾服用安眠药，但因副作用严重而停用。曾多次服用中成药及中药养心安神剂（具体不详），效果不显。西医诊断为神经官能症。

刻下腰酸，乏力，纳差，夜寐差，眩晕耳鸣，面色赤，自汗，口干，舌尖痛，口腔黏膜有2处溃疡，自诉两足部常年有冷感，大便每日1次，质偏干，小便可，舌质鲜红少苔，脉细数。

辨证：肾阴不足，阴不敛阳，虚阳浮越，上扰心神。

治法：引火归原，养阴安神。六味地黄丸合交泰丸加减。

处方：生地黄15g，茯神15g，熟地黄15g，山萸肉15g，牡丹皮10g，泽泻10g，怀山药20g，灵磁石15g（先煎），麦冬10g，煅牡蛎30g（先煎），夜交藤15g，酸枣仁20g（打碎先煎），川黄连3g，肉桂 1.5g（冲服）。7 剂，每日 1 剂，水煎服。

同时配合使用耳穴贴敷。取穴神门、皮质下、心、肾、脑，单耳贴敷，复诊时更换另一侧耳。操作方法：将挑选过形状饱满，大小合适的炒酸枣仁用少许开水浸泡去外皮，分成两半，置于边长约 10mm 的正方形胶布中，贴于耳穴处，嘱患者每日中午及睡前各按揉 1 次，每次 5 分钟。

2004 年 11 月 2 日二诊：患者 10 天后复诊，诉服前方 3 剂时，夜间能睡 5~6 小时，服第 7 剂时可通宵入眠，但因工作原因不能及时来诊，故已停药 2 天，这两晚又出现失眠，每晚睡眠时间约 4 小时。症见口干较前好转，舌尖痛及口腔溃疡症状消失，大便可，小便可，舌质色转淡红，苔薄白，脉细。处方仍守上方继服 7 剂，给予酸枣仁耳穴贴敷治疗，同时门诊给予针刺百会、四神聪、神门、陶道穴，留针 20 分钟。

2004 年 11 月 9 日三诊：患者睡眠时好时坏，有时可整晚入眠，有时不足 4 小时。守原方，酸枣仁加量至 30g，继用 10 剂。继用耳穴贴敷治疗，双耳交替。

2004 年 11 月 19 日四诊：患者睡眠状态较稳定，每晚可入睡 6 小时以上，自诉不愿再服用中药汤剂，故停用中药方，改用中成药杞菊地黄丸。每日 3 次，每次 8 丸，继用 1 月。

1 月后电话随访，睡眠情况基本稳定。

按语： 失眠的原因很多，诸如思虑劳倦，情志失调，素体虚弱或病后心胆气虚及胃中不和等。影响机体气血脏腑功能失调，阴阳失衡，使心神不宁，神不守舍以致失眠。丁甘仁先生曾曰："不寐之因甚多，而大要不外乎心肾……肾阴不足，水不济火，心火不能下通于肾，肾阴不能上济于心，阳精不升，水精不降，阴阳不交，则为不寐，此不寐之本也。"本例患者辨证为肾阴不足，阴不敛阳，虚阳浮越，上扰心神而致失眠。治疗以引火归原、养阴安神为法，选用滋阴降火之剂，加用交泰丸从阴引阳，交通心肾，引火归原。其中用肉桂的道理，诚如《医方集解》所说："火从肾出，是水中之火也。火可以水折，水中之火不可以水折。附桂与火同气而味辛……据其窟宅而招之，同气相求，火必下降矣"。俾虚火下潜，阳归肾宅，阴阳平调，则寝寐自宁。中医学认为，耳并不是一个单纯孤立的听觉器官，它和人体经络、脏腑密切相关。酸枣仁甘酸平，养心宁神，应用酸枣仁贴压对耳穴是一个良性刺激，通过末梢神经传到大脑皮层的相应区，从而减弱或抑制了原有的病理兴奋灶，使大脑皮层细胞的兴奋和抑制趋于平衡，从而获得睡眠时的抑制状态。陶道穴属于督脉经，主治神经衰弱，对治疗顽固性失眠尤佳。

（唐杨、李小生整理）

3. 阴阳两虚案

谭某，女，53 岁。浙江杭州市人。2013 年 5 月 6 日初诊。

反复失眠半年余。

患者近 2 年来腰酸腰痛，乏力，经休息后缓解，近半年来夜间睡眠差，烦躁，汗出，口干且腰酸腰痛明显。

刻下腰酸腰痛，烦躁易怒，神疲乏力，面色潮红，夜间难于入睡，寐中易醒，舌质红，苔薄黄，脉弦细。尿常规检查正常。

辨证：阴阳两虚，心肾失交。

治法：滋肾阴，补肾阳，交通心肾。

处方：黄芪 30g，益智仁 10g，熟地黄 20g，麦冬 10g，巴戟天 10g，补骨脂 10g，怀牛膝 10g，川芎 10g，威灵仙 20g，天山雪莲 3g。14 剂，水煎服，每日 1 剂。

二诊：诸症减轻，舌质红，苔薄黄，脉弦细。守上方去麦冬，加仙茅 15g。14 剂。

三诊：诸症改善，舌质淡红，苔薄白，脉弦细。守上方去怀牛膝、威灵仙，加女贞子 15g，墨旱莲 15g。14 剂。

按语：失眠中医证型分心脾两虚、阴虚火旺、心胆气虚、脾胃不和等，本病例原本属阴亏，但阴损及阳，致阴阳两虚、心肾不交。故采用滋补阴阳，调和心肾，使阴平阳秘，心肾调和，则失眠之证可愈也。

（刘英整理）

第四章 脾胃病证

一、腹胀、痞满

1. 脾肾阳虚案

彭某,女,46岁,江西进贤县人,职员。2014年6月5日初诊。脘腹闷胀痛伴大便溏薄1年。

患者1年前因进食生冷后脘腹闷胀痛,伴大便溏薄,平素怕冷、乏力,遂来就诊。

刻下脘腹闷胀痛,怕冷,精神、食欲差,乏力,双下肢酸软,久行尤甚,大便溏薄,小便正常,舌质淡胖,边有齿印,舌苔白,脉细缓。

辨证:脾肾阳虚。

治法:健脾温肾。参苓白术散加减。

处方:党参15g,白术10g,怀山药20g,茯苓10g,陈皮10g,薏苡仁20g,砂仁6g(后下),苍术10g,补骨脂10g,仙茅15g,川芎10g,炙甘草6g。每日1剂,水煎服。

6月19日二诊:患者诉脘腹胀闷稍缓解,精神、食欲一般,怕冷,双下肢酸软,大便稍成形,小便正常,舌质淡胖,边齿印,舌苔白,脉细缓。上方去苍术,加仙灵脾15g、巴戟天10g。每日1剂,水煎服。

7月4日三诊:患者诉稍感脘腹胀闷,精神、食欲可,怕冷缓解,大便成形,小便正常,舌质淡胖,舌边齿印较前减少,舌苔薄白，脉细。上方去砂仁、巴戟天、仙灵脾。每日 1 剂，水煎服。

7 月 18 日四诊：患者精神食欲可，脘腹无胀闷痛不适，稍怕冷，大便实，小便正常，舌质淡胖，边稍有齿印，苔薄白，脉细。继续服药 14 剂，每日 1 剂，水煎服。

按语：素体脾肾阳虚，脾阳不振，运化失常，肾阳不振，阳虚不能温煦，因而从健脾温肾立法，择选参苓白术散加减。方中以四君平补脾胃之气为主；补骨脂、仙茅温肾壮阳，暖脾止泻；配以薏苡仁、怀山药之甘淡；辅以白术，既能健脾，又可渗湿；加砂仁之辛温芳香醒脾；佐四君更能促中焦运化，使上下气机贯通；苍术燥湿健脾，川芎活血行气，诸药相伍，健脾温肾。若脾肾阳虚重者，阴寒内盛，临证多加附子、肉桂、吴茱萸等温中散寒。

（胡路整理）

2. 胃气不和案

孙某，女，56 岁，江西南昌人，退休。2013 年 8 月 16 日初诊。

胃脘痞满 2 年。

患者 2 年前无明显诱因出现胃脘痞满，进食后尤甚，自行服用西洋参 1 年余，未见改善，遂来就诊。

刻下胃脘痞满，进食后尤甚，偶有烧灼感，嗳气频频，晨起刷牙时感恶心，口苦，精神、食欲一般，睡眠差，多梦，大便溏薄，小便清黄，舌质淡红，边有齿印，苔薄黄腻，脉弦数。

辨证：胃气不和。

治法：疏肝和胃，开结除痞。柴胡疏肝散加减。

处方：柴胡 10g，陈皮 10g，川芎 10g，赤芍 10g，枳壳 10g，香附 10g，党参 15g，苍术 10g，半夏 10g，黄连 5g，砂仁 6g（后下），蒲公英 10g。每日 1 剂，水煎服。

9 月 1 日二诊：患者自诉胃脘仍感痞满，但较前改善，进食后痞满加重，嗳气恶心次数明显减少，口苦，精神、食欲一般，睡眠较前好转，大便成形，小便清黄，舌质淡红、边有齿印，苔薄黄，

脉弦数。上方去砂仁、苍术、香附,加陈皮 10g、茯苓 10g。每日 1
剂,水煎服。

9 月 15 日三诊:患者自诉胃脘痞满明显改善,晨起刷牙时偶
有恶心,口稍苦,精神、食欲一般,偶有失眠,大便偏软,小便清
黄,舌质淡红,边有齿印,苔薄黄,脉弦数。上方再进 14 剂。

患者服药后复诊,胃脘无痞满,无恶心、嗳气,口不苦,睡眠
可,嘱患者畅情志,慎起居。

按语:素体脾胃虚弱,客邪乘虚而入,肝木犯脾,致寒热错
杂,升降失调,清浊混淆而使肠胃不和,胃脘痞满,呕吐嗳气,故
而从疏肝和胃、开结除痞立法,方用柴胡疏肝散加减。柴胡疏肝
散疏肝理气、调和脾胃;黄连、半夏苦寒与辛温配伍,开结除痞;
党参、苍术、砂仁健脾止泻;少加蒲公英以清胃分之热。若饮食积
滞者可加山楂、莱菔子、神曲消食导滞;痰湿内阻者可加竹茹、沉
香理气化痰;脾胃虚弱者可予以四君子汤加减。据现代医学研究,
蒲公英有修复胃黏膜、减少胃酸分泌、抑制幽门螺杆菌、治疗溃疡
的作用。

(胡路整理)

3. 寒热错杂案

陈某,女,31 岁,江西九江人。2013 年 11 月 10 日初诊。

胃脘胀闷不舒 3 个月,多方求治,效果不佳,特来诊治。

刻下患者胃脘胀闷不舒,食后尤甚,自述服用吗丁啉后可暂
时缓解,纳可,精神欠佳,有时便溏,有时成形,月经正常,舌苔
黄白相间,略厚,质淡红,脉缓,两关偏大。

辨证:中焦寒热错杂,气机壅滞。

治法:平调寒热,消胀散结。半夏泻心汤加减。

处方:法半夏 10g,黄连 5g,干姜 10g,党参 15g,白术 10g,
陈皮 10g,砂仁 6g(后下),川芎 10g,炒鸡内金 10g,山楂 10g,蒲
公英 15g。水煎服,每日 1 剂。

2013年11月26日二诊：患者胃脘胀闷感好转，但仍感不舒，偶有腹痛，胃口尚可，大便可，舌苔薄白，质淡，脉缓。仍以平调寒热，消痞散结。守上方，减山楂，加延胡索10g。水煎服，每日1剂。

2013年12月10日三诊：患者已无腹痛，稍有胃脘胀闷感，精神尚可，纳可，二便可，舌苔薄白，脉缓。守上方，去延胡索，加天山雪莲3g。14剂，2日1剂，水煎服。后症状消失，随访半年，未见反复。

按语：患者胃脘部胀闷不舒，大便时溏，舌苔黄白相兼，可以看出寒热错杂之象，以至于中焦气机壅滞，脾胃中焦为气机升降之枢，气机壅滞，胃脘胀闷，则脉两关偏大，病机根本在于寒热错杂，故用半夏泻心汤以平调寒热。法半夏、干姜、黄连、辛开苦降，合陈皮、砂仁、川芎以疏通中焦气机，另加鸡内金、山楂健胃消食。吴崑《医方考》："以既伤之中气而邪乘之，则不能升清降浊，痞塞于中，如天地不交而成否，故曰痞。"故赵老师常常加入党参、白术以健脾补益中气，中气足，寒热平，气机通，则痞闷自消。

（马千整理）

二、泄 泻

1. 脾虚湿胜案

李某，女，34岁，江西南昌人。2013年8月13日初诊。

患者长期泄泻，在某医院做肠镜检查诊断为"慢性结肠炎"。现症见精神欠佳，消瘦，长期间断泄泻2年余，大便日3~4次，纳差，易腹胀，食后尤甚，生气后加重，腰酸乏力，小便清，舌苔薄白略滑，质淡，脉沉细缓。

辨证：脾虚湿胜。

治法：健脾益肾，渗湿止泻。参苓白术散加减。

处方：党参 15g，苍术 10g，茯苓 10g，薏苡仁 20g，怀山药 20g，白扁豆 10g，莲须 15g，砂仁 6g（后下），炒鸡内金 10g，山楂 10g，天山雪莲 3g，仙灵脾 15g。水煎服，每日 1 剂。

2013 年 8 月 29 日二诊：患者泄泻症状好转，每日 1~2 次，已逐渐成形，腹不胀，胃口好转，自诉仍有腰酸乏力、畏寒，小便清，舌苔薄白，质淡，脉细滑。仍以健脾益肾，渗湿止泻之法。守上方，减山楂、白扁豆，加仙茅 15g、补骨脂 10g。水煎服，每日 1 剂。

2013 年 10 月 1 日三诊：症状基本消失，患者诉未见明显不适，为巩固疗效，继续守上方。14 剂，2 日 1 剂，水煎服。后随访半年，未见反复。

按语：该患者腹胀，纳差，泄泻，腰酸乏力，消瘦，舌质淡，脾肾虚弱之象也；舌苔薄白略滑，湿胜也，故该患者辨证属脾虚湿胜。治疗上以健脾益肾，渗湿止泻之剂。方选参苓白术散以健脾渗湿；炒鸡内金、山楂以健胃消食；天山雪莲、仙茅、仙灵脾以补肾；脾肾双补，湿去泄泻止。戴元礼《证治要诀》："泻水腹不痛者，湿也。饮食入胃，辄泻之，完谷不化者，气虚也。"故赵老师在临床上治疗泄泻，往往从气虚、湿胜入手，以健脾益肾、渗湿止泻为法，随症加减，治疗多种泄泻，效果明显。

（马千整理）

2. 脾肾虚寒，肝郁气滞案

周某，男，51 岁，江西南昌人，干部。2013 年 5 月 11 日初诊。

腹痛、里急后重反复发作 1 年余。

患者 1 年前因饮食不节后出现腹痛、里急后重且下利便血，在省某医院就诊，经结肠镜检查后诊断为"慢性溃疡性结肠炎"。后患者虽经中西医多方治疗，病情仍反复发作。

刻下脘闷纳差，左上腹压痛，里急后重，面黄肢冷，两胁胀痛，夜寐差，大便稀不成形，日行 2~3 次，小便可，舌质淡，苔薄白，脉弦细。

西医诊断：慢性溃疡性结肠炎。

中医诊断：腹泻。

辨证：脾肾虚寒，肝郁气滞。

治法：温补脾肾，疏肝理气。附子理中汤加减。

处方：党参15g，陈皮10g，苍术10g，白术10g，苏叶10g，郁金10g，香附10g，白芍10g，柴胡6g，藿香10g，干姜6g，补骨脂15g，甘草6g，川芎10g，制附片6g（先煎）。每日1剂，水煎服。

2013年5月25日二诊：服药后患者里急后重、腹泻症状较前减轻，大便日行1~2次，脘胁胀痛大减，纳食转佳，夜已能寐，小便正常。舌质淡红，苔薄黄，脉弦细。继续温补脾肾、疏肝理气治疗。守上方去藿香，加佩兰10g、砂仁6g。每日1剂，水煎服。

2013年6月20日三诊：患者诸症悉减，纳可，无腹痛腹泻，大便成形，精神可，夜寐安，舌质淡红，苔薄白，脉弦细。治疗上继续服上方半月巩固疗效。水煎服，每日1剂。

嘱患者平素注意饮食，服完中药后，继续予以香砂六君子丸合附子理中丸，以善其后。

按语：《幼幼集成·泄泻证治》云："夫泄泻之本，无不由于脾胃……若饮食失节，寒温不调，以致脾胃受伤，则水反为湿，谷反为滞，精华之气不能输化，乃致合污而下降，而泄泻作矣。"本案患者正是因平素饮食不节，脾胃受损，脾虚生湿，湿重则泄泻；久泻伤肾，出现畏寒肢冷；加之患者平素情志不畅，肝郁气滞，故而两胁胀痛。"胃不和则卧不安"，睡眠自然也差。治疗上予以附子理中汤补虚回阳，温中散寒；合补骨脂温肾助阳，纳气止泻；柴胡、香附、白芍、郁金疏肝理气，行气止痛；配伍苍白术、砂仁燥湿健脾；藿香与苏叶芳香化湿，温中理气；后又用佩兰发表祛湿，和中化浊。待病情平稳后，予香砂六君子丸合附子理中丸巩固疗效。

（吴国庆、曾冬梅整理）

3. 脾肾阳虚案

军某，男，52岁，江西丰城人。2013年11月12日初诊。

腹痛腹泻十余年。

患者十余年前无明显原因出现腹泻，在当地医院以对症治疗稍有好转，后反复发作并伴有腹痛，先后至南昌某医院、上海等医院检查，诊断为"溃疡性结肠炎"，间断服用柳氮磺嘧啶片治疗，病情相对稳定。近1月来腹泻发作较频，故来到我院以寻求中医药治疗。

刻下腹痛腹泻，痛势较缓，皮肤瘙痒，乏力，畏寒，烦恼，头痛失眠，精神差，纳差，舌质淡，苔黄腻，脉沉细弦。血压120/75mmHg，神清，心肺正常，腹部压痛，无反跳痛，腹水征阴性，双下肢无水肿。

西医诊断：慢性溃疡性结肠炎。

中医诊断：腹泻。

辨证：脾肾阳虚，肝阳上亢。

治法：健脾温肾，平肝潜阳。

处方：生龙骨15g，生牡蛎15g，苍术10g，酸枣仁15g，远志10g，五味子10g，石菖蒲10g，天麻10g，白蒺藜10g，干姜10g，制附片10g，补骨脂10g，陈皮10g，甘草6g。水煎服，每日1剂。

2013年11月22日二诊：患者服药后腹痛泻减轻，睡眠无明显好转，周身瘙痒，烦躁好转。合用痛泻要方。

处方：茯苓10g，防风10g，白术10g，陈皮10g，白芍10g，生龙骨15g，生牡蛎15g，天麻10g，补骨脂10g，薏苡仁20g。水煎服，每日1剂。

2013年12月7日三诊：患者服药后无腹痛泻，皮肤瘙痒大减，精神可，眠安，舌质淡红，苔薄白，脉弦细。仍以温肾健脾，安神宁心为法调理。

按语：患者反复腹痛腹泻十余年，病程长，年龄偏大，属中医

"久泻"范畴。本病综合舌脉分析，从脾、肾、肝入手，辨证为脾肾阳虚，肝阳偏盛。方中以白蒺藜、干姜、制附片、补骨脂温肾阳；苍术、石菖蒲、陈皮健脾胃；生龙骨、生牡蛎潜阳敛阴，天麻平肝；加用枣仁、远志以养心安神；全方合用使脾旺健运，肾阳温以固涩。二诊合痛泻要方以抑肝扶脾，加强止泻之力。后期以温肾健脾为主法，综合调理取效。

（马千整理）

4.脾肾亏虚案

杜某，男，42岁，浙江温州人。2004年9月1日初诊。

患者慢性腹泻10年余，在外院做电子肠镜诊断为"慢性结肠炎"。曾用过各种中西药治疗，病情反得，迁延不愈。每日清晨天亮前出现脘腹胀满不适，伴脐下隐隐作痛，腹中肠鸣，泻后得安，大便稀溏，完谷不化，日行2~3次，从未成形。腹部常感畏寒，腰酸膝冷，食欲不振。曾服用健脾丸等，效果不佳。

刻下患者精神萎靡，面色晦暗，纳差，舌质淡，苔白，脉沉细无力。

西医诊断：慢性结肠炎。

中医诊断：腹泻。

辨证：脾肾阳虚。

治法：温补脾肾。固肾止泻汤加减。

处方：生山药60g，补骨脂30g，肉桂6g，干姜9g，黄连6g，乌梅15g，肉豆蔻15g，白术15g。每日1剂，水煎，取汁约200mL，2次分服。

2004年9月8日二诊，患者黎明腹泻已移至中午，便次也有所减少，但粪便仍较稀薄。考虑患者病程日久，脾肾之气均伤，但毕竟已属缓途，料无陡变，故继用原方，以观后效。前方再进。

2004年9月15日三诊，患者黎明腹泻已止，便次亦转正常，且可成形。为巩固疗效，嘱其守原方继用1个月。

1年后随访，病未再作，且夏季偶食瓜果冷饮等，亦无明显影响。

按语：腹泻迁延不愈，一般多考虑脾肾阳气虚衰，故而选用补益脾肾、温肾助阳法为先。上述病案，虽已服用健脾之药，然病情未见好转，是由于脾肾阳虚深重，非一般补益之品所能奏效，故应投用温补重剂，方可直达病所。固肾止泻汤，方中既有山药、补骨脂、肉桂、干姜、肉豆蔻等一派温热壮阳补虚之品，又配以乌梅来收涩固脱，诸药合用，补涩相兼，使脾肾之气来复，阳气充旺不衰，临床诸症悉除。应用本方时，还可依据病情需要，予以随症加减，如脾湿较甚、身困乏力严重者，可加用党参15g、苍术9g、茯苓15g；腰腹冷痛、畏寒经久不愈者，可加用附片9g；脘腹胀满不减者，可加用陈皮9g、木香3g。需要提出的是，患者患病已久，非但阳气虚弱，且阴津亦出现不足，如只专注投用温热壮阳之品以补肾阳之不足，势必有可能导致燥热耗阴之弊，故而在益气温阳的同时，也要注意固护阴津，以免顾此失彼。固肾止泻汤方中山药一味，其性甘平，不寒不燥，不仅具有健益脾胃、滋补肺肾之作用，而且对调和温热药物之燥性，防止燥热耗阴之偏弊，也具有功效，唯用量要大，且以生用者为佳；黄连一味，因其性寒，似为阳虚之证不相宜，然而与温热药相伍，既发挥了燥湿止泻之功，亦无寒凉折阳之虞，故而用之无妨。

（唐杨、李小生整理）

三、胃脘痛

1.脾胃虚寒案

欧阳某，女，58岁，江西东乡县人，退休工人。2013年10月15日初诊。

反复胃脘隐痛3年余。

患者 3 年前无明显诱因出现胃脘隐痛，伴泛吐清水，纳呆，饮食无味，喜热饮，神疲乏力，畏寒肢冷。2012 年 6 月在当地做胃镜示：慢性浅表性胃炎，幽门螺旋菌阳性。遂来就诊。

刻下胃脘隐痛，泛吐清水，得温或进食可缓，喜热饮，纳呆，饮食无味，消瘦，神疲乏力，畏寒肢冷，睡眠一般，大便偏软，小便清长，舌质淡，苔薄白，脉沉细。

西医诊断：慢性浅表性胃炎。

中医诊断：胃脘痛。

辨证：脾胃虚寒。

治法：温中理气健脾，和胃缓急止痛。黄芪建中汤加减。

处方：黄芪 20g，饴糖 10g，桂枝 10g，白芍 10g，蜀椒 10g，干姜 10g，陈皮 10g，蒲公英 15g，广木香 10g，茯苓 10g，大枣 4 枚，炙甘草 5g。每日 1 剂，水煎服。

2013 年 10 月 22 日二诊，患者自诉服药后胃脘隐痛明显改善，时有泛吐清水，喜热饮，饮食一般，消瘦，精神稍差，仍感畏寒肢冷，睡眠一般，二便正常，舌质淡，苔薄白，脉沉细。上方去蜀椒，加怀山药 20g。7 剂，每日 1 剂，水煎服。

患者服药后复诊，胃脘无隐痛，食欲明显好转，精神可。嘱患者畅情志，慎起居，饮食宜温热、易消化，忌食生冷刺激食物。

按语：对于胃脘痛的辨证论治，《景岳全书·心腹痛》指出："痛有虚实……辨之之法，但当察其可按者为虚，拒按者为实；久痛者多虚，暴痛者多实；得食稍可者为虚，胀满畏食者为实；痛徐而缓，莫得其处者为虚，痛剧而坚，一定不移者为实。"患者胃病日久，累及脾阳，脾胃虚寒，故胃脘隐痛，得温或进食可缓，喜热饮；脾为气血生化之源，不足则气血虚弱，机体失养，故神疲乏力；脾主四肢，阳气既虚，不达四末，故畏寒肢冷；脾虚不运，故纳呆；脾阳不振，寒湿内生，饮邪上逆，则见泛吐清水。因而从温中健脾、和里缓急立法，方用黄芪建中汤加减。方中黄芪甘温益气升阳，使阳生阴长；饴糖益脾气而养脾阴，温补中焦，兼可缓肝之急；桂枝温阳气；白芍益阴血；蜀椒温脾胃，散寒除湿，干姜温中散寒，助蜀椒建中阳；茯苓利水渗湿、健脾；蒲公英清热解毒；大枣补脾；炙甘草甘温益气，既助饴糖、桂枝益气温中，又和白芍酸甘化阴而益肝滋脾；古人云："胃以通为补""通则不痛"，方中陈皮理气健脾、广木香行气调中，均有通补之功；全方合用，温中理气健脾，和里缓急止痛。饮食积滞者，可加山楂、莱菔子、神曲消食导滞；肝郁气滞者，可加柴胡、香附、枳实疏肝理气；泛酸者，可加黄连汁炒吴茱萸、煅瓦楞子、海螵蛸等；血虚者，可用归芪建中汤治之。

（胡路整理）

2. 脾虚湿胜案

艾某，女，29岁，江西瑞昌人，公务员。2005年8月11日初诊。

胃脘部不适1月，逐日加重，伴胃部疼痛3天。

平素形体偏胖，较常人怕冷，冬季尤甚，膝以下冰凉感。今年入夏以来，自己制定减肥目标，遂每日仅饮绿豆稀饭代替米饭，不沾荤腥及油腻之品，且夜间入睡晚，持续1月余。3天前熬夜后，出现胃脘部剧痛，给予热水袋热敷后，稍缓解，口服斯达舒等药，仍出现疼痛反复发作。昨日出现呕吐1次，吐出物主要为酸水。今日来我院门诊行胃镜检查示：十二指肠球部溃疡。

刻下面色萎黄，胃脘部疼痛，喜按，口中泛酸水，口淡，乏力，饥饿时及夜间腹中痛甚，食后疼痛稍减，但胃口差，不能多食，不能进食辛辣或较硬食物，大便溏，小便可，夜寐时可因疼痛醒来，醒后不易入睡，舌质淡红，舌体胖大，边有齿痕，脉细缓。

西医诊断：十二指肠球部溃疡。

中医诊断：胃脘痛。

辨证：脾虚湿胜。

治法：温中化湿止痛。香砂六君子汤加味。

处方：广木香10g，砂仁5g，党参10g，苍白术各15g，白茯苓

10g，炙甘草 6g，法半夏 9g，陈皮 9g，合欢皮 10g，延胡索 10g，乌贼骨 10g，鸡内金 10。7 剂，水煎服，取汁约 200mL，每日 1 剂。

考虑患者为十二指肠溃疡急性期，胃酸较多，同时给予奥美拉唑肠溶片 20mg，早晚各 1 次，连服 1 周。嘱其饮食以软烂、清淡为主，饥饿时吃两片苏打薄饼，每日可加至 4 餐，即睡前加 1 餐稀饭（不可再服绿豆稀饭，可食八宝稀饭）。

2005 年 8 月 18 日二诊：患者服药时前 3 天仍有胃部疼痛不适感，但疼痛程度减轻，夜间痛醒时间延迟，至第四天，疼痛基本消失，夜间未痛醒，但白天仍有饥饿感及食后胃胀不适感，时有呃逆，矢气频作，大便每日 2 次，成形，小便可，舌质淡红，舌体胖大，边有齿痕，脉细缓。考虑患者病情较前好转，且辨证准确，故效不更方。守原方继服 7 剂，奥美拉唑肠溶片减为每日 1 次，每次 20mg，睡前服。饮食仍遵循前次法则，可每日加饮花生米猪肚片汤 1 份。

花生米猪肚片汤炖法：选用剥好的红衣花生米约 50g，清水浸泡 1 个小时以上；生姜适量切片；猪肚 1 个，先仔细用盐及淀粉清洗除去腥味，加水在大铁锅中煮开后，放入锅中煮至猪肚变色即可关火。捞出煮好的猪肚放凉，切成丝。将水浸泡好的花生米及切好的猪肚丝、生姜片共同放入紫砂煲中加水文火慢炖 2 小时，或高压锅中煮半小时即可。

2005 年 8 月 25 日三诊：患者饮食、作息规律，按时服用中西药及汤等，诉胃脘部平素基本无明显疼痛感，饥饿时仍有微痛，精神可，夜寐安稳，胃口转佳，口中无反酸现象，大便可，每日 1 次，小便可，舌质淡红，边有齿痕，脉缓。考虑患者溃疡已处于愈合期，且西药用量亦已达一疗程，长期应用恐产生依赖性，故嘱患者停用西药奥美拉唑肠溶片，仅守原方继用中药香砂六君丸加减。每日 1 剂，水煎服。

2005 年 9 月 1 日四诊：患者诉停用奥美拉唑肠溶片后，前 3

天又出现胃脘部疼痛反复，但程度较轻，可以忍受，故坚持未再服用西药，仅严格服用中药并保持饮食、睡眠规律，第4天疼痛消失，此后疼痛一直未再复发，且胃脘部饱胀感较前明显好转，几近常人。因诉上班麻烦，停用中药汤剂，改为香砂六君丸口服，每日3次，每次3丸以巩固疗效，继用1月，同时饮食规律有序，可正常三餐饮食，但饥饿时仍应备苏打饼、牛奶等食用。

1个月后，电话随访，诉病情未再复发，故同意其停药，但嘱其今后饮食一定要规律，不可盲目减肥节食。3个月后做胃镜检查示十二指肠球部溃疡基本修复。

按语：溃疡病的病位在胃和十二指肠，其根本为脾虚。临床上以脾虚证候为多见，中医认为"脾为后天之本，气血生化之源"，"有胃气则生，无胃气则死"，临床上无论男女老幼，但凡脾胃之气受损，则导致各脏腑功能失调，诸病由生。本例患者素体阳虚，形体肥胖，因多饮寒凉之品绿豆粥损伤脾阳，减肥节食使脾胃长期处于饥饿状态，而损伤脾胃之气。选用健脾补气法，以香砂六君子汤加味治疗，此方功能健脾温胃，既能补气虚，又能行气滞，补气而不壅气，行气而不伤气，凡脾气虚弱而胃寒气滞作痛者，服之每获良效。同时嘱患者注意饮食及睡眠习惯的调整，俗话说，胃病"三分治七分养"，除了药物治疗外，规律的饮食及作息也是必须遵循的。溃疡病经过恰当治疗，是可以取得临床治愈的，但我们在观察患者的脾虚证候时，症状方面可以消失或好转，而舌象和脉象往往无明显变化，不能达到正常状态。因此，我们设想在溃疡病临床治愈后，仍需以健脾补气法为主治疗一段时间，调理脾胃，提高机体抵抗力，以期达到"脾旺四季不受邪"的状态，提高机体抗溃疡病复发的能力。

花生米煮猪肚片是取自于民间的一种食疗方法，作为辅助治疗，实践证明颇为有效。

（唐杨、李小生整理）

四、便 血

胃气壅滞，气不摄血案

付某，女，52岁，江西赣州人，干部。2009年4月10日初诊。胃脘隐痛5年余，加重3天。

患者既往有胃、十二指肠溃疡病史5年。3天前因饮食生冷出现胃脘隐痛，口泛酸水，纳呆，食后腹胀，解柏油样便，大便潜血（++），遂来就诊。

刻下胃脘隐痛，口泛酸水，纳呆，食后腹胀，口苦，精神、食欲、睡眠一般，大便色偏黑、软，小便清黄，舌质淡，苔白腻，脉细。

西医诊断：胃、十二指肠溃疡。

中医诊断：胃脘痛。

辨证：胃气壅滞，气不摄血。

治法：理气和胃止血。

处方：党参20g，黄连6g，黄芩10g，半夏10g，炮姜10g，乌贼骨10g，白及10g，陈皮10g，香附10g，砂仁6g（后下），田七粉3g（冲服），大枣4枚，炙甘草6g。每日1剂，水煎服。

嘱其近5天饮食以稀粥、藕粉为主，忌食生冷辛辣食物。

2009年4月15日二诊：患者自诉服药后胃脘隐痛、腹胀明显减轻，不吐酸水，食欲较差，口稍苦，精神、睡眠一般，大便黄软，小便清黄，舌质淡，苔薄白腻，脉细。复查大便潜血弱阳性。

处方：党参15g，陈皮10g，白术10g，茯苓10g，黄连5g，薏苡仁15g，砂仁6g（后下），半夏10g，炮姜10g，白及10g，田七粉1.5g（冲服），大枣4枚，炙甘草6g。每日1剂，水煎服。

患者服药后复诊，胃脘无隐痛，无腹胀，口不苦，食欲可，大便潜血阴性。嘱患者忌食辛辣刺激生冷食物。

按语：胃病失治，日久由胃及脾，脾病以虚证居多，虚中夹实，间而有之。故胃病的治疗，治胃以理气和胃为主；治脾以健脾益气为主。气郁伤肝，肝失疏泄，气机阻滞，胃失和降而发为胃痛。沈金鳌云："胃痛，邪干胃脘病也。惟肝气相乘为甚，以木相暴，且正克也"。治以疏肝和胃为主。患者此次发病因饮食不节，伐伤胃气，胃气壅滞，失于通降，故而胃痛，食后腹胀；食积中阻，上逆嗳腐，故纳呆；肝胃不和，肝气犯胃，故口泛酸水、口苦。因而从理气和胃止血立法。方中党参补脾益气；黄连、黄芩苦寒降泄除其热；半夏辛温开结散其寒；炮姜温阳止血；乌贼骨制酸止痛收敛止血；白及收敛止血；陈皮、香附理气止痛；砂仁健脾和胃；田七粉化瘀止血；大枣健脾益气；炙甘草调和诸药。全方合用，理气和胃止血。饮食积滞者，可加山楂、莱菔子、神曲消食导滞；痰湿内阻者，可加苍术理气化痰；肝郁气滞者，可加柴胡、香附、枳实疏肝理气。

（胡路、赵翔整理）

第五章　肝胆病证

一、黄　疸

1.湿热蕴结案

杨某,男,49岁,江西永修县吴城镇人,渔民。1981年3月20日初诊。

全身皮肤黄染10天余,加重2天。

患者10天前无明显诱因出现全身皮肤黄染,伴腹胀、纳呆,食油腻恶心,四肢乏力,在当地卫生院查肝功能:直接胆红素102μmol/L,谷丙转氨酶320U/L,谷草转氨酶240U/L。时值赵老师参加医疗队巡诊,遂邀其诊治。

症见全身皮肤黄染,皮肤呈金黄色,腹胀,纳呆,食油腻恶心,四肢乏力,精神差,睡眠一般,小便色深黄,大便干结,舌质红,苔黄腻,脉微弦。

西医诊断:急性黄疸性肝炎。

中医诊断:黄疸。

辨证:湿热蕴结。

治法:清热利湿。茵陈蒿汤加减。

处方:茵陈45g,栀子10g,生大黄10g,虎杖30g,贯众20g,蒲公英20g,半枝莲30g,柴胡10g,郁金10g,枳壳10g,白芍10g,川芎10g,广木香10g,陈皮10g。每日1剂,水煎服。

1981年3月27日二诊:患者诉服药时尿呈深黄色,黄疸渐渐消退，仍感腹胀，食油腻恶心，四肢乏力，饮食较前改善，精神较差，睡眠可，小便色黄，颜色较前减轻，大便稍干结，舌苔黄腻稍减，脉微弦。继以清热利湿，兼以疏肝健脾。

处方：茵陈30g，虎杖30g，贯众15g，柴胡10g，砂仁6g（后下），白芍10g，枳壳10g，川芎10g，焦山楂10g，半枝莲20g，厚朴10g，鸡内金10g，郁金10g。每日1剂，水煎服。

1981年4月5日三诊：患者黄疸消退，皮肤黄染基本消失，稍感腹胀，四肢乏力较前明显改善，饮食、睡眠、精神可，小便稍黄，大便正常，舌苔薄黄微腻，脉弦缓。治以健脾理气，以善其后。

处方：茯苓10g，党参15g，陈皮10g，砂仁6g（后下），薏苡仁20g，茵陈30g，虎杖20g，柴胡10g，白芍10g，枳壳10g，川芎10g，山楂10g，焦白术10g。每日1剂，水煎服。

1981年4月15日四诊：患者全身无黄疸，无腹胀，饮食、睡眠、精神可，小便清长，大便正常。查体：巩膜无黄染。因患者为渔民，在水上生活，不能在陆地久居，嘱其用茵陈30g、山楂10g，每日泡水服用，连用1个月后复查肝功能各项指标均正常。

按语：患者身目皆黄，黄色鲜明，由湿热蕴结中焦，熏蒸肝胆，胆汁外溢所致；热为阳邪，故其色鲜明，色黄如金；阳明燥结，故小便色深黄，大便干结；腑气不通，故纳呆，腹胀；肝热犯胃，故食油腻恶心，湿热上蒸，故舌质红，苔黄腻，脉微弦。辨证为阳黄，属热重于湿。对于本病的治法，《景岳全书·黄疸》云："阳黄证，多以脾湿不流，郁热所致，必须清火邪，利小水，火清则溺自清，溺清则黄自退。"因而本案从清热、利湿、退黄立法，择选茵陈蒿汤加减。方中茵陈为清热利湿退黄之主药，辅栀子苦寒以清利三焦之热；大黄通导阳明之积，使湿热从大小便而去；虎杖清热解毒、利胆退黄；贯众、蒲公英、半枝莲清热解毒；柴胡、郁金、枳壳疏肝利胆；白芍平肝养肝；川芎活血行气；广木香、陈皮健脾理气；诸药合用，清热利湿、退黄。黄疸消退后，治用健脾益气、疏肝理气,以竟全功。若小便不利明显者,可加茯苓、猪苓淡渗以增利小便之力,或加土茯苓、田基黄以增强清热解毒之功;若有沙石内阻者,可加金钱草、鸡内金以化滞消石,使胆道通畅而黄疸消;若因蛔虫阻滞胆道而见黄疸者,可选用乌梅丸加茵陈、栀子以安蛔止痛、利胆退黄。

（胡路、赵翔整理）

2. 寒湿阻遏案

曹某,女,42 岁,江西永修人,农民。1984 年 6 月 4 日初诊。腹胀纳呆伴全身皮肤黄染 10 天余。

患者 10 天前无明显诱因出现腹胀纳呆,伴全身皮肤黄染而住院治疗。结合胆红素 120μmol/L,谷丙转氨酶 502U/L。西医诊断为重症黄疸型肝炎。给予 10% 葡萄糖、辅酶 A,三磷酸腺苷、肝太乐治疗十余天效果不明显,多次下达病重、病危通知,并建议其往上级医院治疗。因患者来自农村,家庭贫困,无钱转上级医院治疗。

症见腹胀纳呆,恶心呕吐,全身皮肤黄染,色晦暗,精神萎靡,畏寒肢冷,睡眠差,大便 2 日未解,小便色黄,舌质淡红,苔白腻,脉细。巩膜及全身皮肤重度黄染。

西医诊断:重症黄疸型肝炎。

中医诊断:黄疸。

辨证:寒湿阻遏。

治法:温化寒湿,健脾利湿,佐以活血化瘀。茵陈术附汤加减。

处方:鲜茵陈 50g,鲜金钱草 30g,鲜车前草 30g,鲜半边莲 30g,鲜田基黄 30g,制附片 10g(先煎),党参 15g,焦白术 10g,川芎 10g,山楂 10g,生大黄 6g(后下)。每日 1 剂,水煎服。

该方中前 5 味鲜药在当地田间山上均有,为节省费用,嘱其爱人采摘。

1984 年 6 月 14 日二诊:患者全身黄疸逐渐消退,腹胀减轻,饮食增进，偶有恶心呕吐，精神、睡眠差，萎靡，仍感畏寒肢冷，大便已通，小便色黄，舌质淡红，苔白腻，脉细，巩膜中度黄染。

处方：鲜茵陈 30g，鲜金钱草 30g，鲜车前草 20g，鲜半边莲 20g，鲜田基黄 20g，党参 20g，川芎 10g，山楂 10g，焦白术 10g，茯苓 10g，广木香 10g，陈皮 10g。每日 1 剂，水煎服。

1984 年 6 月 29 日三诊：患者黄疸转佳，精神转佳，腹胀消失，思饮食，无恶心呕吐，可下地活动，睡眠尚可，稍感畏寒肢冷，二便正常，舌质淡红，苔微白腻，脉细。结合胆红素 30μmol/L，谷丙转氨酶 80U/L。

处方：茵陈 30g，虎杖 20g，柴胡 10g，白芍 10g，川芎 10g，党参 15g，香附 10g，厚朴 10g，焦白术 10g，茯苓 10g，山萸肉 10g，陈皮 10g。20 剂，每日 1 剂，水煎服。

1984 年 7 月 18 日四诊：患者服药后饮食增进，精神见好，全身黄疸完全消退，1 月后复查肝功能正常，各项指标正常。

按语：患者素体脾气虚弱，劳倦过度，导致中阳不振，寒湿阻滞，发为阴黄。《临证指南医案》云："阴黄之作，湿从寒水，脾阳不能化热，胆液为湿所阻，渍于脾，浸淫肌肉，溢于肌肤，色为熏黄。"脾阳不足，脾失健运，寒湿内蕴，阻遏胆汁，胆汁不循胆道而泛滥，而致身目发黄，寒、湿俱属阴邪，故虽黄而晦暗；寒湿阻遏脾胃，胃纳脾运失职，故腹胀纳呆；脾司肌肉四肢，脾阳不振，故精神萎靡，畏寒肢冷，因而从温化寒湿、健脾退黄立法，择选茵陈术附汤加减。患者黄疸深重，非重剂不能见效，故重用本地的鲜茵陈、鲜车前草、鲜金钱草、鲜半边莲、鲜田基黄直捣病处，清热解毒，利湿退黄，同时也为患者节省了费用；制附片温中散寒以化寒湿，且可制约鲜茵陈等寒凉之性；党参健脾益气、焦白术健脾胃以利湿浊；川芎活血行气；山楂消食行气散瘀；生大黄通腑化瘀，清热利湿；诸药相伍，温化寒湿，健脾利湿，活血化瘀。若脾虚较甚，可加黄芪、山药、薏苡仁健脾益气；若湿邪较重者，可加猪苓、茯苓、泽泻等淡渗利小便；兼加胁痛者，可加郁金、川楝子以疏肝理气。

该案系重症黄疸型肝炎，西医治疗效果不佳，加之患者贫困，负担不起高额医疗费用，用中医中药治疗为主，价格低廉，疗效确切。本案辨证准确，用药及时，故能力挽狂澜，转危为安。

（胡路、赵翔整理）

3. 毒瘀炽盛案

急性梗阻性化脓性胆管炎系指胆总管和肝内胆管在急性梗阻的基础上，发生了化脓性感染。梗阻多由结石或蛔虫导致，特别是泥沙样结石较易罹患。本病容易发生中毒性休克，如抢救不及时可在短期内危及生命。本例患者在西医治疗无效的情况下，用中医中药治疗获得了较好的效果。

熊某，女，57 岁，江西安义县人，农民。1989 年 1 月 20 日初诊。

近 10 年来，曾因胆结石反复发作而手术 4 次。近又发作而到某医院住院治疗，B 超检查示：胆管结石（泥沙样）。白细胞 $32 \times 10^9/L$，中性粒细胞 90%，淋巴细胞 8%，嗜酸性粒细胞 2%。西医诊断为胆管结石合并急性梗阻性化脓性胆管炎。拟准备第 5 次手术，但因患者高烧（体温 40.5℃），遂停止手术，送回病房。经输液、使用多种抗生素治疗，效果不明显，仍高热不退，病情危笃，特通过我院医务科邀请赵老师会诊。

诊见右上腹胀痛，皮肤灼热，恶心呕吐，烦躁谵语，黄疸深重，小便如茶色，体温高达 41℃，苔薄黄腻，舌质红边暗，脉沉细数。

治法：化瘀解毒，通腑泄热。

处方：虎杖 30g，红藤 30g，生大黄 15g（后下），郁金 10g，枳实 10g，甘草 3g。另用旋覆花 15g（布包），煎水 150mL，送服代赭石末 8g。

服药 1 剂后，即解下燥屎数枚，体温降至 38.7℃，神志渐清。4 剂后，恶心呕吐症状消失，腹痛减，黄疸略退，大便稍软，但头重身重，发热日轻夜重，体温 38.5℃左右，苔薄黄腻，脉细。此系湿热之邪郁伏肝胆，治以活血解毒、清热利胆之法，酌加化湿之品。上方加茵陈30g，藿香10g，厚朴花10g。药尽 5 剂，腹痛消失，黄疸退尽，热平身凉，纳食知味，腻苔已化，但神疲、食后腹胀。

此病向坦途，惟肝胃不和，脾失健运，继以疏肝和胃、健脾益气以善其后。

处方：虎杖 15g，红藤 15g，郁金 15g，枳壳 10g，党参 15g，扁豆 15g，砂仁 6g，绿萼梅 10g，谷麦芽各 10g，甘草 3g，生大黄 6g（后下）。5 剂后，沙石从大便排出。

上方去枳壳、大黄，加炒白术 10g、茯苓 10g、陈皮 10g。再进 7 剂，饮食增进，精神转佳，大便软，每日 1~2 次。B 超检查 2 次，胆管未显示阳性结石声影，复查血象正常。

按语：急性梗阻性化脓性胆管炎属中医"黄疸""腹痛"范畴，因胆管梗阻，胆汁排出不畅，腑气不通，气滞血瘀，湿与热结，蕴热成毒。当热毒炽盛时，可发生热毒内陷，甚至热入心营的凶险证候。化瘀解毒是本病的治疗大法，该患者重用虎杖活血解毒、清热利湿，红藤消瘀散结，又助虎杖活血解毒；郁金、枳壳舒肝利胆，理气解郁，以利胆汁排泄和胆管通畅。吴鞠通云："胆无出路，借小肠以为出路。"故方中重用生大黄，因其味苦性寒，攻下之力峻猛，俾胆腑有形与无形之邪热从下而出。本病往往高热持续不退，病情危笃，实为病邪深入，湿热内蕴，毒瘀稽留，非一二剂泻下所能痊愈，必须守法守方，在化瘀解毒的基础上，可放胆用大黄，药后大便每日少则二三次，多则四五次，直至热退苔化，沙石如能从大便排出，则可望痊愈。

（赵翔整理）

二、鼓 胀

肝郁脾虚，气滞水停案

杨某，男，32岁，江西新建人，农民。2001年5月12日初诊。胁痛、腹胀、水肿4年余，逐渐加重。

患者1997年患慢性肝炎，平常服用保肝药物。2001年4月5日，肝区疼痛加重，腹胀，气短不能平卧，肝大质硬，腹水征（+++），诊断为肝硬化腹水，曾用西药对症治疗，腹水不退。观患者面色青黑，气短不能平卧，双下肢浮肿，行走困难，肝大质硬，腹水征（+++）。舌质嫩胖，舌苔薄白，脉沉细无力。

辨证：肝郁脾虚，气滞水停，上凌心肺。

治法：行气排水。予自拟消胀逐水汤。处方：防己10g，黑白丑各6g，葶苈子10g，茯苓皮10g，大腹皮30g，白术15g，木香9g，香橼皮9g，鸡内金10g。4剂，水煎服，每日1剂。

5月16日复诊：自述13日下午服药至半夜，尿量增加，次日腹胀即减。4剂服完，能平卧，饮食增加，脉沉细，舌质淡，苔薄白，腹水（+++），继用上方4剂。

5月20日三诊：自述腹胀明显减轻，尿量多而清长，饮食增加，脉沉细，舌淡，苔薄白。查体：腹水（+）。上方去汉防己、黑白丑，加蔻仁12g、薏苡仁30g。6剂。

5月26日四诊：自述腹已不胀，饮食、精神、睡眠均好，腹水（−），脉沉细，舌淡红，苔薄白。腹水已全消退，诸症好转，但脉象始终沉细，说明脾肾阳虚未复，予自拟健脾温肾汤加减。

处方：人参粉3g（冲服），苍白术各3g，茯苓15g，鸡内金15g，山萸肉15g，泽泻15g，白蔻仁15g，薏苡仁30g，葫芦30g，炙甘草10g，仙灵脾30g。每日1剂，连服1个月。

6月26日五诊：脉象细缓，精神饮食均可。继服原方6剂后，停汤药服金匮肾气丸。随后1年多病情未复发，并能参加劳动。

按语：晚期肝硬化腹水系顽难之症。该病的治疗重在利水，实践证明，利水不仅治标，且对于缓解症状，促进肝功能的恢复有显著疗效。本病多属本虚标实，病程较长，攻补不可偏执。不可盲目施行攻法，须根据具体情况，视患者邪正斗争和虚实的孰轻孰重进行辨证，抓住主要矛盾施治。肝硬化腹水的病机主要是郁气与水皆积腹中，不能外透肌肤，因而治疗时排水必须利气，气行则水行，水鼓未有小便通利而成者，故通利小便为要务。"消胀排水汤"内既有利小便之药，又有利气之品，如防己、黑白丑、甘遂均属泻下利水药；防己配葶苈子，攻遂水饮力强，如己椒苈黄丸；茯苓皮合大腹皮，增强利水消肿的功效，兼能利气宽中。因肝气郁滞，脾虚腹胀故用木香、香橼皮行气解郁。若有瘀积，气化不能升降，而致胀满，方中加鸡内金，不但能消脾胃之积，且能消任何腑脏之积。"实脾温肾汤"重在"实脾"，"诸湿肿满，皆属于脾"，故二术并用既能健脾燥湿，又能消痰利水；茯苓为渗湿之要药；葫芦、泽泻利水而不伤正；白蔻仁、薏苡仁化浊利湿。张景岳曰："人一身制水者脾，主水者肾，肾为胃关，聚水而从其类"。倘肾中无阳，则脾之枢机不能运化，而肾之关门不开，水即欲行以无主制，故"实脾"还须"温肾"，方中选用仙灵脾系温补肾阳之品，以补阳消阴。由此可见，治疗肝硬化腹水，急则治标要攻，缓则治本利水消胀，目的统一，但方法有别。

（唐杨、李小生整理）

第六章　妇儿病证

一、发　热

上盛下虚案

黄某，男，7月，2014年8月29日初诊。

发热4天。

患儿平素体虚易感，复因受凉，发热4天，服西药退热不效。

刻下热势不高，体温37.8℃~38.2℃，汗少，口渴，纳差，心烦不得眠，畏寒蜷卧，四肢欠温，小便频而清长，大便成形，舌质淡红，苔薄白，脉细数。血常规检查示：白细胞8.54×10^9/L，淋巴细胞62.3%，中性粒细胞27.4%。

中医诊断：内伤发热。

辨证：阳虚受寒，郁而化热。

治法：温阳解肌，清除邪热。

处方：淡附片6g（先煎），肉桂3g，磁石10g，龙齿10g，砂仁3g（后下），神曲10g，苍术6g，泽泻6g，白术10g，黄连3g，竹叶10g，石膏15g。水煎服，每日1剂，分2次温服。

配合野菊花注射液2mL×3支，肌注，每日1次。

2014年9月6日复诊：患儿畏寒稍减，手足欠温，偶有低热、心烦，干呕，尿多汗少，大便质稀，每日2次，舌质淡，苔白，脉沉细。证属脾肾阳虚，余邪留恋。治当温中回阳，补肾固涩，清退余热。

处方：淡附片 6g（先煎），肉桂 3g，干姜 3g，磁石 10g，龙齿 10g，葛根 15g，砂仁 3g，怀山药 10g，芡实 6g，覆盆子 10g，车前子 6g（包煎），桑螵蛸 6g，黄连 2g。7 剂，服法同前。

嘱其适寒温，调饮食，切勿贪凉饮冷。待服完 7 剂，诉微微汗出，热退，便可，余症悉除而愈。

按语：初诊时，患儿平素体虚易感，又因风邪外袭，加之妄投汗药，致阳气受损而出现畏寒蜷卧、手足不温、纳差、尿频而多等虚寒之证。汗药之后体内有形之邪气虽已除大半，却因寒郁而化热，出现低热、汗少、口渴、心烦不得眠、舌质淡红、苔薄白、脉细数等症，辨证乃以阳虚为本，寒郁化热为标。故不宜单纯温补，以防闭门留寇，犯虚虚实实之诫。二诊时畏寒稍减，手足欠温，偶有低热、心烦、干呕，尿多汗少，大便质稀，舌质淡，苔白，脉沉细，提示为脾肾阳虚，尚有余邪留恋之象。受启于名医徐小圃先生之温阳理念，吾师以附子为君温里通阳以振奋阳气，鼓邪达外；臣以干姜、肉桂加强温中回阳，温补下元之功；同时将附子与磁石、龙齿等潜降药合用，以温肾潜阳、力专温下，使阴平阳秘；更合芡实、覆盆子、桑螵蛸补肾固涩；临证时添以黄连、竹叶、石膏清心除烦退热。两方共收扶正祛邪、温阳除热之功，故可使阳虚得补，邪热得祛，余热得清，症状得除。

（喻闽凤整理）

二、咳　嗽

1. 外寒内饮，少阳枢机不利案

沈某，男，5 岁 9 个月，幼儿，江西南昌人。2013 年 7 月 28 日初诊。

反复咳嗽、睡眠呼噜 1 月余。

患儿咳嗽明显睡眠打呼噜 1 月余，有痰，无憋气，无气喘，不发热，纳食可，二便可，舌质淡红，苔白腻，脉滑。查体：神志清，精神尚可，咽喉红，双肺呼吸音粗，未闻及啰音，心音有力，未闻及杂音，腹软，无压痛。

中医诊断：咳嗽。

辨证：外寒夹饮，少阳枢机不利。

治法：疏解透邪，化饮止咳。小柴胡汤加减。

处方：柴胡 10g，黄芩 10g，半夏 6g，太子参 10g，生姜 3g，大枣 3g，甘草 3g，干姜 3g，五味子 6g，细辛 3g。中药颗粒 7 剂，水冲服，每日 2 次。

嘱注意天气变化；饮食宜清淡、易消化，忌食生冷、油腻；尽量避免感冒。

2013 年 8 月 2 日复诊：患儿无呼噜，治疗后即咳嗽减轻，咳时浓痰，无气喘，无发热，纳食欠佳，二便可，舌质红，苔白薄，脉滑。查体：精神萎靡，咽喉红，双扁桃体 I 度肿大，双肺呼吸音粗，未闻及啰音，心音有力，无杂音，律齐，腹软，无压痛。守上方 5 剂。

2013 年 8 月 8 日三诊：患儿无呼噜，吹空调后微咳嗽，无痰，呼吸气粗，汗出，纳食尚好，睡眠好，二便可，舌质淡，苔薄白，脉微涩。查体：神清，精神尚可，咽淡红，扁桃体不肿大，双肺呼吸音粗，未闻及啰音，心音有力，腹软，无压痛。证属营卫不调，卫表气虚。治当益气固表，调和营卫。以黄芪桂枝五物汤加减。

处方：黄芪 10g，桂枝 6g，芍药 6g，生姜 3g，大枣 3g，厚朴 8g，杏仁 8g。7 剂。

按语：患儿咳嗽有痰，睡时打呼噜，肺居上焦，外合皮毛，开窍于鼻，外感初期，邪犯皮毛、鼻咽后累及于肺而发生咳嗽；邪气内蕴于肺，肺气壅遏，气不布津，聚液生痰则咳时有痰；继而内传于肺，肺气不宣，久咳由肺及肝，肝胆之气失于条达而反侮肺金以致木火刑金，故久咳多肝肺同病。肺肝火盛遇风寒，内外邪争，阻遏肺气，上焦气机为邪所闭，致肺窍不利，而致打呼噜。舌质淡红、苔白腻、脉滑为外寒夹饮之征象。选方小柴胡汤加味，方中柴胡疏泄气机之壅滞，使在表之邪得以疏泄；黄芩苦寒，清泻肝胆之里热；生姜温肺散寒，化痰止咳；配以半夏燥湿化痰；素体虚则用太子参补益正气；甘草调和诸药，又制半夏之毒性；五味子味酸性温，收敛肺气，治久咳；因外有寒邪，内有痰饮，则另加干姜、细辛散寒，温肺化饮。复诊时因患儿无打呼噜，咳嗽、咳痰有所缓解，证仍属外寒夹饮，则继续用小柴胡汤加减疏解透邪，化饮止咳。三诊时患儿疾病后期体质虚弱，调护不当，又感风寒之邪，出现气虚外感性咳嗽；肺气虚弱，不得宣发则呼吸气粗；卫阳虚弱不能固护营阴则汗出。方用黄芪桂枝五物汤加味益气温经、调和营卫、止咳平喘，方中黄芪益气固表；桂枝助卫阳，发散风寒，使在表之邪得以祛除；芍药益阴敛营，固护外泄之营阴；生姜散在表之风邪，大枣益气补中，姜枣合用，调和营卫；再加厚朴、杏仁止咳、下气、平喘。

（喻闽凤整理）

2. 风寒束肺案

闵某，女，13 岁，2014 年 3 月 4 日初诊。

患者咳嗽 3 天，伴声音嘶哑 1 天。

咳嗽，咯少量白色痰，咽痒，声音嘶哑，流清涕，睡眠一般，纳食欠佳，二便正常，舌质淡，苔白腻，脉浮紧。查体：口唇淡红，咽红，双侧扁桃体 Ⅱ 度肿大，心肺听诊未闻及明显异常，腹软，肠鸣音正常。血常规检查：中性粒细胞 42%，白细胞 0.97×10^9/L，血小板计数 325×10^9/L。

中医诊断：咳嗽。

辨证：风寒束肺。

治法：宣肺散寒，止咳化痰。通声煎加减。

处方：五味子 6g，通草 6g，款冬花 10g，人参 5g，细辛 3g，肉桂 3g，石菖蒲 6g，大枣 10g，生姜 3g，苦杏仁 10g。

3月11日二诊：患者声音嘶哑较前明显好转，仍有咳嗽，痰较前减少，继服原方7剂。

3月19日三诊：患者声音稍嘶哑，无咳嗽。

按语：通声煎源于宋朝《圣济总录》，主治暴嗽失声，语不出。而通声煎为通声膏的异名，通声膏为《备急千金方》方。肺感风寒之邪，肺气被束，肺失肃降而上逆，则发咳嗽；肺津不布，聚液成痰，故咯白色痰；肺气失宣，则鼻塞、咽痒；喉为肺之系，肺主气，五脏同受于肺，五脏之声皆禀气而通之，气为阳，风寒为阴，阴邪搏而阳气不通，闭塞清窍而失音。舌质淡、苔白腻、脉浮紧为风寒犯肺之象。故以宣肺散寒，止咳化痰为主。用生姜、细辛温肺散寒，止咳化痰，细辛通窍，杏仁、款冬花止咳，石菖蒲化痰开窍，肉桂温经散寒，通草清降肺气，五味子收敛肺气，小儿素体脾肺气虚，加人参、大枣补肺健脾。诸药合之，共为宣肺散寒，化痰止咳。

（喻闽凤整理）

三、头　痛

邪郁少阳案

吕某，男，10岁9个月，2013年10月14日初诊。

患儿自诉头痛，呈持续性眉棱骨及太阳穴疼痛，偶伴呕吐，听力正常，常感乏力，纳差，大便偏干，口干渴，咽喉淡红，舌质淡白，苔薄黄，脉弦。平素易感冒，有过敏性鼻炎史，头颅 MRI 未见明显异常。

中医诊断：头痛。

辨证：邪入少阳。

治法：和解少阳，祛风止痛。小柴胡汤加减。

处方：柴胡 10g，黄芩 10g，法半夏 6g，生姜 3g，太子参 10g，大枣 3g，甘草 6g，蔓荆子 10g，白芷 6g，川芎 6g，全蝎 6g，鸡内金 10g，白芍 15g。7 剂，水煎服，每日 1 剂。

2013 年 10 月 20 日二诊：患儿诉稍咳嗽，大便质稀，头痛较前减轻，精神欠佳，纳食尚可，睡眠不安，查体咽喉淡红，舌质红，苔薄白。方用小柴胡汤加芡实 10g、陈皮 10g、枳壳 10g、川芎 6g、酸枣仁 15g、蔓荆子 10g、川芎 6g、全蝎 6g。7 剂，水煎服。患儿药吃完后未及时复诊。

2013 年 10 月 27 日三诊：患儿家属代诉患儿微咳嗽，前额及两侧太阳穴微痛。血常规检查：白细胞 8.57×10^9/L，淋巴细胞 17.0%，中性粒细胞 70%。方用小柴胡汤加川芎 10g、蔓荆子 10g、钩藤 10g、白蒺藜 10g、当归 10g、白芍 10g、全蝎 6g。7 剂，制成颗粒剂，开水冲服。

2013 年 11 月 3 日四诊：患儿诉无头晕头痛，无恶心呕吐。

按语：本病病机是患儿素体亏虚，又外感六淫，误治失治，病邪不解，侵入少阳，邪热内迫，胆热上移所致，邪入少阳阳明两经，经脉不利，气血运行不畅，不通则痛，则两侧太阳穴及眉棱骨前额疼痛，病邪缠绵，则疼痛持续不止，邪气犯胃，胃失和降，胃气上逆而呕吐、纳差。患儿素体亏虚，气阴亏虚，则大便偏干、口干渴。舌质红，苔薄黄为外感风热之征象。正所谓"预壮里气，使里不受邪而和，还表以作解也。"故一诊时用小柴胡汤和解少阳，辅以蔓荆子发散风热、清利头目；白芷引药入阳明经，且祛风止痛，通鼻窍；川芎为少阳胆经引经药，行气解郁，祛风活血止痛；全蝎平肝息风，通络止痛；白芍平肝柔肝止痛，养血敛阴。因二诊原有症状减轻，睡眠不好，且稍有咳嗽，大便质稀，则去白芷、鸡内金、白芍，加陈皮、枳壳行气宽中、化痰止咳；酸枣仁宁心安神；芡实补脾祛湿。三诊时症状明显减轻，微有咳嗽，稍有头痛，饮食尚好，故在一诊基础上减行气开胃的山楂、莱菔子，加钩藤平肝息风；白蒺藜活血祛风；当归活血补血。

（喻闽凤整理）

四、鼻鼽、鼻渊

1. 邪郁肺卫，营卫不和案

刘某，男，4 岁。2014 年 8 月 25 日初诊。

鼻痒、鼻塞、流清涕数月，加重 1 周。

稍感风寒即喷嚏连作，伴咳嗽，鼻痒后流清涕，量多，晨起及气候骤变时为甚，入温室则上症即消，面色晦暗带青，口淡不渴，易汗出，纳眠可，大便质稀，小溲可，舌质淡嫩，苔薄白，脉沉细弱。

中医诊断：鼻鼽。

辨证：阳气亏虚，邪郁肺卫，营卫不和。

治法：温阳通窍，宣肺止咳，调营固卫。麻黄附子细辛汤合玉屏风散、桂枝汤加减。

处方：麻黄 3g，制附子 3g（先煎），细辛 3g，黄芪 15g，白术 10g，防风 10g，桂枝 10g，生白芍 10g，甘草 10g，生姜 3 片，大枣 3 枚，厚朴 10g，杏仁 10g，蚤休 10g，黄芩 10g，浙贝母 10g。7 剂。嘱避风寒，忌生冷发物。

二诊：患者鼻痒感消失，咳嗽松解大半，鼻流清涕、汗出减轻。守原方继服，7 剂后诸症平悉。后因他症就诊，诊疗中未见复发。

按语：从上述见症来看，此病当属鼻鼽无疑。本例小儿发病数月余，服西药不计其数，又对风寒之气甚是敏感，表现为稍受风寒即喷嚏连作、鼻塞、流清涕、面色晦暗带青、口淡不渴、易汗出、大便质稀、舌质淡嫩、苔薄白、脉沉细弱。四诊合参，便知病机乃阳气亏虚为本，邪郁肺卫、营卫不和为标，治以温阳通窍、宣肺止咳、调营固卫为法。麻黄附子细辛汤源自《伤寒论》少阴篇，原为

"少阴病始得之，反发热，脉沉者"而设，现用治太少"两感"之证正契病机。是如张锡纯在《医学衷中参西录》中分析本方证时所言："此外感之寒凉，由太阳直透少阴，乃太阳与少阴合病也……故用附子以解里寒，用麻黄以解外寒，而复佐以辛温香窜之细辛，既能助附子以解里寒，更能助麻黄以解外寒……此麻黄附子细辛汤之妙用也！"麻黄附子细辛汤温通表里，宣上温下；玉屏风散益气固表止汗；桂枝汤调和营卫；加入厚朴、杏仁止咳平喘；蚤休、黄芩、浙贝清除肺郁之热。诸药和合，环环相扣，扶正祛邪，标本兼治，方证相应，效如桴鼓。

（喻闽凤整理）

2. 寒热夹杂案

邓某，女，6岁6个月，江西南昌人，学生。2013年7月19日初诊。

因患过敏性鼻炎月余，经西医抗过敏及对症治疗，病情反复，特就诊于赵老师。

患儿鼻塞，流清涕，鼻痒月余，伴晨起咳嗽，无痰，无发热，无头晕及恶心呕吐，纳差，大小便正常，舌质红，苔黄腻，脉弦滑。查体：一般情况可，精神一般，咽喉红肿，双侧扁桃体Ⅰ度肿大，心肺听诊无异常，腹部平软，无压痛。

西医诊断：过敏性鼻炎。

中医诊断：鼻鼽。

辨证：阳气不足，肝胆郁热。

治法：平调寒热，疏肝利胆。小柴胡汤加减。

处方：柴胡10g，黄芩6g，法半夏6g，生姜6g，太子参10g，大枣2枚，甘草3g，黄芪10g，防风6g，连翘6g，山楂10g，莱菔子6g，藿香10g，佩兰10g，蝉蜕6g，薄荷6g。5剂，每日1剂，水煎服。

2013年7月24日二诊：患儿症状较前减轻，仍轻度鼻痒，稍有鼻塞，少许鼻涕，晨起咳嗽一两声，无发热。继续前法治疗，方药用上方去佩兰。5剂，每日1剂，水煎服。

2013年7月28日三诊：患儿仍有轻微的鼻痒，鼻涕，无鼻塞，无咳嗽咳痰，无发热，查体无异常。治法方药同上诊。7剂，每日1剂，水煎服。

2013年8月4日四诊：患儿家属诉经治疗后，诸症皆消，未再复发。嘱适寒温，调饮食，畅情志。

按语：鼻衄的发生与阳气不足有密切的关系。少阳为枢，是气机出入之枢纽，肝与胆互为表里，同为一身气机之枢纽，且肝主疏泄，对气机升降出入也有重要的调节作用。风寒湿热之邪犯表，气机阻滞，肝失疏泄致阳气升发不足，卫表不固，邪气从皮毛犯肺，肺失宣降而鼻塞。鼻为肺之外窍，外邪犯肺，阳气壅遏，不能发越，则鼻痒、流涕，清涕为阳气不足的表现。因人体阳气于早上始发，阳气不足，肺失宣降，肺气上逆则晨起咳嗽。脾胃素有湿热之邪内蕴，困遏脾胃气机，脾失健运则纳差，舌质红苔黄腻、脉弦滑系湿热之征象。故用小柴胡汤和解少阳，透达阳郁之气，使得气机运行通畅，阳气得以生发和升发；辅以山楂、莱菔子消食开胃，行气祛痰，以除食积之热；黄芪益气固表；防风祛风解表，散寒胜湿止痒；连翘、薄荷发散风热，清热解毒；藿香、佩兰芳香化湿和胃，兼辛香通鼻；蝉蜕祛风止痒，抗过敏。

（喻闽凤整理）

五、胃痛、泄泻

1. 木郁克土案

周某，男，10岁，江西南昌人，学生。2013年9月20日初诊。

患者胃病史多年，发作时胃痛难忍，消瘦，家长多方求医不效，特就诊于赵老师。

患儿下午因受凉胃脘部疼痛4小时，伴恶心，呕吐1次，纳差，寐尚安，大便稀，黄绿色，小便正常。查体：T 36.3℃，P 116次/分，R 20次/分，BP 92/60mmHg。神志清，精神欠佳，面色苍白，急性病容，咽稍红，双肺呼吸音清，未闻及啰音，心音有力，律齐，未闻及杂音，腹软，压痛，无反跳痛。查尿常规正常。既往有糜烂性胃炎史，舌质淡红，苔白腻，脉沉。

中医诊断：胃脘痛。

辨证：寒湿犯胃。

治法：行气化痰，和胃止呕。四逆温胆汤加减。

处方：柴胡10g，枳实6g，白芍10g，厚朴6g，香附8g，半夏6g，苏梗6g，竹茹6g，陈皮9g，炙甘草3g，茯苓5g，生姜3g，大枣5g。3剂，每日1剂，颗粒剂，水冲服。

同时予针刺左阳池、中脘、滑肉门、大陵、足三里、合谷、内关、阳陵泉、膈俞治疗。

嘱注意天气变化；饮食宜清淡、易消化，忌食生冷、油腻；宜劳逸结合。

2013年9月22日复诊：患儿胃脘部疼痛减轻，仍有恶心、呕吐，无发热，纳食欠佳，二便可，舌质红，苔白薄脉沉细。查体：面色稍白，精神欠佳，咽淡红，双肺呼吸音清，未闻及啰音，心音有力，无杂音，律齐，腹软，轻压痛。血常规检查：白细胞15.25×10^9/L，N 94.1%，L 4.2%。腹部B超：肠系膜淋巴结可见。无泄泻、纳食欠佳。因患儿腹痛减轻，恶心，呕吐，无泄泻，故续守上方5剂。

2013年9月28日三诊：患儿无胃脘部疼痛，无恶心、呕吐，无发热，纳食欠佳，二便可。查体：神清，咽淡红，双肺呼吸音清，未闻及啰音，心音有力，律齐，腹软，轻压痛。纳食欠佳，二便可。舌质淡，苔薄，脉细。

患儿疾病后期正气不足，湿滞脾胃，气机不畅，运化失司，故饮食欠佳。治以健脾利湿,行气导滞,方用香砂平胃散加减。

处方:木香10g,砂仁10g,苍术10g,厚朴8g,陈皮6g,甘草3g,半夏6g。5剂。

按语:患儿一诊用四逆散透邪解郁,调畅气机,使脾胃郁遏之邪得以疏泄;辛温半夏配以甘寒竹茹化痰和胃止呕;陈皮、枳实温凉相配,使理气化痰之力增;佐以茯苓健脾渗湿,以杜生痰之源;气行则湿化,故加以行气之厚朴、苏梗、香附,加强行气化痰之功;加姜、枣调和脾胃,且生姜兼制半夏毒性;佐以甘草调和诸药。三诊用香砂平胃散,方中木香行气止痛;砂仁健脾行气开胃;苍术燥湿健脾,使湿去则脾运有权;厚朴化湿行气除满;佐以陈皮理气和胃,燥湿醒脾;半夏燥湿;使以甘草调和诸药,益气健脾和中。

(喻闽凤整理)

2.脾虚夹滞案

黄某,男,2岁,2014年9月8日初诊。

1周前因受凉后发热,自服西药热退。近日大便次数偏多,每日4~5次,色黄、质稀薄、夹有不消化食物,腹胀,伴见精神萎靡,形寒肢冷,面色㿠白,舌淡红,苔白腻,脉濡细,指纹淡红隐隐。

中医诊断:泄泻。

辨证:脾阳亏虚,脾运不济。

治法:温阳止泻,健脾消食。

处方:淡附片3g(先煎),干姜3g,白术6g,太子参15g,甘草3g,炒谷芽15g,炒麦芽15g,厚朴6g,苍术6g,桔梗6g。2剂。

二诊:药后便质已稠,每日1~2次,腹胀渐消。继服3剂,药尽后大便成形,腹胀已消,遂停药。嘱慎风寒、节饮食。

按语:该儿感邪后发热,服汗药后,热虽退,但正气已虚,伤及脾阳,故见妄泻无度、质稀薄、精神萎靡、形寒肢冷、面色㿠白、舌淡红、苔白腻、脉濡细、指纹淡红隐隐之象。然患儿腹胀、完谷不化,此乃食积停滞之象,审其病为泄泻,证属脾阳虚夹滞,此时非温补不能暖其脾土,非行气不能除其胀满,故方以附子理中汤加炒谷麦芽、厚朴、苍术,取其温脾散寒、行气消食之用,切中病机,故收效颇佳。吾师使用附子理中汤,其一,用淡附片取其温阳化湿之功;其二,兼顾小儿禀赋之性,将太子参易人参;其三,结合小儿脾常不足、易夹滞之特点投入健脾消食之品;其四,凡属寒湿、阳虚之泄泻,无论新久,均可配伍用之。

(喻闽凤整理)

六、斑 秃

血热风燥案

袁某,女,12 岁。2014 年 4 月 16 日初诊。

患儿头发成斑片状脱落 5 月余,范围由小变大,毛发稀疏,头皮瘙痒,抓挠多动,心烦易怒,纳食一般,睡眠欠佳,二便尚可,舌质红,苔薄黄,脉弦。查体:唇淡,咽稍红,扁桃体不肿大,心肺听诊正常,腹软。

中医诊断:油风脱发。

辨证:血热风燥。

治法:凉血润燥。四物汤加减。

处方:生地黄 10g,白芍 10g,川芎 6g,当归 10g,荆芥 8g,防风 8g,墨旱莲 8g,侧柏叶 15g,桑叶 10g,柴胡 10g,升麻 10g,太子参 10g,连翘 8g。上为颗粒剂,共 7 剂。忌辛辣、油腻食物,并保持大便畅通。

2014 年 4 月 28 日二诊:稍有新发生长,无不适,偶有瘙痒,稍有烦躁。用上述方药减连翘,共 14 剂。

按语:精神紧张、焦虑及过度操劳导致油风脱发的重要原因,情志抑郁化火,损阴耗血,血热生风,风热上串头巅顶,毛发失于阴血濡养而脱落，血虚风燥则头皮瘙痒，久病则气血两虚，肝肾不足，精不化血，血不养发，发无生长之源，毛根亏虚而发落成片。舌质红，苔薄黄，脉弦为血热风燥证之象。故治疗以凉血息风，养阴护发为主，佐以补益肝肾，疏肝解郁。方中四物汤养血活血；连翘、荆芥、防风祛风解表、止痒；桑叶、柴胡、升麻疏散风热，调畅肝胆升发之气；墨旱莲滋阴益肾养肝，助养血生发之能；侧柏叶补阴，益脾肺，生须发；辅以太子参补益正气。

（喻闽凤整理）

七、瘰 疬

风热痰毒案

翁某，男，6 岁，2014 年 2 月 19 日诊。

患儿双侧颈部淋巴结肿大 2 月余，诊前已予西药治疗，未见好转，质地渐硬，活动度尚可，伴有颈部疼痛，稍有灼热感，未见红肿化脓，无头痛，微汗出，睡眠一般，纳食正常，小便稍赤。查体：咽红，双侧淋巴结Ⅰ度肿大，心肺听诊正常，舌质红，苔薄腻，脉滑数。颈部包块彩超示：双侧颈部扫及数枚椭圆形低回声区，大者 14mm×6mm，右侧明显。

中医诊断：瘰疬。

辨证：风热痰毒蕴结少阳。

治法：散风清热，解毒化痰消肿。银翘散合小柴胡汤加减。

处方：金银花 8g，连翘 8g，夏枯草 8g，浙贝母 6g，玄参 8g，昆布 8g，竹茹 8g，柴胡 8g，黄芩 8g，法半夏 8g，太子参 8g，猫爪草 10g，芦根 10g。颗粒剂，7 剂。配合青蛤散外涂。

2 月 26 日二诊：患儿右侧淋巴结较前明显减小。继服上药 7 剂。

3 月 3 日三诊：患儿左侧淋巴结消失，右侧稍有肿大，继续上方治疗 4 个疗程后患儿症状消失。

按语：病因患儿外感风热之邪，稽留于经络之中，则气机运行不畅，不通则痛；并气机阻滞可导致液聚为痰，加之患儿治疗不当，致外邪留恋不解，气滞痰瘀互结，故颈部肿块质地渐硬而成瘰疬；舌质红，苔薄腻，脉滑数为风热痰毒之象。故治疗以散风清热，解毒化痰为主。药用金银花、连翘疏风清热解毒；夏枯草、浙贝母、玄参、昆布、法半夏、猫爪草化痰，软坚散结；黄芩、柴胡合用舒畅气机之瘀滞，半表半里之邪得解；病证日久，正气日虚，予太子参固护正气；辅以芦根生津。

（喻闽凤整理）

八、遗 尿

1. 脾肾阳虚，膀胱失约案

张某，女，3 岁 10 个月。2014 年 7 月 5 日初诊。

尿频、尿床 1 月余。

尿频，尿床，每因寒凉饮冷后加重，不咳嗽，不发热，畏寒倦怠，四肢欠温，不思纳食，舌淡，苔白厚，脉沉紧。

中医诊断：遗尿。

辨证：脾肾阳虚，膀胱失约。

治法：温肾益脾，缩尿止遗。

处方：炙麻黄 5g，淡附片 6g（先煎），石菖蒲 6g，蜜远志 6g，五味子 6g，金樱子 6g，覆盆子 10g，益智仁 10g，桑螵蛸 10g，炒山药 10g，乌药 10g。7 剂。

嘱其忌甜食，慎起居，忌劳累。

二诊：药后畏寒肢冷好转，尿频减少，仍有遗尿，守上方继服 7 剂。复诊告恙平，惟纳食欠馨，加芪斛楂颗粒善后调理。

按语：该小儿尿频、遗尿 1 月余，感寒为甚，又见畏寒倦怠、四肢欠温、不思纳食、舌淡、苔白厚、脉沉紧等一派阳虚无实之象，故辨证为脾肾阳虚，膀胱失约。治以温肾益脾，缩尿止遗。吾师认为，小儿遗尿发病机理关键在脾肾亏虚，阳气不足。水本赖气以动，今脾肾阳气亏虚，温煦气化无力，水道制约无权则发为尿频、遗尿。方中以制附子之辛热补命门之火，壮肾之元阳，则水有所主；以麻黄行肺布津化水，尚能醒神以摄水；山药健脾以制水；金樱子、覆盆子、益智仁、五味子、桑螵蛸补肾固涩，缩尿止遗；石菖蒲、远志宁心调神。诸药合用，坎阳鼓动，水得归经，循行常道，遗尿亦日臻坦途而痊愈。

（喻闽凤整理）

2. 肺肾气虚证案

覃某，女，7 岁，江西九江人。2006 年 7 月 8 日初诊。

患儿因长年患遗尿症，由母亲带来我院就诊。

从小经常遗尿，有时 1 晚 3 次，体质较弱，经常感冒。诊见：形体瘦弱，面色㿠白，食欲不振，反应偏迟钝，夜寐欠安，梦呓，舌体瘦小，舌质红，脉细数。

中医诊断：遗尿。

辨证：肺肾气虚，膀胱不摄。

治法：益肺补肾，益气健肾汤加减。

处方：党参 8g，白术 8g，五味子 6g，桑螵蛸 6g，怀山药 10g，熟地黄 8g，菟丝子 8g，益智仁 5g，破故纸 2.5g。水煎服，每日 1 剂。

2006 年 7 月 15 日二诊：服前次中药后，夜间遗尿次数较前减少，睡眠较安定，纳食转佳。继用前方加龟板、鸡内金，20 剂。

2006 年 9 月后患儿开学未来复诊，电话随访，诉遗尿较前明显减轻，有时夜间不再遗尿，嘱继用前方 10 剂以巩固疗效，其后病情痊愈。

按语：《幼幼集成》云："小便自出而不禁者，谓之遗尿；睡中自出者，谓之尿床。此皆肾与膀胱虚寒也，益智散加附、桂、龙骨。"赵老师早年临床诊治小儿遗尿症，概宗此说，专力温肾，但疗效往往不理想，且附、桂药性大热，有的小孩服后易致烦躁不宁。后通过临床观察，小儿遗尿有兼见腰腿酸软、智力迟钝、小便清长等肾气不足的症状；也有兼见面白神疲、哭声低微、纳食欠佳、大便稀溏、舌淡脉缓等脾肺气虚的症状，并非"皆属肾与膀胱虚寒"者也，因而联想到"金生水，肺乃水之上源。肺虚则气不上升，下自不固，母虚而子亦虚也"；又土能制水，脾虚则制约无权，亦可导致遗尿。由是观之，则遗尿一证，与脾肺肾三脏之虚均有一定关系。据此自拟益气健肾汤专治小儿遗尿，疗效确有所提高，且药性温而不燥，无偏颇之虞。脾肺气虚甚者，重用参、术，或以红参易党参；肾元虚弱甚者，重用熟地黄、菟丝子、益智仁、桑螵蛸。根据赵老师的临床经验，用此方治小儿长期遗尿症，多者要坚持服药二三十剂，调理脾肾功能，同时注意增加营养，适当锻炼，使体质渐趋壮健，可望根治。虚弱之证，决非三五剂药所能愈者。

（唐杨、李小生整理）

九、水　肿

风热犯肺，下焦湿热案

顾某，男，9岁，学生，2003年1月21初诊。时值立春。

咽痛、颜面浮肿，伴发热、尿血4天。

患者4天前不慎受寒，出现咽痛、颜面浮肿，继而伴发热、尿血，无咳嗽咳痰，无寒战，无腹痛，无皮疹，无关节痛。查体：体温38.0℃，颜面浮肿，咽部充血，双侧扁桃体无肿大，双肺未闻及啰音，腹水征阴性，四肢无浮肿。尿常规检查：尿蛋白（++），隐血（++）。肾功能正常。双肾B超检查未见异常。

刻下咽痛，发热，颜面浮肿，口中苦，纳食尚可，尿血，大便调，舌质红，苔黄腻，脉弦数。

西医诊断：急性肾小球肾炎。

中医诊断：水肿。

辨证：风热犯肺，下焦湿热。

治法：疏风清热宣肺，兼以清热利湿。

处方：麻黄 6g，连翘 12g，赤小豆 10g，桑白皮 15g，白茅根 15g，益母草 15g，蒲公英 15g，车前子 15g（包煎），蝉蜕 6g，冬瓜皮 12g。7 剂，水煎服，每日 1 剂。

嘱患者多卧床休息。

2003 年 1 月 28 日二诊：患者咽痛缓解，无发热，浮肿减轻，尿色转清，纳食可，大便调，舌质红，苔黄腻，脉弦略滑。风热已除，转以清热利湿为主，凉血止血为辅，予玉米须合剂加减。

处方：玉米须 30g，石韦 15g，白茅根 30g，薏苡仁 30g，益母草 15g，当归 6g，蒲黄 10g，小蓟 15g，龙葵 15g。水煎服，每日 1 剂。

2003 年 2 月 7 日三诊：口干欲饮，无咽痛，无浮肿，无尿血，二便调，舌质红，苔薄黄而干，脉弦细。尿常规复查正常。风热、湿热祛除后有阴伤之候，以益气养阴生津为主，清热利湿为辅，予参麦饮加味。

处方：太子参 30g，麦冬 10g，五味子 5g，生地黄 15g，杜仲 10g，石韦 15g，白茅根 30g，薏米仁 30g，益母草 15g，当归 6g，龙葵 15g。30 剂。随访 1 年未复发。

按语：本案属中医"水肿"范畴，病位涉及肺脾肾及三焦、膀胱。《景岳全书》云："凡水肿等证，乃肺脾肾三脏相干之病，盖水为至阴，故其本在肾；水化于气，故其标在肺；水唯畏土，故其制在脾。"患者因外感风寒，入里化热，风热循口鼻入侵肺系，咽喉首当其冲，故见咽痛发热；脾失运化，肾失气化，水湿内停，故见水肿；水湿化热，下趋膀胱，故见尿血。本案病因病机发生与发展主要涉及风热、湿热、阴亏，故赵老师在治疗过程中分三个阶段，先疏风清热宣肺，其次清热利湿，最后养阴生津。风热与湿热是病之始因，风性开泄，其性善行而数变，来去皆速，除之较易，故先予麻黄连翘赤小豆汤加减以疏风清热宣肺。湿性黏滞而趋下，与热胶结，祛之较难，故待风热之邪解除后，专予清热利湿之玉米须合剂。风热、湿热清除后，阴伤渐显，出现咽干口渴，舌质红而干等症，故予参麦饮加味为主治疗。赵老师治疗本案层次清晰，循序渐进，体现其精准的辨证及看问题的独到之处。

（许正锦整理）

十、郁　证

肝肾阴虚，肝郁气滞案

李某，女，49岁。

腰酸腰痛、头晕2周。

患者近来自觉头晕耳鸣，烦躁不安，口干口苦，腰酸腰痛，夜间睡眠不安。

刻下烦躁易怒，头晕耳鸣，腰酸腰痛，口干口苦，夜寐不安。舌质红，苔薄黄，脉弦细。尿常规检查正常。泌尿系超声检查未见明显异常。

中医诊断：郁证。

辨证：肝肾阴虚，肝郁气滞。

治法：滋养肝肾，疏肝理气。

处方：柴胡10g，赤白芍各10g，枳壳10g，川芎10g，玫瑰花10g，玄参20g，生地黄20g，麦冬10g，白花蛇舌草20g，淮小麦30g，炙甘草6g，大枣4枚。水煎服，每日1剂。

二诊：头晕耳鸣减轻，仍腰酸腰痛，夜寐改善，舌质红，苔薄黄，脉弦细。守上方去白花蛇舌草，加川续断10g。

三诊：诸症改善明显，舌质淡红，苔薄白，脉弦细。守上方去玫瑰花。14剂。

按语：更年期综合征在女子绝经期前后颇为多见，临床症状各有异同，但以肝郁气滞，肝肾阴虚者多见。本病例以四逆散合甘麦大枣汤为主方治疗，如兼有气虚盗汗者，加黄芪、煅龙牡；兼有血瘀者加川芎、红花、丹参。

（刘英整理）

十一、脏　躁

肝气郁结，肝肾阴虚案

蔡某，女，49岁，江西九江市人，干部。2013年11月8日初诊。

患者1年前无明显诱因出现自汗、盗汗，停经半年，烦躁，脾气急躁，易怒。尿常规、肾功能及双肾彩超检查未见异常。

就诊时可见汗从头面而出，脾气急躁，易怒，头昏，失眠多梦，腰膝酸软，心悸，口干欲饮，饮食尚可，舌苔薄黄，舌质红偏暗，脉弦细。尿常规、肾功能、双肾彩超、心电图检查正常。

中医诊断：脏躁。

辨证：肝气郁结，肝肾阴虚。

治法：疏肝理气，补肾养肝。柴胡疏肝散、二至丸合甘麦大枣汤加减。

处方：柴胡10g，白芍10g，枳壳10g，川芎10g，黄芪30g，煅龙骨10g（先煎），煅牡蛎20g（先煎），淮小麦30g，凤凰衣10g，墨旱莲15g，女贞子10g，菟丝子10g，大枣4枚，炙甘草6g。每日1剂，水煎服。

2013年11月18日二诊：患者诉服药后自汗、盗汗明显减轻，仍感烦躁，腰膝酸软，时有头昏，心悸较前改善，口干欲饮，饮食尚可，睡眠较差，舌苔薄黄，舌质红偏暗，脉弦细。

处方：柴胡10g，白芍10g，枳壳10g，川芎10g，黄芪30g，煅龙骨10g（先煎），煅牡蛎15g（先煎），淮小麦30g，桑寄生20g，川续断 10g, 山萸肉 10g, 熟地黄 20g, 大枣 4 枚, 炙甘草 5g。每日 1 剂, 水煎服。

11 月 28 日患者复诊, 自汗、盗汗症状消失, 心悸、腰膝酸软明显改善。

按语: 患者已停经半年, 西医诊断为更年期综合征。更年期综合征属内分泌失调, 有众多临床表现。本案属中医"自汗""盗汗""脏躁"等范畴。因素体肝气郁结, 不得疏泄, 故脾气急躁, 易怒; 肾主骨生髓, 肾阴亏虚, 阴精不能濡润于下, 故腰膝酸软; 阴精不能上荣, 则头昏; 足少阴之脉贯舌循喉, 阴精不升, 故口干欲饮; 肝藏魂, 肝阴亏虚, 魂不守舍, 故失眠多梦; 心失所养, 神不守舍, 故而心悸。因而从疏肝理气、补肾养肝立法, 方用柴胡疏肝散、二至丸合甘麦大枣汤加减。方中柴胡疏肝解郁; 白芍养血柔肝; 枳壳、川芎增强行气疏肝和血之功; 黄芪益气实卫, 固表止汗, 煅龙骨、煅牡蛎益气潜阳, 兼以除烦敛汗; 凤凰衣敛汗; 淮小麦养心安神; 女贞子甘苦凉, 滋肾养肝, 配墨旱莲甘酸寒, 养阴益精; 菟丝子补肾养肝; 大枣补益脾气, 缓肝急; 炙甘草甘缓和中, 养心。全方合用, 共奏疏肝理气、补肾养肝、养心安神、固表止汗之功。

（吴国庆、曾冬梅整理）

第七章 疑难病证

一、低 热

邪阻少阳案

王某，女，32岁，江西南昌人。2014年5月2日初诊。

患者2个月前感冒后，于社区门诊用抗生素治疗后一直未愈，迁延至今，为求中医治疗，遂来就诊。

刻下患者低热，体温37.5℃~38℃，恶寒发热，无汗，每到下午3点即开始发热，伴有口苦，喜呕，小便不利，色赤，舌苔薄黄腻，舌质红，脉弦细略紧，两寸偏浮。

中医诊断：发热。

辨证：太阳表寒未解，湿热郁遏少阳。

治法：和解少阳，兼散表寒。柴胡温胆汤加减。

处方：柴胡24g，黄芩10g，法半夏15g，白薇10g，麻黄6g，陈皮10g，茯苓10g，竹茹10g，枳壳10g，青蒿15g，滑石15g，甘草6g，生姜3片。5剂，水煎服，每日1剂。

2014年5月8日二诊：低热已退，无恶寒发热，自觉口干，烦躁，仍有喜呕，详问之下，因患者煎药时没有放生姜。舌苔薄白，质稍红，脉弦细略数。太阳表邪已解，少阳湿热仍在。仍以柴胡温胆汤加减。

处方：柴胡10g，黄芩10g，法半夏10g，太子参20g，陈皮10g，竹茹10g，茯苓10g，枳壳10g，青蒿10g，白薇10g，焦栀子10g，生姜3片。3剂，水煎服，每日1剂。

后患者又因其他问题来诊时，诉上次服药后感觉清爽，无低热，无干呕，症状消失。

按语：该患者起初外感寒邪，本当解表散寒，透邪外出，然而为求"速效"于门诊用抗生素输液治疗，抗生素本属苦寒之品，阻遏邪气外出，故太阳表寒经久未解，久而化热，与湿邪交阻少阳，故定时发热。口苦，喜呕，小便不利，少阳证明矣。苔薄黄腻，质红，乃湿热之象，叶天士《温热论》："若苔白而底绛者，湿遏热伏也，当先泄湿透热。"故以和解少阳化湿为主。方选柴胡温胆汤加减，以柴胡、麻黄、黄芩和解表里；法半夏、陈皮、竹茹、生姜和胃化湿；青蒿、滑石、以利湿。药后发热、喜呕、小便不利等症状消失，同时也正验证了《伤寒论》服柴胡汤后"上焦得通，津液得下，胃气因和，身濈然汗出而解。"后来赵老师回顾此病，认为治疗上仍有不足之处，二诊患者虽低热已退，但出现"烦躁"，是柴胡量大的缘故。他认为对于太阳伤寒表实合并少阳证或少阳风寒表证，患者以高热为主时，要重用柴胡，可以用至20g，对于一般发热，常用12~15g，疏肝解郁常用10g左右，用到柴胡升提之性6g足矣。该患者二诊烦躁，可能由于柴胡用量稍大，升散之力太过所致，应引以为戒。

（马千整理）

二、盗 汗

心脾两虚案

叶某，男，60岁，江西安义人。2004年10月23日初诊。

夜间盗汗二十余天。

患者素体尚可，近期因工作繁忙，出现夜间汗出，以头部及胸背部明显，可浸湿衣被，醒后汗止。患者在外院进行血常规及胸部X线片未见明显异常。

刻下见头晕失眠，夜间盗汗，醒后汗止，全身乏力，纳差腹胀，无腰酸腰痛，无眩晕耳鸣，舌淡胖，边有齿痕，脉缓大。

诊断：汗证（盗汗）。

辨证：劳伤心脾，阳气亏虚，卫外不固。黄芪建中汤合桂枝甘草龙骨牡蛎汤加减。

处方：黄芪 30g，白芍 15g，桂枝 10g，甘草 6g，五味子 9g，龙骨 25g（先煎），牡蛎 25g（先煎），白术 15g，生姜 3 片，大枣 3 枚。每日 1 剂，水煎服。

2004 年 10 月 30 日二诊：患者服 5 剂后出现夜寐好转，出汗量减少，精神转佳，纳可，腹胀减轻，舌质淡红，脉缓。守原方继服 7 剂，关注病情变化。

2004 年 11 月 5 日三诊：患者诉盗汗症状明显减轻，精神可，纳可，二便可，无明显腹胀，舌质淡红，脉缓。给予原方继服 7 剂，关注病情变化。

患者未再至门诊复诊，1 月后随访，诉夜间盗汗已止，诸虚渐复。

按语：自汗是指不用发汗药或其他刺激因素而自然出汗，如"伤风""风温"证均有自汗症状；盗汗又称为"寝汗"，睡觉时汗液窃出，醒后即收，收后不恶寒，反觉热。临床治疗上区分汗证的自汗与盗汗，大多认为盗汗属阴虚，治以滋阴止汗；自汗属阳虚，治以益气固表，但实际情况并不一定。盗汗证名，首见于《金匮要略·血痹虚劳病脉证并治》篇，称："男子平人，脉虚弱细微者，善盗汗也"。指无严重疾病的人，脉象呈虚弱、细微，不能仅作阴虚解释，因此，《金匮要略》所称盗汗的病机，当属阴阳俱虚。所以，临床上阴虚自汗证，治疗宜予滋阴固表的处方当归地黄汤，而阳虚盗汗的治疗则应为补阳固表，选用桂枝甘草龙骨牡蛎汤加减化裁。在《伤寒论》中其实汗证没有严格分自汗和盗汗，同样一个桂枝加龙骨牡蛎汤,很多经方学者用其治疗盗汗和自汗,效果俱佳,是因为自汗和盗汗的原因和征象大体相同,治法亦可互用。赵老师所治疗盗汗者多因气虚所致,劳倦耗气,故而劳累后加重。本例患者即属劳伤心脾,阳气亏虚,不能卫外为固,方用黄芪建中汤建中气,桂枝甘草龙骨牡蛎汤加五味子敛汗液,标本兼治,故而效佳,且诸虚渐复。辨证既准,其效也捷,故临床一定要注重辨证。

(唐杨、李小生整理)

三、痿　病

肺热津伤案

冯某,女,78岁,黑龙江齐齐哈尔市人,离休干部。1998年6月10日初诊。

突发双下肢不能行走1周。

患者1月前因受寒后出现发热,咳嗽气喘,在某医院高干病房治疗,经治疗发热已退,咳嗽气喘好转。1周前在无任何征兆的情况下突然双下肢不能行走,已排除脑部、肺部肿瘤及神经系统疾病。用支持治疗,并给予针灸、按摩等治疗,均无效果,遂邀赵老师会诊。

刻下双下肢不能行走,甚至有人扶持都不能行走,伴心烦口渴,喜饮水,咳嗽咽干,食欲不振,精神、睡眠差,大便偏干,小便短,舌质偏红,苔薄黄,脉细数。

辨证:肺热津伤,阳明失润。

治法:清热润肺,益胃养阴,活血通络,濡养筋脉。清燥救肺汤加减。

处方:西洋参10g,麦冬30g,北沙参20g,玄参20g,桑枝30g,枇杷叶10g,阿胶10g,杏仁10g,薏苡仁30g,红花10g,忍冬藤20g,怀牛膝10g。7剂,每日1剂,水煎服。

二诊：患者服药后口干欲饮症状减轻，有人扶持能下地走十余米，咳嗽咽干，食欲不佳，精神、睡眠欠佳，大便偏干，小便不长，舌质偏红，苔薄黄，脉细数。上方去阿胶、杏仁、枇杷叶，加黄芪30g、玉竹15g、陈皮6g。14剂，每日1剂，水煎服。

患者服药后饮食如常，咳嗽、咽干症状明显减轻，精神好转，二便调，能下地行走，活动如常。

按语：患者受寒后出现发热，咳嗽气喘，热退后突发双下肢不能行走，温热之邪犯肺，肺脏气阴受损，津液不能输布全身，筋脉失养，故肢体软弱无力，双下肢不能行走；热邪伤津，故心烦口渴，溲短便干；肺津不能上润肺系，故咽干，喜饮水；舌质偏红、苔薄黄、脉细数为肺热盛伤津之象。因而从清热润肺、益胃养阴、活血通络、濡养筋脉立法，方用清燥救肺汤加减。方中西洋参益气生津；麦冬、北沙参、玄参、阿胶润肺滋阴；枇杷叶、杏仁宣肺止咳化痰；薏苡仁健脾益胃；红花活血化瘀；桑枝、忍冬藤通经活络；怀牛膝活血通经、补肝肾、强筋骨。二诊时患者咳喘减轻，加用黄芪、玉竹健脾益胃，少许陈皮理气。全方合用，清热润肺、益胃养阴、活血通络、濡养筋脉。关于痿病之治疗，《素问》指出"治痿独取阳明"，所谓独取阳明，指补益后天为治疗原则。因肺之津液，来源于脾胃；肝肾之精血，亦有赖于脾胃的不断补充，故李念莪曰："足阳明胃主纳水谷，变化气血以充一身，故为五脏六腑之海而下润宗筋，宗筋主束骨而利机关也。"故益胃养阴之法对本病的治疗尤为重要。

（胡路、赵翔整理）

四、痿 病

寒凝血瘀案

涂某，女，68岁，江西上饶人。2004年12月1日初诊。

右侧肩背部疼痛,活动受限 1 月余。

患者近期因抱小孩、提重物等,出现右侧肩部疼痛,以持续性疼痛为主,渐渐不能上举及梳头,不能后旋及外展,无放射性疼痛,无上肢麻木感,无发热寒战等,X 线片检查肩部未见明显异常。

刻下右侧肩部疼痛,喙突下压痛明显,按揉时稍舒,肩关节外展活动 < 45°,后伸 < 20°,夜寐欠安,纳差,精神差,乏力,有时腰酸,二便可,舌苔薄白,脉弦细。

西医诊断:肩周炎。

中医诊断:痹病,漏肩风。

辨证:寒凝血瘀,痹阻经络。

治法:益气活血,祛风散寒。黄芪桂枝五物汤合桃红四物汤加减。

处方:黄芪 30g,桂枝 15g,白芍 15g,赤芍 15g,防风 10g,片姜黄 10g,桃仁 10g,红花 10g,当归 12g,川芎 12g,熟地黄 15g,鸡血藤 30g,伸筋藤 15g,葛根 15g。7 剂,每日 1 剂,水煎服。

配合中药热敷法:以上方药渣放入砂锅中武火炒,待药渣将干时洒入适量陈醋及白酒,即刻用纱布松松地包起来,趁热敷在患肩处,并用布盖严,以免热气消散,注意避免皮肤烫伤,每天热敷 3 次,每次 20 分钟。

配合肩背部拔罐疗法:行肩关节局部走罐及留罐,每周 1 次。

嘱患者功能锻炼:①手握一小球,以肩关节为圆心做划圈动作,先顺时针后逆时针,持续约 3 分钟;②患侧肩部做外展、摸背及蝎子爬墙等动作。

2004 年 12 月 8 日二诊:患者诉疼痛较前减轻,肩关节仍活动受限,纳可,二便可,舌苔薄白,脉弦细。守原方继服 14 剂,配合中药外敷、拔罐及功能锻炼疗法。

2004 年 12 月 22 日三诊:患者诉疼痛大为减轻,关节活动范围增大，继用原方原法。

患者此后陆续在门诊复诊及接受按摩、拔罐等治疗有半年左右，疾病痊愈。

按语：肩周炎俗称"五十肩"，好发于60岁左右患者，中医名为"凝肩""漏肩风"。临床表现以肩关节疼痛、活动障碍为主。西医学认为肩周炎是肩峰下滑囊、冈上肌、肱二头肌长头肌腱及其腱鞘、肩肱关节滑囊等不同部位、不同程度炎症的总称。其病变机制是肩部的肌肉肌腱长期反复受到外力牵拉及慢性劳损，致肩关节周围滑囊和软组织出现无菌性炎症，使肩关节囊内分泌滑膜液减少，造成肩关节囊内及周围组织纤维变性。中医学亦认为人年老体衰，气血内耗，风寒侵袭，阻滞经络，周而复始，日久气滞血瘀而致虚实夹杂证。本例患者证属寒凝血瘀型，给予黄芪桂枝五物汤合桃红四物汤加减，重在益气和营、活血化瘀、祛风散寒，配合拔罐、中药外敷法、功能锻炼、按摩等治疗方法，疗效确切，可在临床上经常运用。

（唐杨、李小生整理）

五、狐惑病

湿热蕴结案

阮某，男，36岁，南昌人，家具厂职工。2005年9月5日初诊。患"白塞综合征"4个月，病情呈进行性加重。

患者缘于2005年4月6日晚间，初起觉恶寒，继则发热（体温38.8℃），伴有头晕欲呕、关节疼痛。西医诊断为"感冒"，治疗2天，恶寒发热消失，身痛减轻，但牙龈易出血，心烦，夜眠不安，眼干涩，乃加服维生素类药。5天后，先在舌尖部，继在阴囊内侧出现小疱，随即转为溃疡，疼痛，烦躁更甚，失眠多梦，纳差，小便短赤。经外院检查，血象无明显异常，皮肤有特异性过敏反应,拟诊为"白塞综合征"。虽经治疗,前症未减,且新增头晕、目眩、咽干、口燥、腰酸无力诸症,上下溃疡部有发展之势。查体见:舌尖有黄豆大小浅溃疡2处,溃疡面为灰白色;阴囊内侧1.5cm×1.5cm溃疡1处,色红赤;体温正常,脉细数,舌质红少苔,舌根部布满小红疱。

西医诊断:白塞综合征

中医诊断:狐惑病。

辨证:湿热蕴郁,迁延时日,肝肾之阴受累。

治法:滋养肝肾,兼清湿毒。

处方:怀山药15g,茯苓10g,泽泻12g,生地黄30g,山萸肉10g,炒黄柏10g,炒知母10g,玄参15g,牡丹皮10g,薏苡仁30g,半枝莲15g。水煎服,每日1剂。

2005年9月8日二诊:自觉睡眠好转,梦减少,溃疡部疼痛稍减,小便黄,仍有心烦、腰酸,脉细。前方加麦冬15g,龟板20g。

2005年9月14日三诊:服药后,舌及阴囊溃疡日渐缩小,心烦消失,小便清长,大便通畅,继服前方。

2005年10月1日四诊:诉服药后感觉疗效尚可,又自行续服前方7剂。复诊时见下部溃疡处愈合,舌体溃疡仍旧,余症均减,但纳食较差,前方去泽泻,改生地黄为熟地黄,加生黄芪15g,以加强调补气血,隔日1剂。半个月后痊愈,至今已5年有余,无复发。

按语:《金匮要略》述狐惑病,只有症状而不言病因,从核定方甘草泻心汤来看,其病因当不出湿热停滞,气血失调。《千金方》以为是温毒所致,《金匮心典》则认为虫病为患,而现代医学所称的眼、口、生殖器综合征(白塞氏综合征),与此证类同,其所主张的病因,有病毒说、过敏反应说、胶原纤维病原等亦不一致。本病例病程较久,从现证探索,已呈肝肾阴虚之象,虽有湿热余波,已非主要矛盾,故以知柏地黄汤加味,略佐清利解毒之品,较有效果。狐惑病审证求因不拘成法,实则清,虚则补,有的放矢,故能收事半功倍之效。

(唐杨、李小生整理)

六、肠 痈

湿热壅滞案

袁某,女,58岁,江西新建人,农民。2008年5月23日初诊。因转移性右下腹痛伴发热2天,呕吐1天,入我院住院治疗。

转移性右下腹痛伴发热,呕吐,口干欲饮,大便4日未解,小便短色黄,舌苔黄腻,脉滑数。入院时体温38.6℃,脉搏92次/分,呼吸20次/分,血压115/70mmHg。右下腹压痛及反跳痛明显,以麦氏点周围为甚,可扪及约8cm×7cm大小的包块。血常规检查示:白细胞14.5×10^9/L,中性粒细胞0.83,淋巴细胞0.12。B超阑尾区探查发现阑尾周围脓肿,大小约6.5cm×7.5cm×3cm。

西医诊断:急性阑尾炎,阑尾周围脓肿。

中医诊断:肠痈。

辨证:湿热壅滞。

治法:清热解毒,活血化瘀。大黄牡丹皮汤加味。

处方:生大黄10g(后下),芒硝10g(冲服),金银花20g,延胡索15g,蒲公英30g,红花10g,桃仁10g,牡丹皮15g,薏苡仁30g,冬瓜仁30g,红藤30g。3剂,每日1剂,水煎服。

同时在腹部疼痛部位外敷中药大黄30g、虎杖50g,碾粉,醋调外敷患处皮肤,上盖敷料及纱布固定;西药给予头孢噻肟钠3g,加生理盐水100mL,0.2%甲硝唑100mL静滴,每日2次。

2008年5月26日二诊:患者服用中药1剂后当晚体温即降至37℃,次日解大便1次,近2日未再出现发热。腹部疼痛减轻,舌苔转薄黄腻,脉滑实有力。患者女儿诉其素体阳盛,平时衣物单薄，冬季仍可赤足行走而不觉冷，且本证热毒之象明显，故虽为中老年女性，药物剂量仍可加大以达到泄热排毒之目的。原方中生大黄及芒硝均增至15g，金银花30g，其余药物不变，继服4剂，西药静滴继用4天。

2008年5月30日三诊：1周后患者未再发热，腹部无明显疼痛，大便每日2次，小便可，舌苔薄黄，脉细滑。复查B超示：阑尾区未探及包块，病情明显好转。停用西药静滴治疗，嘱其继续服用中药，但患者不愿熬汤药，故给予中药开水泡服以巩固疗效。

处方：白花蛇舌草20g，半枝莲15g，金银花15g，淡竹叶10g，生大黄10g。7剂，每日1剂，开水泡服。

1周后电话随访，诉诸临床症状消失，病情痊愈。

按语：阑尾周围脓肿属于外科的常见病和多发病，但因为其手术的并发症较多，因此主张以保守治疗为主。西医主要是应用抗生素治疗，但缺点是脓肿不易消散且复发率高。因此，我们在临床工作中，尝试采取中西医结合的方法来治疗。临床上单独使用抗生素超过1个月未完全治愈者较多，而该病例2周即获痊愈，获得了很好的疗效。本病在中医属于"肠痈"范畴，是由肠道气血失和导致湿热内结，糟粕积滞，败血浊气壅遏而成。中药复方大黄牡丹皮汤有较强的抑菌和抗炎作用，并能调节肠道机能，可增强肠道血液循环，同时能增强机体的免疫功能。中药大黄、虎杖碾粉外敷，具有活血化瘀、清热解毒、止痛散结的功能。本法取得了满意的疗效，较单纯应用抗生素效果好，操作也很方便。

（唐杨、李小生整理）

七、关格并高热

邪阻少阳案

涂某，女，46岁，江西南昌人，工人。2014年4月13日初诊。

患尿毒症维持性血液透析 2 年余，因夜间定时发热入院，入院后给予相关辅助检查，血象不高。后先后用荆防败毒散、小柴胡汤无效。发热时给予双氯芬酸钠栓，1/3 支塞肛，后汗出热退。

近 1 周来，定时夜间发热，最高 39.5℃，恶寒无汗，稍有咳嗽，无痰，稍有胸闷，饮食即呕，大便可，小便量少，舌苔黄白相间，质稍红，脉右弦细略数，左手（动静脉瘘）。

辨证：湿热郁遏少阳，郁而发热。

治法：清利少阳湿热。蒿芩清胆汤加减。

处方：青蒿 30g，黄芩 12g，法半夏 15g，竹茹 10g，滑石 20g，茯苓 10g，枳壳 10g，陈皮 10g，柴胡 15g，白薇 10g，生甘草 6g。3剂，水煎服，每日 1 剂。

服药第一天，夜间体温最高 38.0℃；第二天夜间已不发热；3剂服完，夜间发热消失。

按语：对于不明原因性发热，现代医学似乎没有什么好的办法。本病例从症状看，患者虽有发热恶寒、无汗，从表面来看似乎在太阳之表，用荆防败毒散，但仔细审察，并非如此。定时发热、胸闷、饮食即呕，乃少阳证之征象。少阳三焦，主行元气、相火、水液，而湿热内蕴少阳，阻滞气机，郁而发热。湿热阻滞上焦气机，故胸闷；阻滞中焦，引胃气上逆，故而喜呕；舌苔薄白相间，脉弦细更是少阳之象。但为何无汗？因之尿毒症维持性血液透析患者，每次血透需脱水，导致循环的血容量下降，正所谓"夺血者无汗"。故从和解少阳，清利湿热入手，重用青蒿、柴胡，配合黄芩，以和解少阳；以法半夏、竹茹、滑石、茯苓、清利少阳湿热；枳壳、陈皮调畅气机。辨证准确，效果立竿见影。

（马千整理）

八、肺 癌

肺脾气虚，痰凝气滞案

患者吴某，男，57 岁，于 2014 年 8 月 26 日初诊。

2014 年 7 月 20 日因"咳嗽咳痰 7 月余，咯血 1 月余"在南昌某医院呼吸科住院治疗，入院后检查：血常规、电解质、肝肾功能无明显异常；C 反应蛋白 43.40mg/L；红细胞沉降率 46mm/h；铁蛋白 670.9ng/mL。心脏彩超：二尖瓣、三尖瓣、主动脉瓣微量反流，左室舒张功能减退。胸部 CT 示：左肺上叶肺大泡，右肺上叶支气管狭窄、中断，右肺上叶可见团块状阴影，考虑为右肺上叶占位性病变，纵隔内可见肿大淋巴结，右侧少量胸腔积液。支气管镜示：右上叶支气管新生物。纤支镜活检：癌组织呈巢片状排列，浸润性生长，癌细胞异型性明显。病理诊断为（右上叶支气管）低分化癌。胸部 CT 与增强示：符合右肺上叶中央型肺癌并阻塞性肺炎改变，纵隔肿大淋巴结。诊断：肺鳞状细胞癌并淋巴转移。本病系肺癌晚期并转移，故不能手术治疗。2014 年 8 月 6 日行肺部肿块微波治疗 1 次，后又进行 3 次化疗，因不能耐受而中断，遂要求出院回家。其儿子恳请赵老师诊治。

患者精神不振，疲劳乏力，胸闷气喘，夜间不能平卧，咳嗽，痰黏稠，咯血，口干，纳呆，寐差，舌质红，苔薄白，脉细弱。

辨证：肺脾气虚，痰凝气滞，瘀阻络脉。

治法：益气润肺，化痰平喘，兼解毒宁血。

处方：黄芪 30g，北沙参 20g，玄参 20g，浙贝 10g，杏仁 10g，紫菀 10g，仙鹤草 20g，茜草 15g，炒蒲黄 15g，花蕊石 10g，百部 15g，小蓟 20g，葶苈子 10g，白花蛇舌草 20g，山豆根 15g，大枣 4 枚。水煎服，日 1 剂。

9 月 15 日二诊：服上药后，患者精神好转，仍有疲劳乏力，胸闷咳喘改善，咳血减少，仍咳嗽咳痰，纳寐欠佳，夜间盗汗，舌质红，苔薄白，脉细弱。原方加（炒）车前子 10g（包煎），浮小麦 30g。水煎服，每日 1 剂。

10 月 23 日三诊：此次复诊，患者感冒，咳嗽咳痰伴咽痛，痰中带血，无发热恶寒，精神一般，仍有疲劳乏力，咳喘、夜间盗汗好转，食欲增进，夜寐欠佳，舌质红，苔薄黄，脉细弱。上方加四季青 10g。每日 1 剂。

12 月 20 日四诊：患者精神尚可，疲劳乏力减轻，咽痛，咳嗽有痰，痰中带有血丝，偶有夜间盗汗，纳寐一般，舌质红，苔薄白，脉沉细。治以益气润肺，化痰宁血。

处方：黄芪 30g，北沙参 20g，玄参 20g，浙贝母 10g，杏仁 10g，紫菀 10g，仙鹤草 20g，茜草 15g，百部 15g，小蓟 20g，葶苈子 10g，白花蛇舌草 20g，车前子 10g（包煎），浮小麦 30g，僵蚕 10g，四季青 10g，金荞麦 30g。每日 1 剂。

2015 年 2 月 21 日五诊：该方坚持服用，患者精神可，稍感疲劳乏力，口干欲饮，无咽痛，偶有咳嗽咳痰，痰中带血，无盗汗，纳食尚可，夜寐一般，舌质淡红，苔薄黄，脉细。药有效果。守法守方，上方稍做调整。

处方：黄芪 30g，北沙参 20g，玄参 20g，川贝 6g，麦冬 10g，浙贝母 6g，紫菀 10g，百部 15g，仙鹤草 20g，茜草 15g，小蓟 20g，金荞麦 30g，白茅根 15g，枇杷叶 10g，四季青 10g。隔日 1 剂。

2015 年 5 月 10 日六诊：服药后无新添症状，病情相对稳定，舌苔薄黄腻，舌质淡，脉细。适当简化药方，以冀较长时间服用。

处方：西洋参 6g，北沙参 20g，麦冬 20g，川贝 6g，浙贝母 6g，金荞麦 30g，仙鹤草 15g，紫菀 10g，百部 15g，白茅根 15g，茜草 10g。隔日 1 剂。

按语：中医认为，癌症的发生是在正虚的基础上，邪毒瘀结而成。肺癌的起病是由正气亏虚，邪毒犯肺，导致肺的气机升降失常，血行凝滞，毒与气血互结，日久遂为肺积。病位在肺，病机为本虚标实。《灵枢·百病始生》云："壮人无积，虚则有之。"虚为本病之根本，故扶正祛邪是其总则。本例患者经化疗后，正气大伤，出现神疲乏力，咳嗽气喘，咯血，纳呆，口干，舌质红，脉细弱。考虑患者已至肺癌晚期，故临床治疗以改善症状、提高生活质量为主，治以益气养阴、清热解毒、活血止血。方中黄芪入肺经，益气固表，治咯血，健脾胃，补肾元，任为主药；辅以北沙参、玄参甘寒生津，滋阴清热；浙贝母化痰止咳，合白花蛇舌草消肿散结；杏仁、百部、紫菀止咳平喘；予仙鹤草收敛止血；茜草、炒蒲黄、小蓟、花蕊石活血止血；再加葶苈大枣泻肺汤平喘。

二诊时因邪毒客肺，日久伤阴，肺伤咳甚，邪久化热，更损肺阴，阴虚故而患者出现盗汗。此时，加浮小麦甘凉除虚热、止汗。而加车前子则用意有二：其一，取其甘寒润下除烦热、强阴益精之功；二则因车前子有镇咳止痰之效。三诊时患者盗汗症状缓解，但感外邪，导致咽痛咳嗽，一味四季青清热解毒、活血止血，同时因其现代药理研究有抗菌、抗肿瘤的功效，一药两用，进一步加强抗肿瘤作用。至四诊时，患者咳血、胸闷、盗汗等症状有明显改善，考虑花蕊石虽能止血，但为矿物质药材，不宜久服，遂对药方稍做修改，改花蕊石为金荞麦清肺消积，并加僵蚕化痰散结。此后患者未见新添症状，则以润肺化痰、清热凉血方长期服用。纵观全方，扶正之余不忘攻邪，攻邪之时兼扶正，攻补兼施，同时结合现代药理研究结果，遣方用药更加精准、事半功倍。

赵老师认为，对于癌症患者，手术治疗是很重要的手段，但很多癌症，特别是晚期癌症，绝不是手术就可解决问题。中医诊治，也不是以治愈癌症为目的，而是要在改善症状和证候上下功夫，以期延长癌病患者的生存期，减少痛苦，提高生活治疗。

（吴国庆、曾冬梅整理）

九、肾癌术后

气阴两虚，热毒湿蕴案

蓝某，女，49岁，教师，南昌人。2011年6月5日初诊。

患者6个月前做左侧肾癌切除术，周围组织及淋巴无转移，欲求中医调理，就诊于赵老师。

患者夜尿多，尿频，乏力，夜间稍口渴，纳食一般，查体：舌质淡红，苔薄，脉细。检查：尿常规检查：红细胞（-），白细胞（-），上皮（+++），余（-）。

辨证：气阴两虚，热毒湿蕴。

治法：补益气阴，健脾益肾，清热解毒化湿。参芪六黄汤加减。

处方：太子参30g，黄芪30g，墨旱莲15g，女贞子10g，菟丝子10g，肉苁蓉10g，紫河车20g，薏苡仁20g，蚤休15g，白花蛇舌草20g，山楂10g，茯苓10g，山萸肉10g，砂仁6g。水煎服，每日1剂。

2011年6月20日二诊：患者服中药后尿频、夜尿多较前改善，夜间仍稍口渴，乏力，偶感胸闷、气短。辨证为气阴两虚，肝郁血虚。方用二至丸合四逆散加味。

处方：太子参30g，墨旱莲15g，女贞子15g，菟丝子10g，熟地黄20g，何首乌20g，红芪10g，柴胡10g，白芍10g，赤芍10g，猫爪草10g，蚤休10g，白花蛇舌草20g。水煎服，每日1剂。

2011年7月4日三诊：患者服中药后，诸症较前减轻，感腰酸，舌苔薄黄腻，脉弦细。血压125/80mmHg。治当补益气阴，活血通络散结。

处方：黄芪30g，墨旱莲10g，女贞子15g，菟丝子10g，山萸肉10g，鹿衔草10g，何首乌20g，熟地黄20g，猫爪草10g，白花蛇舌草10g，鸟不宿20g，红孩儿6g。14剂，水煎服，每日1剂。

患者服药后无明显不适，按上方补益气阴，活血通络散结，健脾益肾调理半年，病情平稳。

  按语：肾癌切除者最易表现为脾肾气虚（年轻者）或脾肾阳虚（年长者），治之宜健脾益肾或健脾补肾。

（喻闽凤整理）

医论医话篇

一、从风湿论治慢性肾小球肾炎

慢性肾小球肾炎是一种临床综合征，其中包括多种病理类型，是具有进展倾向的慢性肾小球炎症。该病起病缓慢，病情迁延，有水肿、高血压、蛋白尿、血尿及管型尿等表现中的一种或数种。临床表现多样性，可轻可重或时轻时重。随着病情发展，出现肾功能减退、贫血、电解质紊乱等症状。慢性肾炎属中医"水肿""虚劳""腰痛""尿血"等范畴。

中医认为慢性肾炎的病因有外感及内伤两方面，外感以风、寒、湿为主，常为发病的原因或病情加重的因素；内伤则与饮食不节、劳倦过度及久病体弱有关，涉及肺、脾、肾、三焦、膀胱诸脏腑，其中以脾肾两脏最为关键。风湿二邪是导致慢性肾小球肾炎发病的重要病因，也是导致慢性肾小球肾炎迁延不愈的重要因素。

风为百病之长，又为百病之始，风邪常兼他邪合而伤人，湿邪可依附于风而侵犯人体，从而形成风湿证。风邪袭人致病最多，终岁常在，故发病机会多。风邪袭人，无孔不入，表里内外均可遍及。风邪具有升散、疏泄的特性，善行数变；湿性下趋，易袭阴位，为重浊阴邪，具有郁闭之性，病程日久，可因湿困伤阳，出现湿盛阳微的表现。湿邪致病，病程较长，传变较慢，缠绵难愈，瘥后易于复发。

风湿二邪是导致慢性肾小球肾炎发病的重要病因及迁延不愈的重要因素。本病治疗的关键在于使内侵之风有外出之机，胶结之湿有消除之路。寒、湿、热、毒之邪，单独侵袭机体之表，很难循经入里而伤肾，正因其借助风邪之力，才有机会内传而引起一系列病变。而肾脏病变之深，深入少阴，尤其久病传入者，很难速愈，况且寒邪传里，温可散之；湿邪内蕴，可渗之、化之、利之；热毒内侵可用凉药清之；唯独入里之风邪，只能从传入之途径，往外走表而散之。

　　赵老师擅长从风湿辨治慢性肾小球肾炎，在治疗慢性肾小球肾炎的过程中，用药以祛风除湿为主，兼顾健脾补肾，活血化瘀。其中健脾补肾不仅是针对本病脾肾亏虚的本质特点，同时也帮助除湿；活血化瘀既可改善血瘀的病理表现，又取"血行风自灭"之意。赵师喜用青风藤、徐长卿、威灵仙、羌活、薏苡仁等祛风除湿之品，自拟经验方：黄芪30g，茯苓10g，薏苡仁20g，青风藤30g，徐长卿10g，川芎10g，羌活10g，威灵仙20g，猫爪草10g，鸟不宿20g，鬼箭羽20g，白花蛇舌草20g。方中黄芪味甘性微温，归肺、脾、肝、肾经，益气固表，温通阳气，调畅营血，生血生津，活血利水，为补气良药，与其他健脾益气、温补脾肾、祛风除湿、解毒化瘀药配伍治疗慢性肾小球肾炎可益脾肾、补肾元、扶正气。青风藤味苦辛性平，归肝、脾经，除祛风湿、通经络、利小便外，还可祛入厥阴之外风外走太阳，使入里之风邪有外出之机，从而抑制厥阴风木的上扰和下迫，同时可利太阴水湿而消肿。徐长卿味辛性温，入肝、肾经，除祛风止痛、活血通络、止痒外，尚且可与青风藤共同驱散入里之外风外走太阳。羌活味辛苦性温，入膀胱、肾经，具有祛风胜湿的功效，善于疏散外风。威灵仙味辛咸性温，主入太阳，其辛散温通之性可助羌活使内出之外风从太阳而解。鸟不宿味苦辛性微温，祛风利湿，解毒散瘀。茯苓、薏苡仁健脾利湿。诸药合用，使风湿二邪邪有出路。川芎行气活血，鬼箭羽活血化瘀，二药合用以活血通络利水。白花蛇舌草清热解毒，猫爪草解毒，使湿浊瘀毒随之而解，共奏健脾补肾，祛风除湿，活血化瘀之效。全方能有效减轻慢性肾炎患者的血尿、蛋白尿，延缓病情进展。

（刘英整理）

二、浅谈瘀血致病理论治疗慢性肾炎

瘀血学说始于《内经》，奠基于仲景，经历代医家的不断探索，成为中医学具有重要实践意义的理论组成部分。慢性肾炎多属中医学"水肿""腰痛""虚损"等范畴。赵老师认为，水、痛、虚三者与瘀血的形成密切相关。《血证论》指出："血与水本不相离，瘀血化水，亦发水肿，水能病血，血也能病水。"中医学认为，血液运行于经脉之中，离开经脉就必然形成瘀血，瘀血除离经之血外，还包括阻滞于血脉及脏腑运行不畅的血液，正所谓"通则不痛，痛则不通"。《读医随笔·承制生化论》指出："气虚不足以推血，则血必瘀。"《不居集》云："血不自行，随气而行。"由此可以认识到瘀血是慢性肾炎发病的原因，也是疾病进展和恶化的因素。这也是赵老师运用活血化瘀法治疗慢性肾炎的理论依据。

近年来，随着对肾脏病理学的研究和中西医结合治疗肾病的进展，现代医家认为，肾脏病广泛存在血瘀证，表现为血液流变学和血黏度的异常，包括补体系统、凝血系统、纤溶系统的激活，血小板的凝集，病变局部有瘀血的特征，从而促使凝血、血栓形成和炎症反应，加重肾小球损害和促使肾血管硬化，导致疾病恶化。近20年来，临床和实验研究表明，活血化瘀药物可扩张肾脏血管，改善微循环及血液流变学性质，同时还可降低血脂，调整脂质代谢，防止肾毛细血管血栓的形成及血管损害性发展。还有研究认为，活血化瘀药能促进组织的再生与修复，使废用的肾单位得以部分改善，并能促进增生性病变的转化和吸收，调节免疫功能，抑制免疫反应，有助于免疫复合物的清除。

慢性肾炎是一种病程迁延、有多种病因、多种病理类型、临床表现不一的肾小球疾病。其病机特点属本虚标实，本虚是指肺、脾、肾三脏亏虚；标实指水湿、瘀血、外感等。无论本虚标实，均可导致瘀血的发生，既可以因虚致瘀，也可以因实致瘀。由此可见，瘀血是导致慢性肾炎发生与发展的重要因素。

很多医家对从瘀血论治慢性肾炎做了深入研究，如李晓玫等运用活血化瘀法治疗慢性肾炎湿热血瘀证疗效显著；林元龙运用活血化瘀法治疗慢性肾炎血尿临床效果明显。运用活血化瘀法治疗慢性肾炎可以减轻或消除炎症反应，使肾小球细胞膜及毛细血管通透性下降，增加肾血流量，抑制肾小球纤维化的发生，提高机体反应性，从而起到减少蛋白尿、血尿的作用。

1. 辨证大法

赵老师在治疗慢性肾炎时配合应用活血化瘀法，是其治疗慢性肾炎时常用的治法之一。他强调，在运用活血化瘀法治疗慢性肾炎时要以辨证为前提。由于慢性肾炎属本虚标实证，患者临床表现不一，没有单一的实证，也没有单一的虚证，证候复杂，所以只有准确辨证，才能更好地施治。在运用活血化瘀法治疗慢性肾炎时主要从以下两个方面进行辨证论治。

（1）**辨外感内伤**：外感是指感受外邪，包括风寒湿热毒邪，尤以风热毒为主。风邪伤肺，肺气不得宣降，滞涩成瘀；寒邪侵袭，血失温煦则凝涩成瘀；湿性黏滞，阻碍血行而成瘀。热毒致瘀主要有三方面，其一是热与血结，搏结气机，气滞血涩而成瘀；其二津液为火灼竭，则血行瘀滞；其三热伤血络，或血溢阴络为瘀。内伤主要是指肺、脾、肾三脏功能失调而致瘀，肺气不利则血行艰涩而成瘀；脾虚则内生水湿，湿阻脉道而成瘀；气虚则无力运行而成瘀；肾虚则阳虚血失温煦而成瘀，或阴虚血热而瘀滞。

（2）**辨标本虚实**：慢性肾炎是一种本虚标实证，在疾病发展过程中，可以是因虚致瘀，也可以是因实致瘀。本虚是以肺、脾、肾亏虚为主，标实主要是瘀血和湿浊。临床往往是虚实夹杂，而不是表现为单一的虚证或实证。肺虚则表现为易感外邪、乏力、精神不振等；脾虚则表现为纳呆、腹胀、面色萎黄、便溏等；肾虚则表现为腰膝酸软、乏力、畏寒或潮热盗汗、四肢不温等。瘀血和湿浊往往夹杂在一起,互为因果,主要以水湿致瘀、湿热致瘀和热毒致瘀为主。所以,治疗上要补虚泻实,补虚以补益肺脾肾为主;泻实则是围绕瘀血和湿浊来开展,以活血为主,佐以化湿利水、清热利湿、清热解毒。

2. 治法方药

(1)**祛风清热,活血化瘀**:此法主要是针对因外感风热夹有瘀血的慢性肾炎患者,症见咽喉肿痛,口干喜饮,舌红、苔黄,脉浮。药用金银花、蒲公英、玄参、麦冬、桔梗、益母草、丹参、青果。

(2)**清热利湿,活血化瘀**:此法主要是针对湿热内停夹有瘀血的慢性肾炎患者,症见咽喉肿痛,面目或肢体浮肿,口干口苦,脘闷纳呆,腰痛固定或刺痛,肢体麻木,小便黄短灼热,面色黧黑,舌暗或有瘀点瘀斑,苔黄腻,脉细涩。药用白花蛇舌草、鬼箭羽、猪苓、茯苓、山慈姑、半枝莲、玉米须、苍术、桃仁、红花。

(3)**清热解毒,活血化瘀**:此法主要是针对热毒内蕴夹有瘀血的慢性肾炎患者,症见口舌生疮,咽喉肿痛,皮肤溃烂,生疮生疖,小便短涩刺痛,大便干结,舌红,苔燥,脉滑数。药用牡丹皮、赤芍、益母草、紫花地丁、白花蛇舌草、蒲公英、金银花。

(4)**益气温阳,活血化瘀**:此法用于气虚阳虚夹有瘀血的慢性肾炎患者,症见倦怠乏力,畏寒肢冷,腹胀便溏,少气懒言,舌暗淡有齿痕,脉细涩。药用党参、黄芪、红花、桃仁、杜仲、菟丝子、当归、山药、巴戟天、淫羊藿。

(5)**养阴清热,活血化瘀**:此法用于阴虚内热夹有瘀血的慢性肾炎患者,症见心烦失眠,潮热盗汗,口干不欲饮,消瘦,舌暗红,少苔,脉细数。药用生地黄、当归、沙参、地骨皮、麦冬、牡丹皮、红花、桃仁。

总之,把活血化瘀法灵活运用于慢性肾炎的治疗过程中,辨证用药,常常能提高临床疗效。

(宋卫国整理)

三、补阳还五汤治疗顽固性肾性蛋白尿

蛋白尿是肾病的一种常见的临床表现，现代医学认为其是由于免疫复合物沉积导致肾小球滤过膜通透性增加，肾小管重吸收功能降低，使蛋白漏出所致。顽固性肾性蛋白尿因其往往反复难愈，治疗较为棘手，赵老师临床善用补阳还五汤加减治疗顽固性肾性蛋白尿。

基本方：黄芪 30g，当归 10g，川芎 10g，赤芍 10g，桃仁 10g，红花 10g，地龙 10g。加减：水肿明显加泽兰 20g、益母草 15g、茯苓 20g、猪苓 20g；偏于肾阳虚者，加制附片 10g、巴戟天 10g、补骨脂 10g；偏于肾阴虚者，加枸杞 15g、怀山药 20g、山茱萸 15g、熟地黄 20g。

我们观察了 2005—2007 年间赵老师门诊运用补阳还五汤治疗的患者 30 例。其中男性 20 例，女性 10 例；年龄 15~60 岁；病程 1~10 年；有原发性肾病综合征 10 例，糖尿病肾病 6 例，慢性肾炎 14 例。治疗周期 1 个月，其中临床治愈（尿蛋白阴性，尿蛋白定量小于 0.15g/24h）15 例，有效（尿蛋白较治疗前持续减少（+）以上或 24h 尿蛋白定量减少 50%）11 例，总有效率 87%。

蛋白尿属于中医"虚损""虚劳"范畴。赵老师认为其产生关键在于肾气不固，封藏失职，摄纳无权，精气下注。然精气为水谷精微所化，来源于后天脾胃，当脾气虚弱，运化失常，亦会发生精气下注，从溲而泄，故以脾不摄精而下陷，肾不藏精而下泄为蛋白尿的主要病机，提出调理脾肾是治疗蛋白尿的关键。赵老师将中医的"久病入络""久病必瘀"的观点应用到临床，认为顽固性蛋白尿往往久病缠绵难愈，脾肾受损，正气虚衰，气虚不能统血，血虚不能载气，气虚络损而致气血瘀滞。瘀阻肾络，精气不得畅流而外泄加重蛋白尿，且病程越久瘀血征象越明显。

补阳还五汤出自清代王清任《医林改错》，用于治疗半身不

遂，意在补充亏损的元气。赵老师以该方治顽固性肾性蛋白尿，因其重用黄芪大补脾气，使后天生化有源，肾气乃充，精乃摄藏，现代药理研究亦证实大量黄芪可以降低尿中蛋白。其余用当归、赤芍、川芎活血和营，桃仁、红花、地龙化瘀通络，少数益气药加大量活血药意在补气以统血，令瘀滞之血畅行无阻，使气旺血行，瘀去络通，精气畅流，则蛋白尿可以消失。《素问·刺法论》云："正气存内，邪不可干。"《素问·评热病论》亦云："邪之所凑，其气必虚。"古人也有"肾病多虚"之说，赵老师认为正愈虚则邪愈盛，而且由于病程长，辨证治疗切中病机后，收效的关键在于守法守方，才能取得较好的疗效。典型病例：

谢某，男，30岁，已婚。2006年10月就诊。2003年在当地医院诊断为肾病综合征，经激素治疗蛋白转阴，之后定期做尿检，尿蛋白一直在（++~+++）。3天前因双下肢轻度浮肿来我科求治，查尿常规检查示：尿蛋白（++），尿蛋白定量3g/24h。来诊刻下症见面部微肿，面色暗，动则气短，下肢浮肿，小便少，唇舌暗红，舌边有齿印及瘀点，脉细涩。西医诊断为慢性肾炎，中医辨病为水肿，证属气虚血瘀。治法：益气活血，利尿消肿。予补阳还五汤化裁。处方：黄芪30g，当归10g，川芎10g，赤芍10g，桃仁10g，红花10g，地龙10g，泽兰20g，益母草15g。每日1剂，水煎服。服药1个月后，浮肿消退，无气短，查尿常规：尿蛋白（+），尿蛋白定量1.4g/24h。守上方去泽兰、益母草，继服2个月，自觉症状消失，查尿常规正常，24h尿蛋白极微量。坚持服药半年，追踪无复发。

（吴明、李庆珍整理）

四、慢性肾脏病的中医病因病机探讨

慢性肾脏病是一个大范畴，可归属中医"水肿""尿血""尿浊""关格""虚劳"等范畴。病位涉及五脏六腑，而以肾脏为主。

古代医家对本病早期的认识相对局限，往往只认识到外在证候，如水肿、尿血、尿浊等，这种局限性一方面表现在漏诊上，另一方面则表现在误诊上，比如水肿的发病就未必为慢性肾脏病所致，其病因病机也可能与肾无关。随着现代科技的进步，检测技术的发达，许多无明显外在证候的慢性肾脏病得以发现，其中以隐匿性肾炎综合征为代表，而对于这类疾病的辨证治疗，是困扰中医临床工作者的一个难题。以下主要从病因病机及病理学的角度，对慢性肾脏病的机理进行深入的探讨。

1. 病因病机分析

慢性肾脏病的病因有外因与内因之分，以内因居多，如禀赋不足、七情内伤、饮食失宜、劳倦过度、久病失治等。外因相对少见，主要因邪实过甚伤肾，残留慢性肾脏损害所致，外感六淫多为急性肾脏病的病因，在慢性肾脏病中多扮演了急性发作之诱因的角色。以上某一因素或几种因素的作用，可导致人体腑脏功能失调，气血亏损，阴阳失衡，直接或间接累及于肾，产生慢性肾脏病的各种证候。

（1）**肾脏独损**：先天禀赋不足，惊恐过度，饮食失宜，房劳过度等，均可导致肾精（气）不足，或肾阴肾阳受损，肾脏虚损将使肾的生理功能出现异常。如肾虚精微不固可出现蛋白尿、血尿；肾阴亏损，虚热灼络亦可致血尿；肾失开阖可出现少尿或多尿，少尿则可使水液内聚出现水肿。肾脏独损可见于各种原发性肾脏病早期、囊肿性肾脏病早期、遗传性与先天性肾脏病早期等。随着疾病的进展可损及他脏，出现脾肾亏虚、肝肾亏虚、心肾亏虚等证。晚期由于水湿内聚，日久化饮生痰，最终酿生浊毒，导致血肌酐、尿素氮等升高，并出现多种脏腑同病的证候。

（2）**他脏及肾**

1）肺病及肾：肺肾二者为母子关系，肺病日久不愈，可母病及子，导致肾病发生，形成肺肾同病。第一，肺主气、司呼吸失职，宗气的生成受影响，宗气不足，不能下聚丹田资助元气，使肾元功能受到影响。第二，肺主宣降与通调水道，对机体水液的转输与排泄非常重要，否则既可使水液停聚，生饮生痰，痰饮流窜于肾，使肾脏受损；又可使水液不能下输肾与膀胱，使气化无源。如肾虚精微失固或肾络受损可出现蛋白尿、血尿；痰饮等浊邪聚甚成毒，可出现血肌酐、尿素氮等毒素升高；气化无源则可见少尿、水肿。肺病及肾在肺肾综合征中最为常见，如 Good-Pasture 综合征、显微镜下多血管炎、韦格氏肉芽肿、变应性血管炎等。

2）肝病及肾：肝病可以通过多种途径影响肾，形成肝肾同病。第一，肝与水液代谢直接或间接相关。首先，肝的调畅气机功能对水液的输布非常重要，正如尤在泾在《金匮要略心典》中说："肝喜冲逆而主疏泄，水液随之上下。"如果肝气郁结，则易产生痰饮水湿等浊邪，从而影响肾之开阖及肾与膀胱之气化。其次，由于肝与胆直接相连，互为表里，两者常常互患，胆与三焦又同属少阳，少阳病有"易生痰生饮生水"的特点，因此可产生多种浊邪流窜于肾而损伤肾脏。再次，肝的疏泄功能对脾的运化功能正常与否至关重要，正如清代医家徐彬在《金匮要略论注》中所云："肝木侮土，则土衰而水浊。"脾的运化失职，势必导致水湿不运，如果仍未及时转输，可进一步化饮生痰，导致多种浊邪为患，损及肾脏。第二，肝肾同源的生理关系决定了两者在病理上也常相互影响，如果肝血不足，可导致肾精亏损，形成临床常见的肝肾阴虚证。第三，肝失疏泄，易致气机郁滞，而气滞势必导致瘀血的形成，从而损及肾脏。早期由于肾虚失固、肾络损伤，可仅表现为血尿，蛋白尿。随着病情的进展，由于水湿、痰饮内停，可出现胸水、腹水，或肢体水肿。至晚期由于多种浊邪泛滥，愈积愈甚，酿成浊毒，出现血肌酐、尿素氮等升高。肝病及肾多见于肝硬化相关性肾病、肝炎病毒相关性肾病、肝肾综合征等。

3）心病及肾：《素问·痿论》曰"心主身之血脉"，指出心的主要生理功能包括主血与主脉两个方面,心主血脉功能是否正常,有赖于三个条件,即心气充沛、血液充盈和脉道通利。如果心气(阳)不足、血液亏虚、脉道不利,可致瘀血形成,阻滞肾络;或致血脉空虚,肾失血养,导致肾脏受损。由于肾失血养,肾气亏虚,固摄无权,可见蛋白尿;瘀血阻滞,血溢脉外,可见血尿;严重者可因水火不济,心肾阳虚,失于温煦气化,水湿泛滥,积饮生痰,最终酿成浊毒导致血肌酐、尿素氮等升高。心病及肾多见于心肾综合征。

4)脾病及肾:脾与肾的生理功能十分密切,因此病理上必然互相影响。第一,先天后天,相互滋生。若脾虚失运,水谷精微乏源,后天之本得不到充养,可使肾脏虚损,出现功能失常。第二,肾为胃关,其主脾也。脾土有制约水液的作用,只有脾土的"堤防"作用正常,肾所主之水才不至妄行。如《景岳全书》曰:"盖水为至阴,故其本在肾……其标在肺……其制在脾。"又如《中西汇通医经精义》曰:"脾土能制水,所以封藏肾气也。"若脾土不能制水,则肾主水功能失常,导致水湿泛滥。脾病及肾可出现各种脾肾虚损的证候如神疲乏力、纳差、腰酸腰痛、面色少华等;以及肾虚失固所致的蛋白尿、血尿,水湿内停所致的水肿;甚者可因水湿内聚,生饮生痰,浊聚酿毒而致血肌酐、尿素氮等升高。脾病及肾在各种原发性与继发性肾脏病中均常见,尤其多见于各种自身免疫性疾病肾损害。

5)邪毒伤肾:无论机体是否正气充足,当邪气过甚时,肾脏的损害也在所难免。如张景岳云:"或以败精,或以槁血,阻塞水道而不通也。"这些过甚的邪气通常称为邪毒,包括药物毒、食物毒、生物毒、放射线之毒等。邪毒直接伤肾大多呈急性过程,但易残留慢性肾损害。邪气也可在机体内缓慢积累成毒,造成慢性肾损害。邪毒伤肾,可严重影响肾的开阖、肾的气化、肾的固摄等功能,临床表现为蛋白尿、血尿、小便不利等症状,严重者由于水液代谢障碍,使多种浊邪内生,浊聚成毒,出现血肌酐、尿素氮等升高。邪毒伤肾多见于各种药物性肾损害、金属中毒性肾病、放射性肾炎等。

2. 病理产物辨别

通过病因病机的分析可以看出,在慢性肾脏病的发生发展过程中,伴随着许多病理产物的产生,主要包括痰饮水湿、瘀血、浊毒等,这些病理产物可以互为因果,互相演化,因而变化多端,临床容易混淆,在此我们扼要地进行辨别分析。

(1)瘀血:《普济方·方脉总论》曰:"气行则血行,气止则血止,气温则血滑,气寒则血凝。"《血证论》提出"离经之血为瘀""水病致瘀"的观点。当代医家奚九一教授则提出"因邪致瘀"的观点,说明瘀血的形成途径很多,有气虚血行缓慢成瘀;阳虚寒凝成瘀;阴虚内热,津亏血凝成瘀;气不行则血停为瘀;血溢脉外成瘀;水病致瘀;浊阻血运,血停为瘀等。慢性肾脏病不仅有脏腑气血阴阳亏虚,而且痰饮水湿等浊邪的产生非常普遍,因此,几乎在慢性肾脏病的各期,均伴有瘀血的形成,这是临床上治疗慢性肾脏病广泛使用活血化瘀法的重要依据。

(2)痰、饮、水、湿:痰饮水湿都是津液不能正常运转输布而形成的病理产物,其产生主要与肺、脾、肾三脏功能失调相关,与三焦及膀胱的气化功能密切相关。四者虽同出一源,但临床表现各有其特殊之处。因其可相互转化,常合并存在,不能区分,故常并称为水湿、痰饮、水饮、痰湿等。痰饮水湿均为阴邪,其性属寒,易困阻阳气,因而治疗多以张仲景之法"病痰饮者,当以温药和之"。此时的治疗往往单纯而易于获效。但是,痰饮水湿可因体质或药质而从阳化热,也可因久郁不泄而化热,形成与热邪胶结之势,不仅造成肾络血运不畅,而且易使肾络灼伤,一方面使精微泄漏,另一方面又使机体代谢产物排泄不畅,出现当藏不藏、当泄不泄的病理结果。此时使用温药则助热邪,使用寒药则助浊邪,故治疗变得复杂而难以速效。

（3）浊："浊"的含义是什么，古典医籍中没有明确的解释，在许多文献与著作中的解释也较混乱不清。《诗经·邶风》载"泾以渭浊"，其中浊为"水不清"之义。有学者认为，"浊"的最初含义为浊气、浊阴，前者诸如风浊、寒浊、暑浊、燥浊等；后者如痰浊、水湿、湿浊、饮浊等。我们认为，在慢性肾脏病中"浊"邪主要指浊阴之类，其特点有三，第一是流动的，第二是污秽的，第三是有害的。"浊"本身并不是一种独立的邪气，而是包括了一类具有以上三个主要特点的病邪，如痰、饮、水、湿以及部分瘀血（血行缓慢之瘀血），因此可称湿浊、水浊、痰浊、饮浊、瘀浊。当多种并存时，常常概称为浊邪。

（4）毒、浊毒：《博雅》曰："毒，恶也，一曰害也。"《说文》曰："毒，厚也，害人之草。"指出了毒的主要特点是"有害"，但我们知道，有害的物质非常之多，但不能都称为毒物，说明还有一个程度的问题；"厚"即是程度的描述，因此"害之甚"才能称之为"毒"。慢性肾脏病产生的各种病理产物，当其由量变产生了质变，即成为"毒"，如水过甚称水毒，湿过甚称湿毒，痰过甚称痰毒，饮过甚称饮毒，瘀过甚称瘀毒等，再结合"浊"的含义，"浊毒"的概念也就明晰了。因此，在慢性肾脏病中，我们并不赞同将"浊"或"浊毒"当作一种独立的病邪，而应看作是一类病邪的统称。目前，不少学者认为慢性肾脏病中的"浊毒"与现代医学中尿毒症毒素类似，但两者之间的联系与区别还需深入研究。

3. 病机特点概要

慢性肾脏病的病因内外皆有，内因居多，其发病途径多样，既可因虚致实，也可因实致虚，最终的病机特点为虚实互见、寒热交错。其病位涉及五脏六腑，而以肾为主。随着病理产物的不断增多，以及体质与药质的影响，越至后期病机演变得越错综复杂、千变万化，而且传变多，病位广，总体预后不佳。

（许正锦整理）

五、刍议痛风性肾病的治疗

痛风性肾病属中医"虚劳""关格""水肿""痹证"等范畴。其病因主要与先天不足和后天失养有关。先天不足主要是与体质有关。禀赋薄弱，肾元亏虚，津液生成、输布代谢异常，引起痰湿内停，阻滞经脉关节。后天失养则主要与饮食不节、房劳过度、劳力伤肾及情志失调有关。饮食不节，嗜食肥甘厚味、辛辣炙烤之品，损伤脾肾，酿成湿热痰浊，痹阻经脉，瘀滞于关节、肾脏而发病；房劳过度和劳力伤肾导致肾元亏虚，肾不主气化，水湿不化，生成痰湿，痰湿痹阻经络脏腑而发本病；情志失调则导致气机逆乱，加重病情或反复。综合上述，本病发病机理为痰瘀互阻，气血郁闭。病性为本虚标实，本虚是指脾肾气虚、气阴两虚；标实为痰瘀湿浊互阻。

赵老师认为本病属本虚标实，虚实夹杂证。临床辨证要辨虚实，虚则是辨脾肾气虚、气阴两虚、肝肾阴虚；实则是辨痰浊、湿热、瘀浊之不同。治疗上则根据脏腑虚实不同确立补虚泻实的治疗原则，补虚着重在于补益脾肾，益气养阴；泻实则以清利湿热、化痰泄浊、活血化瘀为主。

1. 脾肾气虚湿热型

证见精神不振，乏力，腰酸，局部关节红肿疼痛，口干口苦，面色少华，纳差，腹胀，大便溏薄，小便灼热，舌质淡，苔薄黄，脉濡缓。治法以健脾益肾，清利湿热为主。方药：太子参30g，炙黄芪20g，生地黄10g，怀山药20g，山萸肉10g，土茯苓20g，薏苡仁20g，泽兰10g，草薢20g，苍术10g，赤芍10g，桃仁10g，忍冬藤30g，延胡索15g，白芍10g，炙甘草6g。

2.气阴两虚痰浊型

证见精神不振，乏力，腰酸，关节局部肿痛，肿不明显，口干，潮热，盗汗，气短懒言，纳差，大便干结，小便量少，舌质淡，苔薄黄，脉沉细。治法以益气养阴，清化痰浊为主。方药：太子参30g，炙黄芪20g，生地黄10g，怀山药30g，山萸肉10g，土茯苓20g，薏苡仁30g，泽兰10g，法半夏10g，陈皮10g，枳壳10g，蒲公英15g，竹茹10g，萆薢15g，知母10g，黄柏10g，忍冬藤30g。

3.肝肾阴虚血瘀型

证见头昏头痛，耳鸣目涩，咽干口渴，腰酸乏力，心烦少寐，舌红苔少，有少量瘀点，脉细涩。治法以滋补肝肾，活血化瘀为主。方药：生地黄10g，熟地黄10g，菊花10g，潼蒺藜10g，磁石10g，桑寄生30g，丹参10g，红花10g，桃仁6g。

痛风性肾病临床证候复杂多样，以上3个证型只是临床最为常见的证型，并不代表全部。由于该病多为虚实夹杂，故临证时应分清虚实，辨明痰浊、湿热、瘀血，要灵活多变，辨证施治，不可拘泥于上述3种辨证分型，只有这样才能达到良好的临床治疗效果。

诊治求特色，注重辨证，标本兼治。本病是一个慢性复杂多变的病证，临床证候多样，虚实夹杂，所以辨证施治尤为关键。赵老师认为本病是本虚标实，本虚是指脾肾气虚、肝肾阴虚、气阴两虚；标实是指痰浊、湿热、瘀血。治疗一定要标本兼治，既要补虚，又要泻实，这样才能相得益彰。赵老师认为久病必有瘀，因此化瘀通络要贯穿始终。瘀血是导致该病疼痛反复发作的一个主要因素，因此活血化瘀，通络止痛是贯穿于本病治疗过程中的一个重要治法。通则不痛，痛则不通，因此临床中常用桃仁、桂枝、丹参、当归之品，收效甚佳。

治疗本病以中药为主，中药很多药物具有明显降低血尿酸的作用，如土茯苓、泽泻、苍术、萆薢、威灵仙、车前草等，且中药能够辨证施治,有的放矢。同时运用中药外敷治疗痛风性关节炎引起的局部红肿热痛,疗效确切,即采用本院院内制剂金黄膏配合新癀片研末调糊外敷,止痛消肿效果明显。在用药同时注重调护是治疗本病的一个重要方法,因为饮食不节是导致本病反复发作的主要因素,所以控制饮食、多饮水是预防本病反复发作的一个主要方法,不吃含高嘌呤食物,少喝各种菜汤,戒烟忌酒,节制房事等都很重要。

典型病案

患者瞿某,男,63岁,工人,2006年5月因神疲乏力,腰痛,右踝关节红肿疼痛来我科住院治疗。症见乏力,口干口苦,纳差,大便溏薄,小便灼热,舌质淡,苔薄黄,脉濡缓。查体:血压150/80mmHg,心肺未见明显异常,腹平软,无压痛,肝脾肋下未触及,双肾叩击痛阳性,双下肢浮肿,右踝关节红肿,压痛(+)。尿常规检查:尿蛋白(++),红细胞0~1/HP。血肌酐163μmol/L,尿素氮10.2mmol/L,血尿酸654μmol/L。

辨证:脾肾气虚湿热型。

治法:健脾益肾,清利湿热。

方药:太子参30g,炙黄芪20g,生地黄10g,怀山药20g,山萸肉10g,土茯苓20g,泽兰10g,薏苡仁30g,萆薢20g,苍术10g,赤芍10g,桃仁10g,黄柏10g,忍冬藤30g,延胡索15g,白芍10g,炙甘草6g,生大黄15g(后下)。此方服用1周后患者精神好转,关节红肿消失。复查血尿酸降至416μmol/L,血肌酐136μmol/L,尿素氮7.3mmol/L。患者继服上方1周后,肾功能及尿酸均降至正常出院。出院后在门诊继续服中药治疗,随访半年其肾功能及尿酸均在正常范围内,继服用中药控制尿蛋白。

随着我国生活水平的提高,痛风性肾病发病率正在逐年升高,如不及时治疗,严重者可引起肾损害,进展到终末期肾衰竭。目前西医治疗方法比较单一,药物副作用较多,尤其肾功能严重下降后，药物的应用受到各种限制。而中医药治疗痛风性肾病有一定优势，以辨证施治为主，标本兼治，运用健脾益肾、清化湿热、益气养阴、化痰泄浊、滋补肝肾、活血化瘀法能够有效降低血尿酸，改善患者临床症状，且副作用少，疗效确切，对改善肾功能、延缓肾功能衰竭有重要的临床价值。

（宋卫国整理）

六、糖尿病肾病水肿分阶段论治

从临床表现及发展机理来看，糖尿病肾病水肿当属中医"消渴""水肿""眩晕""虚劳"等范畴。中医对本病病因病机的认识由来已久，如《圣济总录》中记载："消渴病久，肾气受伤，肾主水，肾气虚衰，气化失常，开阖不利，水流聚于体内而出现水肿。"《杂病源流犀烛·三消源流》中也有"消渴后身肿者"的记载，均指出了消渴病迁延日久，损伤脾肾，肾气（阳）亏虚，不能蒸腾气化，开阖失司，水液代谢失常，潴留体内；或脾气（阳）亏虚，运化失常，水液潴留，导致水肿的发生。久病入络，血行不畅，又可致血脉瘀滞，血不利则为水，最终使三焦不利，水道不通，导致水肿，正如清代唐容川《血证论》所言："瘀血化水，亦发水肿。"我们对于糖尿病肾病水肿，常根据患者病程采用分阶段治疗，疗效明显，叙述如下。

1. 气阴两虚，水液内聚

气阴两虚所致的水肿多见于糖尿病肾病的早期。此期尿中微量白蛋白升高，但尿常规检查蛋白阴性。阴虚燥热是基本病机，漫长的发病过程中由于气虚或阴虚可导致气阴两虚，而且尿中白蛋白属于人体的"精气""阴精"，从尿中不断的丢失可加重病情，使气阴两虚的症状更加突出。消渴反复日久，气阴两伤，中土失养，不能运化水湿，则水液内聚；气为血帅，气行则血行，气虚运血无力，血流不畅，致血脉瘀阻，血不行则水停。上述二者均可导致水液停留，发为水肿，但此期患者出现的水肿一般不是很严重。对这样的患者多采用益气养阴利水法治疗，选用黄芪、太子参、白术、茯苓、枸杞、当归、生地黄、白芍、沙参、麦冬、丹参、泽兰等药。

2. 阴阳两虚，湿瘀内停

阴阳两虚所致的水肿多见于糖尿病肾病期，此期患者尿中出现显性蛋白尿。糖尿病肾病病情迁延，阴虚日久，阴损及阳，阳虚水泛，水湿内蕴，而见水肿之候。《圣济总录》云："消渴日久，肾气受伤，肾主水，肾气虚衰，气化失常，开阖不利，水液聚于体内而出现水肿。"血宜温，温则行，阳虚则寒，寒则血凝，而致血瘀，血液瘀滞可加重水肿的发生。临床上此证型患者较常见，且水肿多严重，较难消退。对这样的患者，多采用温阳益阴、活血利水法治疗。药选制附片、桂枝、熟地黄、山药、山茱萸、枸杞、杜仲、当归、益母草、红花、桃仁、水蛭等。

3. 脾肾衰败，水毒内蕴

脾肾衰败所致的水肿多见于糖尿病肾病的晚期，即肾功能衰竭期。患者尿中出现大量蛋白尿，肾功能进行性减退，最后进入尿毒症期。此时患者多出现高度水肿，除双下肢浮肿较甚外，常伴有胸水、腹水及心包积液等体腔积液。中医学认为在津液的输布上，脾的运化和散精以及肾的蒸腾和气化起着非常重要的作用。糖尿病肾病病程日久，气阴两伤，阴损及阳，且气虚日久亦可导致阳虚，病情进展，终致脾肾衰败。脾失转输，肾失开阖，膀胱气化无权，三焦水道失畅，水液停聚，泛滥肌肤。脾肾虚损，气化失常，水湿浊邪蕴酿成毒，终至水毒内蕴，出现少尿、无尿、恶心、呕吐等症状。对这样的患者，可采用温补脾肾、利水解毒法治疗。药选黄精、黄连、陈皮、半夏、茯苓、泽兰、川芎、巴戟天、补骨脂、胡芦巴、仙灵脾、白花蛇舌草、制大黄等。

糖尿病肾病水肿是随着病情的发展而逐渐出现的，将这一症状的演变过程与西医糖尿病肾病分期联系起来，根据每一阶段的病机特点，对水肿进行辨证论治，选用更有针对性的药物治疗，能起到较好的疗效。

（刘永芳整理）

七、乙肝病毒相关性肾炎的治疗要旨

乙型肝炎病毒相关性肾炎（HBV-GN）是由慢性乙型肝炎病毒导致免疫复合物性形成的继发性肾小球肾病。由乙肝引起的免疫复合物肾炎的病理类型很多，主要有膜性肾病、膜增生性肾炎、系膜增生性肾炎等，其中膜性肾病最常见。临床多表现为肾病综合征或无症状性蛋白尿，常伴镜下血尿，亦可有肉眼血尿。乙肝病毒相关性肾炎目前尚无特殊治疗方法，西医多采用抗乙肝病毒药、糖皮质激素、免疫抑制剂等治疗，效果不甚理想。

乙肝病毒相关性肾炎属中医"水肿""尿血""虚损"等范畴。我们认为其致病内因为正气不足，主要表现为肝郁脾虚、脾肾虚损、肝肾阴虚等；外因为湿热疫毒的侵袭，且湿热毒邪贯穿于本病的始终，湿热瘀毒蕴结肝肾是本病的基本病机。本病具有反复发作、病程长久的特点，因此痰瘀互结、闭阻肾络是其病理特点。本病为虚实夹杂证，本虚为肝肾不足，肝郁脾虚，脾肾虚损；标实以湿热邪毒阻塞三焦气机为主。本病病程发展变化过程中，气滞血瘀是其必然结果，邪毒日久不去，耗气伤阴，终致肝脾肾俱虚，可知本病是由实致虚，实邪与正虚并存。

1. 证治特点

（1）湿热酿毒，郁滞肝胆：湿热邪毒从肌表、腠理、腧穴、脉络侵袭人体，蕴结中焦，遏伏气机，熏蒸肝胆；或内窜营血，邪藏于肝，热伏毒蕴，湿热蕴毒，郁滞肝胆。症见胁痛隐隐，时作时止，脘腹胀满，饮食不振，或厌油，心烦欲呕，便秘或泄泻，口苦或淡，或伴寒热，或黄疸，舌红，苔黄腻，脉滑数。实验室检查示：乙肝标志物阳性，肝功能损害（A/G<1，ALT升高），尿常规正常或少量血尿或蛋白尿，血补体C_3下降。治宜清热祛湿，疏肝利胆，解毒化瘀。

（2）湿热下注，瘀滞肾脉：湿热外郁肌表，内困脾土，流注下焦，壅滞肾脉，日久湿热夹瘀，闭阻肾脉，肾失封藏。症见面浮肢肿，胸痞腹胀，纳呆，大便溏或干结，小便混浊或灼热、淋漓不尽，小腹拘急，或发热恶寒，身重腰痛，舌红或红紫，苔黄腻，脉滑数。实验室检查示：血尿、蛋白尿，胆固醇、甘油三酯、低密度脂蛋白升高，血补体C_3下降，血尿β_2-微球蛋白升高，尿N-乙酰-β-D-葡萄糖苷酶（NAG）升高。治宜清热利湿，化瘀通络。

（3）湿热久稽，肝肾阴虚或脾肾阳虚：湿热缠绵，湿热毒邪深藏下焦，热邪燔灼，热重于湿，阴津受损，湿重于热，阳气受病，出现肝肾阴虚或脾肾阳虚。肝肾阴虚症见水肿不甚或无水肿，腰膝酸软，乏力，口干咽燥，头晕心悸，潮热盗汗，手足心热，舌红、苔少，脉细数。实验室检查示：全血黏度高，血细胞成分降低等。脾肾阳虚症见下肢浮肿凹陷，畏寒肢冷，手足不温，面白少华，倦怠，腰膝酸软，下利清谷，小便清长，或夜尿多，舌淡或瘦红或胖嫩，脉沉细、虚数。实验室检查示：免疫球蛋白IgG、IgA降低，血T_3、T_4降低，全血黏度降低，血细胞成分偏高等。治宜滋阴渗湿或温阳化湿。

2. 选方用药

赵老师根据以上病机传变及证治特点，以清热解毒祛湿、疏肝活血化瘀、益肾泄浊通络为基本治疗原则。基础方：黄芪30g，虎杖20g，柴胡10g，赤白芍各10g，田基黄20g，贯众20g，白花蛇舌草20g，鸟不宿20g，鬼箭羽20g，土茯苓20g，益母草30g，红景天6g，川芎10g，水蛭6g。随症加减：湿热重者，加茵陈15g、焦栀子 10g；气阴两虚加太子参 30g、麦冬 20g、怀山药 20g、五味子 6g；脾肾阳虚加仙茅 15g、仙灵脾 15g、党参 30g、怀山药 20g 或制附片 10g；肝肾阴虚加女贞子 15g、墨旱莲 15g、生地黄 20g、沙参 20g、枸杞 20g、麦冬 20g。

3. 病案举例

张某，女，23 岁，2010 年 3 月 1 日初诊。

反复颜面、双下肢浮肿 7 年，伴腰酸乏力 1 个月。

曾于外院肾穿刺病理诊断为膜性肾病，肾组织有乙肝病毒表面抗原沉积，符合乙肝病毒相关性肾炎的诊断，用强的松、氮芥等治疗，病情反复发作。现症见：腰膝酸软，颜面、双下肢浮肿，乏力，心烦，口渴，小便黄短，舌质红紫，苔黄腻，脉弦细。尿常规检查：尿蛋白（++），红细胞（+）。血浆总蛋白、白蛋白、谷丙转氨酶、肾功能等正常。肝炎系列：HBsAg（+），HBeAg（+），HBcAb（+）。胸片：双肺、心膈正常。心电图：顺钟向转位。B超：胆囊壁毛糙，肝、脾、胰、双肾、输尿管、膀胱未见异常。血 NAG 酶升高。中医辨证属湿热下注，肝郁血瘀，肾络瘀阻。治以清热利湿，疏肝活血，益肾通络。处方：黄芪 30g，虎杖 20g，柴胡 10g，赤白芍各 10g，田基黄 20g，贯众 20g，白花蛇舌草 20g，鸟不宿 20g，鬼箭羽 20g，土茯苓 20g，益母草 30g，红景天 6g，川芎 l0g，水蛭 6g。上方加减服用 2 月余，浮肿消退，精神好转，尿检微量白蛋白阴性，病情稳定，现巩固治疗。

赵老师结合现代医学对本病的认识，采用清热解毒祛湿法，可帮助抗病毒西药抑制乙肝病毒的复制，药用虎杖、田基黄、贯众、白花蛇舌草、土茯苓、茵陈、蒲公英等；而根据"乙癸同源，肾肝同治"的理论，采用疏肝活血化瘀，益肾泄浊通络法可增强机体免疫功能，药用柴胡、赤白芍、黄芪、鸟不宿、鬼箭羽、益母草、川芎、水蛭、红景天等，从而达到扶正祛邪，调节机体免疫力的作用。现代研究表明，肝肾微循环障碍，血黏度高，免疫复合物沉积为本病的主要机理，而活血化瘀通络之品可改善肝肾微循环，降低血黏度，消除免疫复合物的沉积，从而达到标本同治的治疗目的。

（喻闽凤整理）

八、慢性肾衰用药杂谈

慢性肾衰竭是指在各种慢性肾脏疾病基础上出现的肾功能减退，直至衰竭的一组临床综合征。属中医"水肿""关格""虚损"等范畴。本病为本虚标实，本虚以脾虚、肾虚为主，由脾肾气虚、脾肾阳虚、气阴两虚、阴阳两虚，导致肾脏阴阳失调，三焦气化失司，饮食不能化生精微，且因升降失职，开阖失度，藏泄失衡，精微不摄而漏出，水浊不泄而滞留。本病病程冗长，久病则气滞血瘀。因此本病多夹湿、浊、毒、瘀等实邪，导致湿浊、瘀毒等病理产物蕴结，阻遏三焦，邪留而生毒，毒邪存内又可伤正。因此，本病虚实夹杂，相互影响，互为因果，形成恶性循环。

赵老师经过多年临床实践，认为慢性肾衰竭以脾肾亏虚为主，从失代偿期到尿毒症期，湿浊、血瘀贯穿于疾病发展的始终。治疗时，以本虚为主进行辨证论治，并根据《内经》"去菀陈莝"的理论，标本兼治，扶正则健脾益肾，祛邪或通腑泄浊，或祛湿排毒，或活血化瘀，务使邪去正安，临证多从以下途径辨治选药。

1. 护正气——首在健脾益肾、顾护胃气

本病反复发作，可致脾肾亏虚。因此赵老师喜以大剂量黄芪益气健脾利水，常用剂量为30g。黄芪性甘，入脾肺经，汪昂谓其可"补中，益元气，温三焦，壮脾胃"。现代药理多认为其有调节免疫、改善肾功能的作用。又因湿浊蕴结中焦，使脾胃运化失职，升降失调，而见呕恶频作，且一般补肾药常滋腻碍邪，此时如能调理脾胃，顾护胃气，则有助于补肾药发挥作用，并能祛邪外出。

《景岳全书》云："凡欲察病者，必须先察胃气；凡欲治病者，必须常顾胃气，胃气无损，诸可无虑。"故临证时先以顾护胃气为本，选用香砂六君子汤、黄连温胆汤加减，药如太子参、白术、茯苓、薏苡仁等平补之品以健脾益气，并配砂仁、陈皮行气助脾胃运化。同时，考虑到本病患者多有肾气虚损，出现腰膝酸软、乏力、口干、舌红苔薄黄、脉细等症，常配伍生地黄、墨旱莲、女贞子、山萸肉等。如出现畏寒肢冷、小便清长等阳气不足的症状，则用菟丝子、补骨脂、巴戟天、肉苁蓉等温肾之品；阳虚较重者，则用淫羊藿、胡芦巴，因此类补肾之药具有补而不腻、温而不燥的特点，但一般不用肉桂、附子等温燥之品。

2. 祛浊邪重在泄浊祛湿、活血化瘀

（1）通腑泄浊法：本病因肾气日衰，脾阳不振，胃阴不足，使水液停于脏腑、肌肤而为浊，浊邪犯中。此时以通腑泄浊为法，常用制大黄，且用量以不伤胃气为度，一般 10~15g，使患者大便每日 2 次为宜，效果不佳者可改用生大黄。

（2）祛湿泄浊法：湿浊内蕴，阻滞中焦，导致脾胃升降失司，运化失调，胃气上逆，出现纳差、恶心、呕吐、腹泻、苔厚腻等症。主要以黄连温胆汤加味治疗，药用陈皮、半夏、茯苓、枳实或枳壳、黄连；纳差甚者加砂仁、薏苡仁；呕吐甚者加苏叶、生姜等。

（3）解毒泄浊法：病变后期，水湿日久则化热而为湿热毒邪，且湿热毒邪又可壅滞三焦，使人体脏腑功能进一步失调。在本病的进程中，湿热毒邪也经常存在，故常用蒲公英、猫爪草、紫花地丁、藿香、佩兰、苍术、草果等清热利湿解毒之品。

（4）化瘀泄浊法：本病病情缠绵，久病入络，使肾络瘀阻，因此，在治疗时又常加入丹参、桃仁、红花、泽兰、益母草、川芎等活血化瘀之品。

3. 病例举例

患者张某, 男, 65 岁, 2006 年 10 月 25 日初诊。

患者有高血压病史 10 年余, 慢性肾炎史 5 年余, 经中西医治疗效果不明显, 于 2006 年 8 月 5 日在当地医院确诊为慢性肾功能不全(失代偿期), 西医疗效不显, 故今来我院诊治, 查肾功能: 尿素氮 14.82mmol/L, 肌酐 308.4μmol/L。尿蛋白(++)。测血压 170/70mmHg。症见: 形神衰惫, 面肿, 色灰暗, 时感气短, 中脘痞闷, 哕呃频频, 恶心, 呕吐, 多食则呕, 小便量少, 便秘, 舌质晦暗, 苔黄厚腻, 脉弦细。证属脾肾气虚, 湿浊蕴结三焦, 气机阻滞。治宜补益脾肾, 泄浊化瘀。方用黄连温胆汤加减。药用: 黄芪 30g, 黄连 6g, 半夏 10g, 茯苓 10g, 枳壳 10g, 陈皮 10g, 桃仁 10g, 红花 10g, 猫爪草 10g, 泽兰 20g, 益母草 15g, 制大黄 10g(后下)。水煎服, 每日 1 剂。并嘱其注意休息, 低盐优质低蛋白饮食。

二诊, 服药 14 剂后, 患者能进稀饭, 现仍感胸脘痞满, 恶心欲吐, 怕冷, 时有乏力, 小便略增, 大便 2 日 1 行, 舌苔退薄过半、仍腻, 脉弦细略滑。复查尿蛋白(±)。病已有转机, 治以祛邪为主, 兼以扶正。药用: 黄芪 30g, 黄连 6g, 半夏 10g, 枳壳 10g, 陈皮 10g, 肉豆蔻 10g, 胡芦巴 10g, 墨旱莲 15g, 女贞子 15g, 白花蛇舌草 20g, 徐长卿 10g, 猫爪草 10g, 川芎 10g, 制大黄 10g(后下)。水煎服, 每日 1 剂。连服 1 月余。

1 月余来诊治, 面色较前有光泽, 精神尚可, 自诉近 1 月来睡眠明显好转, 饮食渐佳, 但仍有恶心气逆感, 食后更甚, 怕冷症状减轻, 复查尿蛋白(±), 肾功能: 尿素氮 13.5mmol/L, 肌酐 194.7μmol/L, 续以前方服用。随访: 此方继续服用, 延至 1 年后, 复查尿蛋白(-), 肾功能: 尿素氮 10.35mmol/L, 肌酐 166.54μmol/。见效则守方守法, 嘱其长期服用, 避免激烈活动。

综上所述, 赵老师认为慢性肾衰竭病位主要在脾肾, 病性多虚实夹杂, 治疗上据病情轻重缓急, 邪正偏衰, 辨证灵活选用健脾益肾、泄浊化瘀药,多能取得较好疗效。

(李庆珍整理)

九、慢性肾功能衰竭维持性血液透析并发症的中医治疗

尿毒症是各种肾脏病导致肾功能下降的终末状态。尿毒症晚期经一般治疗或非透析治疗无效者,应尽早进行透析治疗。现在维持性血液透析已使一些严重的慢性肾衰病者得以生存,部分患者可以恢复一定劳动力,获得较高生活质量,并为肾移植创造了条件。但是,血液透析过程中和透析后会出现各种并发症,影响患者的透析质量与透析寿命。我们用中药治疗取得了较好效果,保证了血透的顺利进行。现将我院近几年来血透4600余人次出现常见的并发症,用中医药治疗的体会介绍如下。

1.血液透析并发症与治疗

(1)低血压:低血压是血液透析过程中最常见的并发症之一,发生率达25%~30%。血透引起低血压的原因很多,血容量不足,超滤脱水过快,长期使用碳酸氢钠或醋酸钠透析可使周围血管扩张、阻力下降、血容量降低等。症见四肢不温,心慌气短,出冷汗,口干欲饮,舌苔薄白,舌质偏红,脉细弱。中医辨证属气虚血亏,津液外泄。治以益气补血,养阴生津。立即用生脉注射液30~60mL,加入5%葡萄糖150~200mL中,静脉滴注。我们曾观察血液透析296人次,其中出现低血压52人次。用药后显效(即用药后1h内收缩压>12kPa)18人次,有效26人次(用药后2~3h内收缩压>12kPa),无效8人次,总有效率达84.6%。

(2)恶心、呕吐、头痛:在血液透析过程中或透析结束后不久出现的以神经系统为主要表现的综合征即失衡综合征,多见于慢性肾衰开始几次血透的患者。因透析使血液内代谢产物迅速被清

除，但脑实质、脑脊髓中代谢产物受血脑屏障限制而浓度下降较慢，由此形成血浆与脑脊液间渗透浓度差，使水分进入脑组织，导致脑水肿和脑脊液压力增高。症见恶心呕吐，头痛，焦虑不安，目朦，嗜睡，纳呆，舌苔黄腻，脉弦细。中医属脾虚胃逆，湿浊上扰。治以健脾和胃，利水泄浊。方用黄连温胆汤加味：黄连 6g，陈皮 10g，半夏 10g，茯苓 10g，枳实 10g，炒竹茹 10g，六月雪 30g，车前子 10g（后下），牛膝 10g，玉米须 20g，石决明 10g，桑寄生 10g，大黄 10g（后下）。每日 1 剂，水煎服。

（3）贫血：几乎每例慢性肾衰维持性血透患者均有贫血，这与血透过程中失血、凝血、溶血和抽血过多有关。使用促红细胞生成素和成分输血对肾性贫血疗效良好，如果配合中药治疗，可提高疗效。症见面色灰暗，眩晕疲乏，唇甲苍白，心悸气短，纳少寐差，舌质淡，脉沉细。中医辨证属脾肾阳虚，气血不足。治以健脾补肾，益气生血。方用参芪地黄汤加味：黄芪 30g，党参 20g，熟地黄 15g，怀山药 20g，山萸肉 10g，泽泻 10g，补骨脂 10g，巴戟天 10g，紫河车 10g。我们观察到，在维持性血透期间，坚持服用此方 2 周以上，可减少成分输血（洗涤红细胞）次数或促红细胞生成素的用量，与对照组比较单纯成分输血或注射促红细胞生成素有显著性差异（$P < 0.01$）。

（4）透析性骨病：长期维持性血液透析后，由于钙、磷和维生素 D 代谢障碍易引起或加重甲状旁腺功能亢进，使原有的肾性骨营养不良症加重。症见周身骨骼酸麻隐痛，消瘦，步履乏力，腰酸神疲，面色无华，舌苔薄白或薄黄，脉细。中医辨证属肝肾阴虚，浊瘀凝滞。治以滋阴强筋，泄浊化瘀。处方：肉苁蓉 10g，枸杞 10g，桑寄生 10g，骨碎补 10g，川断 10g，杜仲 10g，当归 10g，龟板 10g（先煎），熟地黄 10g，丹参 20g，牡蛎 20g，牛膝 10g，白花蛇舌草 30g，大黄 10g（后下），田七粉 3g（冲服）。使用本方 2~3 周后，骨骼麻木隐痛症状可以得到较为明显地缓解。

（5）皮肤瘙痒：慢性肾衰患者可出现全身皮肤干燥奇痒，属于神经性瘙痒，与甲状旁腺激素增多或转移性钙化有关。维持性血透后，部分患者瘙痒能减轻，但也有瘙痒不能缓解者。症见皮肤干燥瘙痒，烦躁不安，面色萎黄，舌质淡，苔薄黄，脉弦。中医辨证属血虚阴亏，风燥内生。治以养血润燥，清热解毒。处方：北沙参 20g，玄参 20g，生地黄 10g，青蒿 10g，蝉衣 6g，丹参 10g，白鲜皮 10g，地肤子 10g，土茯苓 20g，蒲公英 20g，当归 10g，赤芍 10g。中药治疗维持性血透引起的皮肤瘙痒，效果明显。一般服药4~6剂即可缓解瘙痒症状，轻者症状可完全消失，不必辅用抗过敏西药。

（6）心包炎：维持性血透患者心包炎的发病率为 10%~15%，在透析间期发生干性或渗出性甚至出血性心包炎，原因不明，可能与病毒感染、肝素使用、透析不充分、免疫因素或甲状旁腺功能亢进等因素有关，临床配合中药治疗可缓解症状、延长生命。症见胸闷，胸痛，形寒，少气懒言，面色苍白，甚至气急不能平卧，口唇青紫，舌质淡或紫暗，苔薄白，脉沉细结代。证属肾阳虚衰，痰浊闭阻。治以温阳利水，化痰排浊。处方：桂枝 10g，茯苓 20g，白术 10g，制附片 10g，巴戟天 10g，肉苁蓉 10g，黄芪 20g，半夏 10g，陈皮 10g，枳实 10g，石菖蒲 10g，大黄 10g（后下）。

2. 体会

慢性肾衰属中医"虚损""水肿""关格""溺毒"等范畴。其症状表现为本虚标实，正虚包括气、血、阴、阳之虚；邪实则有湿浊、瘀血和痰浊之别。其病位广泛，可涉及五脏和胃、肠、膀胱等多个脏腑。其中脾肾衰败、二便失司者，尿素氮、肌酐等代谢产物潴留体内，气化功能严重障碍，浊阴不泄，或上犯脾胃，或蒙蔽清窍，或引动肝风，或水气凌心，引起诸多危急病证。此时非透析治疗很难获效，因此必须进行透析治疗，包括血液透析和腹膜透析。但血透毕竟是一种替代疗法，对改善肾功能无效，而且极易出现各种并发症，我们用中药治疗血透并发症，旨在改善肾功能，提高患者生活质量。我们观察到，慢性肾衰维持性血透并发症，中医常见的表现为脾肾阳虚、气血不足。脾虚则失健运，水谷不归运化，血液乏于滋生，气虚血少。若血透时，引血过快或超滤脱水过多，则气阴两亏，气随血脱，心悸气短，肢冷汗出，脉细弱；脾虚血少，筋脉失养，故四肢麻木；肾虚则命火不足，温煦无权，膀胱气化不利，湿浊滋生，阻遏三焦，脾胃升降失常，清气不升，浊阴不降，湿浊上逆，症见恶心、呕吐、头昏头痛；湿毒外泄肌肤而见皮肤瘙痒。故我们在治疗慢性肾衰维持性血透并发症时，主以健脾益肾，兼阴津亏耗者，急用生脉注射液静脉滴注，以益气补血而升压。用参芪地黄汤加味重在健脾补肾，脾为后天之本，气血生化之源，而肾主骨，骨生血，该方用治慢性肾衰维持性血透性贫血甚为恰当，方中熟地黄、山萸肉与巴戟天、补骨脂同用是平衡肾之阴阳。慢性肾衰维持性血透出现恶心、呕吐、腹胀等脾胃症状，必须及时健脾和胃以资调理，这一点在维持性血透患者中尤为重要，因为恶心、呕吐等症状得不到缓解甚至进一步加剧，会干扰营养物质的吸收，加深能量代谢紊乱和水电解质、酸碱平衡的失调，使肾功能日趋减退。我们用黄连温胆汤加大黄等以益气温阳，通腑泄浊，和胃降逆，药后上述消化道和头昏、头痛等症状均得到明显改善，不但有利于下一次血透的顺利进行，同时还能使血肌酐、尿素氮下降。慢性肾衰维持性血透患者应有适当控制饮食，吃高质量低蛋白的食物，即每日摄入蛋白的总量限制在 40~60g，应以优质动物蛋白为主，同时饮食的配制要限磷补钙。我们常用的办法是在烹饪时将米、肉、鱼等煮沸后去汤以除磷，然后食之。同时可服用参苓白术散，每次 6g，每日或隔日 2~3 次。实践证明，按此方法服药和饮食后，患者食欲良好，体力增强，生活质量有较明显提高。

（赵纪生）

十、调肝法在慢性肾脏病中的应用经验

慢性肾脏病属中医"水肿""虚劳""尿血""尿浊""关格"等范畴,在其发生发展过程中,病机复杂多变,因此治疗上须明辨病机,法随证变,方能提高疗效。调肝法是治疗慢性肾脏病的常用治法,若在发生发展过程中有涉肝病机,以调肝法为主治疗或配合调肝法治疗,将收效甚益。

1.调肝法释义

"调"有多种含义,《说文解字》注:"调,和也。"意为和谐、协调。《庄子·知北游》云:"调而应之。"意为调和适应。调肝法中的"调"与此同义,意为调和治理肝脏的一类方法。调肝法为一种统称,以肝病之虚实可将调肝法分为两大类:一类治肝实证,包括疏肝、清(泻)肝、平(镇)肝等法;另一类治肝虚证,包括养(柔)肝、温肝(暖肝)等法。疏肝法意为疏散肝郁,针对肝郁之病机;清肝法意为清解肝热,针对肝热之病机;泻肝法意为泻除肝火,针对肝火之病机。清肝与泻肝相似,唯肝火较肝热程度更重,清肝多针对肝火在上在外,泻肝多针对肝热在下在内。平肝意为平肝息风,镇肝意为镇肝定风,均针对肝阳上亢、肝风内动,二者相似,唯镇肝程度较重,多选用金石重镇之品。养肝意为滋养肝阴,针对肝阴(或肝血)不足之病机。柔肝与养肝相似,养肝用药偏于滋养,柔肝用药偏于柔缓。温肝(暖肝)意为温振肝阳,针对肝寒之病机,王旭高云"如肝有寒,呕酸上气,宜温肝,肉桂、吴萸、蜀椒。"肝虚证还包括肝气虚。临床上治疗肝虚证时,补肝阴(血)多见,而补肝气与温肝阳法少用,其原因如朱丹溪所云:"阳常有余,阴常不足,气常有余,血常不足。"《类证治裁》亦言:"肝为刚脏,职司疏泄,用药不宜刚而宜柔,不宜伐而宜和。"

2.慢性肾脏病的涉肝病机

(1)肝气郁滞:肝主疏泄,其气升发,喜条达而恶抑郁,慢性

肾脏病患者因久病缠身，或共患肝疾，可见情志不畅，使肝气郁结，疏泄失职。气滞易致瘀，如《血证论》云"肝属木，木气冲和条达，不致遏郁，则血脉得通。"瘀血内阻导致肾络不畅，可见血溢脉外与精微外泄。肝之疏泄失职还可影响水液运行与排泄，导致水湿内停，并可进一步化饮生痰，形成多种浊邪。正如尤在泾在《金匮要略心典》中说："肝喜冲逆而主疏泄，水液随之上下。"又如清代医家徐彬在《金匮要略论注》中所云："肝木侮土，则土衰而水浊。"此外，肝之疏泄失职还可影响肾之闭藏，出现精微泄漏、月经失常等症。肝郁气滞证常见情志不舒、烦躁易怒、善太息、胸胁少腹胀痛、月经失调等症。

（2）肝阴（血）不足：肝为刚脏，贮藏血液，体阴而用阳，肝气郁结最易化火，耗伤阴血。正如朱丹溪所云："阳常有余，阴常不足，气常有余，血常不足。"由于肝藏血，肾藏精，精血同源，因此在慢性肾脏病中，肝阴（血）不足常见，并且多与肾阴不足共存，即肝肾亏虚证。肝肾亏虚证可见于各种慢性肾脏病，除水肿、蛋白尿、血尿等临床表现外，还可见五心烦热、腰膝酸软、头晕耳鸣、低热盗汗、口干咽燥、失眠多梦、筋脉拘急、肢体麻木、抽搐、月经失调等症。

（3）肝阳上亢：肝阳上亢有两种情况，一是相对的，见于肝阴亏虚，阴不制阳；一是绝对的，见于肝阳暴涨，亢逆于上。由于阳盛则热，热则伤阴，因此肝阳暴涨多伴肝阴（血）受损。上文已述及，肝阴（血）不足常与肾阴不足共存，因此肝肾阴虚与肝阳上亢的病机总是紧密相伴。肝阳上亢证常见眩晕耳鸣、头目胀痛、急躁易怒、面红目赤、口苦咽干等症。

（4）肝经湿热：若感受湿热邪毒，可蕴结于肝，并累及于肾。若偏嗜肥甘厚腻，久可酿湿生热，熏蒸肝胆，损伤肾络。慢性肾脏病因水液代谢失常，多有水湿内停，若同患肝病，肝之疏泄失职，水湿输布进一步受阻，水湿停聚日久，易从而化热，流注肝经与肾络，使肾络受损。肝经湿热证常见身目发黄、脘腹胀闷、口苦、纳呆、外阴潮湿、尿黄等症。

（5）肝脉寒凝：若劳累过度、过食生冷、感受寒邪等，可致寒凝肝脉。不过，前文述及肝为刚脏，肝气、肝阳常有余，而肝阴、肝血常不足，所以肝的病证中肝阴（血）不足、肝火上炎、肝阳上亢等证居多，而肝之寒证，无论是阳虚还是实寒，均属少见。肝脉寒凝证可见于慢性肾脏病晚期，因元阳亏损，肾之元阳乃一身阳气之根本，肝脉失其温煦，出现肝脉寒凝。本证可见水肿如泥、面色无华、畏寒肢冷、胁痛、少腹痛、阴器痛等症。

3. 调肝法在慢性肾脏病中的应用

以上病机分析表明，在慢性肾脏病中，可以出现各种肝肾功能失调的病理表现，根据其主要病机，即可确定相应的治法。我们在临床实践中，应用调肝法治疗慢性肾脏病获得了满意疗效，同时也体会到，合理应用调肝法治疗慢性肾脏病，要善于在复杂多变的病机中捕捉到涉肝病机，并鉴别为何种涉肝病机，以此确立具体的治法方药。以下以治肝法为条目进行列述。

（1）疏肝法：以气滞水停为主要病机者，可予疏肝理气利水法，方以柴胡疏肝散合五苓散加减治疗，各种以水肿为表现的肾炎患者，若见肝气郁结的病机，即可应用。以气滞血瘀为主要病机者，可予疏肝化瘀通络法，方以柴胡疏肝散合桃红四物汤加减治疗，各种出现气滞血瘀病机的肾炎患者可应用。肝气郁滞病机可见于各种慢性肾脏病的患者，病程较久者多有血瘀。

（2）平肝法：以肝肾阴虚，阳亢于上为主要病机者，可予平肝潜阳固肾法，本病机在高血压肾病、肾性高血压、肾性贫血患者中最为多见，可用费伯雄《医醇賸义》滋生青阳汤加减治疗。若属肝阳暴涨，当予镇肝息风止痉法，方以镇肝息风汤加减治疗，危重时可酌配安宫牛黄丸、苏合香丸，本病机多见于肾性高血压急症、尿毒症昏迷、尿毒症继发癫痫。

（3）清肝法：若出现肝经湿热为主要病机时，应予泻肝解毒利湿法，可用龙胆泻肝汤加减（去木通）治疗。若出现肝火上炎为主要病机时，可予清肝滋肾固精法，方予《病因脉治》清肝饮合二至丸加减治疗。肝经湿热、肝火上炎证多见于慢性肾脏病合并乙型肝炎、酒精性肝炎、胆石症等。

（4）养肝法：以肝肾阴虚为主要病机者，予滋水涵木敛精法，可用杞菊地黄丸合水陆二仙丹加减治疗。若有阴虚风动，出现肢体抖动、抽搐、肌肉痉挛等症，应予柔肝补肾舒筋法，可予张炳厚地龟汤类方治疗。肝肾阴虚证可见于各种慢性肾脏病，而出现阴虚风动多见于慢性肾衰竭低钙血症与维持性透析患者。

（5）温肝法：若以肝脉寒凝为主要病机时，可予温肝补肾利水法，用关幼波温肝汤（附片、黄芪、白术、香附、杏仁、橘红、党参、紫河车、白芍、当归、茵陈）加减治疗。肝脉寒凝多见于慢性肾脏病晚期，且多与脾肾阳虚并存。

4.病案举隅

案例1

欧某，41岁，男。

饮酒无度，以至肝疾黄疸缠身多年，又因不听家人劝阻，饮酒过量出现呕血、黑便、少尿2天，速送我科，观其肤色如橘皮，识人清楚但略显狂躁，时见肢抖，肝掌与蜘蛛痣可见，腹形尚如常，肢体瘦弱，无水肿，口苦纳差，唯思饮酒，舌质淡红，苔黄腻，脉弦细略滑。查血红蛋白63g/L，血尿素氮61.48mmol/L，血肌酐675μmol/L，总胆红素355.7μmol/L，直接胆红素350μmol/L。西医诊断：重症肝炎并急性肾衰。中医诊断：黄疸，急性肾衰。辨其证属湿热蕴毒，肝脾肾俱损。当以泻肝解毒利湿法。以龙胆泻肝汤加减（龙胆草10g，酒黄芩10g，生地黄15g，车前草15g，全当归10g，炒枳实10g，泽泻15g，通草10g，北柴胡6g，神曲15g，炒谷芽15g，炒麦芽15g，虎杖15g，栀子炭10g，茜草15g，藕节

10g，制大黄6g），酌配白蛋白、兰索拉唑、谷胱甘肽等药治疗，并重视心理疏导。上方加减调治月余，患者黄疸消退，血肌酐降至136μmol/L，血胆红素正常，纳食如常，情绪稳定，能配合戒酒，家人甚兴，感激不尽。本案患者长期饮酒伤肝，肝阴耗损，肝病传脾，影响脾运化水湿之功能，而膏粱厚味最易聚而成湿，内外相合，湿浊内盛，积聚而成湿热浊毒，形成肝经湿热之病机，虽有肝脾肾之虚损，但因标实之邪恣行无忌，故而急则治标，予泻肝解毒利湿法治疗获效。本案待湿热浊毒之标渐除后，可转而予滋补肝肾法为主调治。

案例2

林某，23岁，男。

患狼疮性肾炎、难治性肾病综合征、肾功能不全已3年，来诊时全身浮肿，腹大如鼓，阴囊肿大如球，形寒肢冷，时少腹痛，面色无华，情绪低落，纳食不香，腹胀尿少，关节疼痛，大便偏稀，舌质淡，苔薄白，脉沉细。查尿蛋白定量20.78g/24h，血浆白蛋白15g/L，血肌酐196μmol/L，血沉122mm/h，补体C_3 0.37g/L，血红蛋白86g/L，抗Smith抗体阳性，抗Ro-52抗体阳性，抗SS-A抗体阳性。患者3年来四处求医，使用激素、利尿剂等无效。观其证候属肝寒肾虚脾弱，水湿泛滥，拟温肝补肾利水法，方予关幼波温肝汤加减（炙黄芪30g，制附片10g，生白术10g，醋香附10g，台乌药10g，沉香10g，陈皮10g，杭白芍15g，全当归10g，茵陈15g，肉桂末3g，芡实30g，白花蛇舌草20g，泽兰15g，生姜5g，大枣10g）。配合标准激素疗程与抗凝、护胃、补钙等治疗，调治1月余，水肿无明显减轻，各化验指标无明显改善，患者情绪低落，信心不足，常予心理疏导，嘱其坚持。上方略有出入，但附子、肉桂、乌药之量渐增，调治第7周时，患者开始尿量大增，体重迅减，复查尿蛋白定量15.87g/24h，血浆白蛋白17g/L，血沉60mm/h，血肌酐157μmol/L，血红蛋白97g/L，补体C_3 0.57g/L，酌配熟地黄、猪苓等养阴之品。继续调治 2 月余，水肿完全消退，尿蛋白定量减少至 4.5g/24h，血浆白蛋白升至 24g/L，血肌酐降至 97μmol/L。本案患者水肿初起当属脾肾亏虚，水湿泛滥，却因久治不效，以至元阳亏损，肝脉失其温煦，而兼见阴囊肿大、少腹痛等肝脉寒凝之证候，故予温肝补肾利水之法。由于同时使用了激素，激素为纯阳之品，有燥热之性，故而治疗初期附、桂、乌药等温热之品用量略有保守，以免虚不耐补，或易助湿生热，待观其虚寒证候未减，而逐渐增加温热之品用量，直至显效，所谓循序渐进，守法缓图。

5. 小结

调肝法是一种统称，指调和、治理肝脏的一类方法。包括了治疗肝实证之疏肝、清（泻）肝、平（镇）肝等法，以及治疗肝虚证之养（柔）肝、温肝（暖肝）等法。慢性肾脏病的病机复杂多变，其中常常存在涉肝病机，诸如肝郁气滞、肝阴（血）不足、肝阳上亢、肝经湿热、肝脉寒凝等。这些病机在慢性肾脏病中有时是占主导地位的，有时为次要地位，根据其主次关系可予调肝法为主治疗或配合调肝法治疗，比如病机见肝郁气滞、水湿内停者予疏肝理气利水法；病机见肝肾阴虚、阳亢于上者予平肝潜阳固肾法；病机见肝经湿热者予泻肝解毒利湿法；病机见肝肾阴虚、精微不固者可予滋水涵木敛精法；病机见肝脉寒凝、水湿内停者予温肝补肾利水法。总之，明确辨析调肝法是前提，仔细审察涉肝病机是关键，法随证立，方随法成，具体方药也可不拘于笔者的应用经验，只要证法合理，方药即使有所出入，亦可收取良效。

（许正锦整理）

十一、"肾主骨"与肾性骨病理论探讨

肾性骨病有广义和狭义之分，广义的肾性骨病指与肾脏所有有关的骨骼病，本文主要探讨的是狭义的肾性骨病，即指肾功能

不全引起的代谢性骨病，又称肾性骨营养不良。肾性骨病由我国学者1943年首次提出，它的提出与中医学早在两千多年前《内经》"肾主骨"的理论不谋而合，再次佐证了肾与骨的关系。近几年来一些医家对"肾主骨"与肾性骨病关系做了较深入的研究，现结合这些论述对肾性骨病的理论做进一步探讨。

1. "肾主骨"在中医理论中的阐述

中医学当中，肾与骨的关系在《内经》中即被精辟概括为"肾主骨"，解释了肾与骨之间的生理病理关系。肾主五脏之精，为生命之根，骨为藏髓之器，受髓之充，血所养，精而生。然髓、血、精同类，均为肾精所化。《医经精义·中卷》曰："骨内有髓、骨者髓所生……肾藏精，精生髓，故骨者，肾之所合也。"说明骨骼的发育、生长、代谢有赖于肾精滋养、肾气的推动作用。当人体肾精充足时，则髓足骨坚，筋骨坚固有力，正如《医法心传》所云，"在骨内髓足则骨强，所以能作强，耐力过人也"否则"肾衰则形体疲极也"。古代对肾与骨的关系认识，充分说明了骨的生理病理受肾支配，肾之精气的盛衰决定骨的强弱。

2. 现代医学对"肾主骨"与肾性骨病的认识与研究

（1）对肾主骨的认识：肾为什么能生骨，一般认为肾与骨之间只能从中医学角度出发寻找联系，然而，随着现代分子生物学、解剖学、生理病理学等的深入研究，现代医学也同样发现肾脏与骨之间存在千丝万缕的联系。首先肾与骨在发生学上是同源器官，皆发生于胚胎外胚层，两者之间必然存在共性和相关性。并且骨骼的发育及重造过程与内分泌、激素调节和钙磷代谢以及微量元素发挥一定作用有关，而这些物质恰与肾脏的功能活动密切相关。肾脏本身通过肾小球滤过和肾小管的重吸收、排泄，直接调节钙磷水平。此外，肾脏对骨代谢的直接影响主要表现在肾脏 1α 羟化酶的活性及对钙磷代谢的调控上，1α 羟化酶的重要作用是使无生物活性的维生素 D 转化成 $1, 25(OH)_2D_3$，作为一种肾源性骨代谢调节激素，与骨基质矿化有关，能促进肠道对钙、磷的吸收，提高血钙和血磷的水平，利于钙化和骨盐沉着。不仅如此，中医学肾的功能还包括了甲状腺、甲状旁腺、性腺等生理功能，它们分泌的激素也可以直接促进钙的沉积，促进骨基质的增多或成骨细胞的活跃、干骺的愈合等。由垂体分泌的支配人体生长发育的生长素必须经过在肾（肝）处理后变成生长激素，生长激素才能沉积胶原和硫酸软骨素，后两者是骨与软骨生长发育的必要物质。综上所述，现代医学关于肾与骨的研究，不仅证实了中医"肾主骨"理论的科学性，也对"肾主骨"的物质基础做了有益的探讨。同时，结合中医"肾主骨"的理论，我们也能看出肾精所包含的内容十分广泛，为肾性骨病的辨治提供了理论基础。

（2）肾性骨病与"肾主骨"的联系：肾功能不全终末期——尿毒症，一般都伴随有代谢性骨病（肾性骨病）。临床主要表现为全身性骨痛，尤以下半身持重骨痛为著，运动时或受压时加重，行走不便，肌无力，重者骨折，严重影响患者生活质量和生存，是慢性肾衰竭的主要并发症之一。据报道尿毒症患者 100% 存在肾性骨病。慢性肾衰竭时发生骨病的主要因素包括：①活性维生素 D_3 的缺乏，使骨质矿化作用减弱。②甲状旁腺激素（PTH）增加，血 PTH 升高程度与肾功能损害程度一致，且与甲旁亢骨病的严重程度成正相关。③高血磷、低血钙抑制活性维生素 D_3 合成、降低血钙、刺激 PTH 分泌，血磷水平是肾性骨病的一个重要决定因素。④慢性代谢性酸中毒。代谢性酸中毒是慢性肾衰竭的常见并发症，可使骨骼发生代偿作用，释放碳酸钙，导致骨矿化障碍，出现骨质疏松。⑤铝中毒和铁负荷过多。肾衰时铝水平增高，特别是尿毒症透析患者，如透析液铝浓度超过 $2\mu mol/L$ 时，铝跨膜转移到血中使血铝升高，透析患者铝聚集导致铝性骨病，铁与铝一样均可沉积于矿化骨——骨样组织交界面，影响骨的形成。⑥其他。治疗中广泛应用类固醇激素使骨形成受抑，肝素大量使用可使骨质疏松，以及机体蛋白的摄入不足等均会影响骨形成和骨代谢。以上各种因素相互作用，协同导致肾性骨病的发生，而各种病理因素的出现均归咎于肾脏功能的损害。

3. "肾主骨" 理论在肾性骨病治疗中的意义

中医学虽然没有肾性骨病的记载，但肾性骨病可归于中医"骨痿""虚劳""骨痹"等范畴，其病因病机主要强调肾的作用，如《辨证论·痿证门》中指出："肾空干涸，何能充足于肾中之髓耶?"《素问·肾气通天论》有云："肾气乃伤，高骨乃坏。"即将骨骼的退变和肾气（精）衰退联系起来。现代医家对肾性骨病的认识也基本一致，各种病理因素使肾气衰弱，造成慢性肾衰，使精不能生髓，骨失所养而出现本病，故对于一般的肾性骨病多采用"补骨壮骨"的治则来治疗。因此一些医家在治疗肾性骨病中运用补肾药，采用温肾阳、滋肾阴、补肾壮骨等中药来治疗，收到不同程度的效果。徐孝云等报道，据"肾主骨"理论而组成的益肾壮骨汤对肾虚证骨损害的症状改善总有效率达 97.22%，明显优于以肾炎四味片、肾骨胶囊为对照组的总有效率 42.23%。李帆在研究补肾宁骨汤（主以何首乌、枸杞、杜仲、骨碎补、桑寄生等）时发现，该方不但能改善患者肾虚症状，而且能促进钙的吸收，调节血磷、血钙的水平，增强骨密度。有研究报道，应用以黄芪、何首乌等为主的补肾益气中药，可使模型动物的骨密度提高，骨小梁体积增大，骨的质量得到改善。补肾中药对骨组织局部调节因子也有正性影响，并发挥改善骨骼质量的作用，能使肾脏线粒体的损伤得到修复，线粒体嵴排列致密等。这些研究结果为临床运用补肾法治疗肾性骨病提供了依据，也同时说明了补肾法在肾性骨病中的治疗价值是肯定的。

然而慢性肾衰竭导致的肾性骨病有其特殊之处，它不是单纯的肾虚骨病，不是单用"补肾壮骨"就能奏效。因其为慢性肾功能衰竭（CRF）的并发症之一，所以在辨证治疗中要兼顾 CRF 的病理特点。CRF 为脾肾衰败，正虚邪实，寒热错杂之证，病因病机复杂，具有虚、瘀、浊、毒的病理特点。故在肾性骨病中不能纯补、蛮补、峻补，否则适得其反，致闭门留寇之弊，应在辨证的基础上灵活运用补虚、化瘀、祛浊、解毒法。所以，我们临床上多采用健脾益肾，理气活血，泄浊解毒法，攻补兼施，只要把各种影响肾气作用的病理因素去除后，才会肾精充足，其精充养于骨。另外，在常规治疗慢性肾衰竭的基础上酌情加用补骨脂、骨碎补、自然铜、煅龙牡等药物，收到了较好的疗效。在脏腑辨证上，也不可拘泥于肾，需兼顾肝脾，肝主筋，主藏血，筋束骨，筋骨相连；而脾主肌肉四肢，主运化，生气血，为后天之本，营养骨骼。所以调补肝脾对于 CRF 和肾性骨病都是至关重要的，并没有违背"肾主骨"的理论，而是深化了"肾主骨"的理论。

　　肾主骨为一较完整的理论模式，是对肾与骨在生理病理关系上的高度概括，临床上该理论运用恰当，对于肾性骨病的治疗具有重要的指导意义。赵老师临证时，根据"肾主骨生髓"的中医理论，认为骨的生长发育有依赖于肾中的精气的充养，而慢性肾衰竭患者往往由于肾中精气的匮乏，而导致骨失所养，从而发生肾性骨病，针对这一原因，临床常用补肾活血中药来治疗肾性骨病。补肾活血法能够协调阴阳，阴阳双补，寓通于补。常用的中药有：补骨脂、菟丝子、杜仲、淫羊藿、仙茅、巴戟天、狗脊、续断、熟地黄、龙骨、牡蛎、丹参、当归等，在肾性骨病治疗时运用往往收效颇佳。补骨脂具有补肾壮阳，固精缩尿之功，且具有雌激素样作用，可以改善绝经期妇女的骨质疏松症状；菟丝子具有滋补肝肾的功效；杜仲、淫羊藿为温润之品，温补肾阳，温而不燥，可以填精生髓、补益精血，阴阳双补；仙茅、巴戟天温肾壮阳；狗脊、续断均具有补肾强腰之功效；熟地黄补血养阴、填精益髓；而龙骨、牡蛎当中的主要成分为碳酸钙，增加了肾性骨病患者钙质的吸收；丹参、当归养血活血。组方补而不滞，推陈致新，符合肾性骨病患者本虚标实的病机。在临床中，我们观察到补肾活血法可以明显改善中医证候如骨痛、腰酸、膝软、手足抽搐、疲倦懒动及畏寒怕冷等，减轻肾性骨病的临床症状，这充分体现了中医"肾主骨"理论在临床指导肾脏病治疗时的优越性。

（李小生、唐杨整理）

十二、五苓散治疗慢性前列腺炎

五苓散方源自东汉医家张仲景所著《伤寒论》，由茯苓、猪苓、泽泻、白术、桂枝组成，有利水渗湿、温阳化气之功。小便不利是五苓散方的主症，为治疗水湿内停而导致的小便不利、水肿、水泻等证的常用方。方中重用泽泻，甘淡性寒，渗湿利水，直达膀胱，为主药；茯苓、猪苓淡渗利水，以增强蠲饮之功，为辅药；白术健脾燥湿，以助运化水湿，为佐药；桂枝既外解太阳之表，又温化膀胱之气，为使药。诸药合用，共同发挥行水化气、解表健脾的功效。本方有良好的利尿效果，可促进水肿吸收，对泄泻、水肿、小便不利等也可运用。

现代临床医家对本方的应用范围日渐扩大，导师临床常用五苓散治疗慢性前列腺炎，每获良效。前列腺炎是成年男子常见的生殖系统疾病，属于中医"淋浊"范畴。慢性前列腺炎临床多有尿道灼热感，尿道口在早晨可见乳白色黏稠分泌物，或有轻微尿急、尿频、尿痛、会阴部及耻骨上区有不适感或疼痛感，可出现性功能减退、阳痿、遗精、早泄甚或射精疼痛及血精。赵老师认为本病与思欲不遂或房劳过度、相火妄动，或酒色劳倦、脾胃受损、湿热下注等因素有关，与心、脾、肾等脏腑关系密切，有反复发作的特点。赵老师临证常选用五苓散为主方，其目的是温阳利水，加用皂角刺、王不留行等活血理气、软坚散结；土茯苓等清热化湿。标本同治，小便自利。

病案举例：毛某，男，49 岁，江西临川人，尿频急、尿不尽 3 年，排尿困难 2 周，B 超提示前列腺肥大，诊断为慢性前列腺炎，服用非那雄胺片、前列舒通胶囊，效果较差，症状不能缓解。近 2 周无明显诱因出现小腹胀痛，排尿困难，尿液难出，或有尿时点滴而出，余沥不尽。

初诊：小腹胀痛，排尿困难，尿液难出，或有尿时点滴而出，余沥不尽，无发热及浮肿，舌质红，苔黄腻，脉弦细。尿常规正常。泌尿系超声：前列腺肥大，双肾、输尿管未见明显异常。辨证属肾虚，命火不足。治法予温阳利水法。方以五苓散加减：皂角刺 10g，王不留行 10g，茯苓 10g，猪苓 10g，桂枝 10g，灯盏花 10g，泽泻 10g，车前草 15g，土茯苓 20g，白花蛇舌草 20g，14 剂。

二诊：小腹胀痛减轻，排尿基本正常，舌质红，苔薄黄，脉弦细。守上方去土茯苓，加薏苡仁 15g，14 剂。

三诊：小腹胀痛缓解，排尿正常，舌质淡红，苔薄白，脉弦细。守上方去灯盏花，加仙茅 15g，肉苁蓉 10g，14 剂，巩固疗效。

五苓散主治膀胱气化不利，《内经》云："膀胱者，州都之官，津液藏焉，气化则能出矣。"前列腺肥大致排尿艰涩主要是"气化"障碍。五苓散正是利水渗湿和温阳化气的结合，切合本病病机，是治疗慢性前列腺炎的有效方剂。

（李庆珍整理）

十三、浅谈"阴斑"及其辨证论治

阴斑，系肌肤表面出现的一种浅红色或淡紫色斑块，由脾肾阳虚，气血不足或肝肾阴虚等原因所致，与阳斑同属斑之两大类型。叶天士在《临证指南医案》中指出："瘢者有触目之色，而无碍手之质，即稠如锦纹，稀如蚊迹之象也，或布于胸腹，或见于四肢。"

"阴斑"之名，首见于元·朱震亨《丹溪心法·斑疹篇》："阴证发斑……此无根失守之火，聚于胸中，上独熏肺，传于皮肤而发为斑点。"其治法"只宜温中调胃，加以茴香、芍药，或以大建中之类，其火自下，斑自消退，可谓治本而不治标也。"清·叶天士《外感温热篇》把阴斑、阳斑并论之，虽提出"虚斑"之名，但虚即属阴，故可合虚斑于阴斑之中而统称为阴斑。实则叶氏论中将虚斑与阴斑相提并论，与阳斑相对，已寓合称之意。阳斑乃温病发斑，大多由于热郁阳明，逼迫营血，从肌肤外发。温病学家对此论之甚详，其理法方药自成系统，毋须赘言。而阴斑一证，虽有其名，然其病机、证治，却乏系统论述。

阴斑的病因病机，朱丹溪有专论如前述。清·叶天士尤多阐明，其在《外感温热篇》中指出："如淡红色，四肢清，口不甚渴，脉不洪数，非虚斑即阴斑。或胸微见数点，面赤足冷，或下利清谷，此阴盛格阳于上可见，当温之。"章虚谷注曰："此专治斑疹……四肢清者，微冷也。口不甚渴，脉不洪数，其非实火可征矣，故曰虚斑。若面赤足冷，下利清谷，此阴寒盛，格拒其阳于外，内真寒，外假热，郁而成斑，故直名为阴斑也。"吴锡璜注曰："按阴证发斑……以其人元气素弱，心肾有亏，当补不补，则阴凝不解，或服寒凉太过，以致变成阴证，寒郁于下，逼其无根失守之火，聚于胸中，熏灼脾胃，传于皮肤而发斑点。"

1.病因病机

综先哲之见，究阴斑之成病，总因乎寒也虚也。然肾藏真火，乃元阳之宅；脾主运化，为中气之司。故虚证寒证，多责之于脾肾。而脾肾之病，有因外感酿成者，有由内伤积渐者，兹分而述之。

（1）外邪内侵，脾气受损：外感六淫之邪，或感染虫毒，日久失治误治，正气渐亏，不支力馁；或饥饱不节，冷饮伤中，思虑太过，均可致脾气受损，造成中虚。中虚则脾不统血，血溢脉外，遂成阴斑。

（2）元气受戕，伤及肾阳：外感日久，脏腑受累，正气虚疲，穷必及肾；或先天禀赋不足，房劳无制，生育过繁等，伤及肾元；或他脏虚损，动及根本，元气受戕，均可致肾阳损害，真火式微。肾阳衰则阴盛于内，寒郁于下，逼无根失守之火，聚于胸中，熏灼脾胃，血随火动，离经妄行，传于皮肤而成阴斑。

（3）病邪久羁，气血虚衰：血之生，来自水谷精微，全赖脾气之健运化生。病延日久，脾气虚衰，化源告竭，致成血虚；或失血亡血，血去气衰，均可使气不摄血，血液外渗，发于肌肤，即现阴斑。

2. 分型论治

（1）脾气虚：证见斑色淡红，四肢多见，形如针尖样分布，亦可呈片状隐现于肌肤间，伴见面色无华，头晕乏力，气短纳呆，甚则大便稀溏，或有衄血、便血，妇女月经量多，舌质淡，苔薄白，脉细弱或濡缓。治宜益气健脾摄血。方用归脾汤加味。有衄血便血者，酌加仙鹤草、茜草、墨旱莲、白茅根、紫草等。

病例1

夏某，男，55岁。

4月前颈部出现淡红色瘀斑。近2周延及胸部及上肢，头晕，心悸，食欲不振，常齿龈出血，肢端不温，脉浮软，舌质淡，苔薄白，边有齿印。血小板 52×10^9/L，经骨髓检示为原发性血小板减少性紫癜。病属脾虚失统血之职，气虚摄血无能。拟益气健脾治其本。黄芪15g，党参10g，陈皮6g，茯苓10g，白术9g，当归9g，熟地黄15g，砂仁3g，酸枣仁9g，墨旱莲12g，郁金6g，炙甘草6g。连服15剂，瘀斑大减。既见效机，未便更张。继原方出入，治疗2月而愈。随访3年，未再复发。

（2）肾阳虚：斑现胸腹腰膝，淡紫与浅红相杂，形如云片，伴见头晕耳鸣，形寒肢冷，溲多便溏，腰膝酸软，舌淡边有齿印，脉缓尺弱。治以温补肾阳为旨，右归饮加减。但肾与脾，一为先天，一为后天，先天靠后天以养，后天赖先天以生。脾病日久，移伤肾元；肾病迁延，促使脾虚。证之临床，二脏并损，既失统血之职，又拒虚阳于外而成阴斑者。治宜两证各参，视其偏颇，合用归脾、右归进退。若下焦寒盛，命火不足可予四逆、四神辈。

病例2

陶某，女，35岁。

患紫斑1年，久治不愈。经骨髓检示为原发性血小板减少性紫癜。见腰膝胸腹散在瘀斑，颜色淡紫，稍有碰撞，即现瘀斑。面色无华，精神萎靡，腰背酸冷，耳鸣如蝉，脉细缓，左尺尤弱，舌苔薄白。血红蛋白72g/L，红细胞3.21×10^{12}/L，血小板42×10^9/L。病属肾阳不振，治以温肾补阳为先。唯患者瘦弱之体，阴血不足，过于辛燥则非所宜。当归10g，白芍10g，生熟地各15g，怀山药15g，山萸肉10g，菟丝子10g，仙灵脾10g，枸杞10g，郁金6g，杜仲10g，肉桂粉3g（冲服）。连服30剂。继又口服金匮肾气丸1月余，瘀斑完全消退，血象与骨髓象检查均基本正常。

（3）气血虚损：瘀斑多见于颈部、头面，伴见面色苍白或萎黄虚浮，兼有衄血、便血、溺血，甚者因失血过多，气随血脱而见大汗淋漓、四肢厥冷。治宜气血双补。八珍汤、河车大造丸、人参养荣丸等均可随症选用。血脱亡阳者，前人谓"血脱益气"，急以回阳益气固脱。灌服或鼻饲参附汤。俟阳回血止，再行调理。

病例3

余某，女，24岁。

3年前因贫血，经骨髓检示为再生障碍性贫血。近日偶受风寒，形寒乍热，臀部斑块隐隐，颜色淡紫。先予疏散风寒，服败毒散2剂，寒热已平，唯斑块不消，白带绵绵不断，饮食无味，脉浮重按无力，舌淡苔薄白。病为精髓内亏，髓不生血，血少气虚。拟滋肾填精，气血双补。人参10g，当归9g，熟地黄18g，白芍10g，茯苓10g，阿胶15g，龟胶12g，紫河车10g，益母草10g，续断9g，郁金6g，炙甘草6g。14剂后，斑块已完全消退。再用十四味建中汤配康力龙,服药 3 月余,再障亦获缓解。

3. 体会

阴斑既能发生于慢性疾病过程中,又能发生在急性病中而为"急症"。从现代医学观点看,"斑"类似"紫癜",分为血小板减少性紫癜(包括原发性与继发性)和血管性紫癜(包括过敏性紫癜、药物性血管性紫癜等)。阴斑为斑之两大类型之一,同样可见于上例各病。笔者从 1972 年以来共治疗各类紫癜 158 例,属阴斑 56 例,占 35.4%。其中辨证为脾气虚型 25 例(占阴斑患者的 44.6%,以下同。);肾阳虚型 11 例(占 19.6%);脾肾阳虚型 10 例(占 17.9%);气血虚损型 10 例(占 17.9%)。可见阴斑以脾气虚为最多,肾阳虚和脾肾阳虚次之,故治疗应调补脾肾。本病初起多表现为气虚,有时呈本虚标实之证,在使用补益剂时,不可过用辛燥,谨防灼阴伤血。为使温阳益气剂"温而不燥",余尝加用生地黄、熟地黄,是取"阴中求阳"之意。阴斑日久,血渗肌肤,血行障碍,极易瘀阻,使出血加重与反复。在治疗中晚期,可伍入适量郁金,常能加速阴斑之消散。《本草汇言》称"郁金……散瘀血之药也。"

对阴斑病证,古今颇有争论,或曰无是证者,或曰有是证者,莫衷一是,有的则把其归为"虚损""血证"门。按中医阴阳辨证观点,有阳必有阴,既有阳斑也必有阴斑。阴斑乃六淫外感,内外合邪为标,脾肾受累为本,性属虚寒,治法多用温补、调和为主。这与热入营血,温病发斑,性属实热,治法多用清热、凉血为主的阳斑大相径庭。阴斑颜色淡红或淡紫,隐而不显,兼有心悸,四肢逆冷,或腹胀便溏,或腰膝酸软,脉沉细软,舌苔薄白。阳斑颜色鲜红或紫绛,显露肌肤,兼见心烦躁扰,身热夜著,或时有谵语,甚或昏狂谵妄,舌质红绛无苔,脉弦数或细数。临床必须严加区别,方不致误。

(赵纪生)

十四、旋覆代赭汤治验举隅

旋覆代赭汤见于张仲景之《伤寒杂病论》，由旋覆花9g、代赭石9g、人参6g、生姜12g、半夏9g、大枣4枚、炙甘草3g组成，用于伤寒汗、吐、下后，表邪已解而中气受伤，胃气因虚上逆，以致心下痞，噫气不除之证。《伤寒论》曰："伤寒发汗，若吐若下，解后，心下痞硬，噫气不除者，旋覆代赭汤主之。"本方作用甚广，可用于因胃气不和，痞满噫气，以及胃虚痰阻气逆所致的反胃及顽痰结胸，痰涎上壅等证。我们以此方化裁治疗某些危重急症，亦获较好疗效。兹概述如下：

1.咯血如涌，平肝宁络

咯血，其血由气管或肺而来，一咯而出，多为痰血相兼或纯血鲜红，肺为娇脏，喜润恶燥，喜清恶浊，赖肾水以滋养、津液以濡润，司其清肃治节之权，当外感风热燥气或情志内伤，都可损伤肺络，使血离经而咯出。若因燥热伤肺络致咯血者，视其程度，或清肺润燥，或滋阴降火，清燥救肺汤、沙参麦冬汤皆可选用，但临床上每遇内伤情志或肝火偏亢，肝经气火上升，木火刑金，致络损血溢者，症见咯血如涌，胸胁引痛，躁烦不宁，面色㿠白，舌质较红，舌苔薄白，脉浮数或数，治不及时，则易气虚血脱，或用清肺，或滋阴，或止血之常法为治，独独不易奏效，此时投用旋覆代赭汤，既可平肝宁络，又可扶正固脱。盖气为血帅，血随气行，止血当先顺气，顺气当先镇肝之冲逆，如兼见鼻燥咽痒，舌质红者可去生姜、半夏，易生地黄、栀子、女贞子、藕节、茅根、墨旱莲等滋肾涵肝、清金润肺之品。我们曾用此方治5例成人支气管扩张合并咯血、2例肺结核合并咯血患者，均获临床治愈。

病例

陈某，男，41岁，炊事员。1981年8月10日初诊。

3年前因咯血十余天到省某医院诊治，经X线片确诊为"支气管扩张合并咯血"，动辄复发，最近半个月咯血次频，量较多，颜色鲜红，选用西药抗炎、止血等药，咯血不止，特转以中药治之。

入夏咳嗽，咯血如涌，多时每次可达 100~150mL，伴见胸部憋闷，胁肋刺痛，躁扰不安，头汗不休。饮食少纳，颜面苍白，脉沉细，舌苔薄白。

拟清燥救肺为治，方用清燥救肺汤加减。

桑叶 9g，石膏 15g，太子参 30g，阿胶 10g（烊化），麦冬 10g，杏仁 9g，枇杷叶 9g，白茅根 15g。2 剂，水煎服。

8 月 12 日二诊：药后咯血如故，细询病史，知患者性格素躁，因工作之事与人吵架，耿耿于怀而发病。

情志郁抑，肝火上炎，刑金损络致咯血不止。改以平肝镇逆，以挫其火势，补气并施以摄血固脱。

处方：旋覆花 15g（包煎），代赭石 30g，白参 12g，半夏 3g，生姜 2 片，大枣 5 枚，栀子 9g，生甘草 5g。急煎服，日服 2 次，每次 200mL，共 4 剂。

8 月 16 日三诊：大口咯血已停止，头汗未出，胸闷胁痛减轻，唯咳嗽时作，痰中带有血丝，口干咽痒，谷食乏味，夜卧不安，遍体作酸，舌苔薄白，脉弦细。

血去阴伤，肺络受灼，心脾衰弱。今拟保肺清金，调养心脾。

处方：旋覆花 15g（包煎），太子参 60g，麦冬 10g，五味子 9g，北沙参 15g，陈皮 6g，半夏 4.5g，茯神 10g，白术 9g，川贝母 9g，枇杷叶 9g，甘草 6g。6 剂，水煎服。

8 月 22 日四诊：咳嗽渐止，胃纳已开，睡眠转佳，肢体酸胀消失，调治观察 1 周，再未出现咳嗽咯血，痊愈出院，随访至今未再复发。

按：本案一诊以清燥救肺汤治之无寸效，缘由该方为清肺润燥之主方，若治疗肺阴素虚，复感风燥之邪，上犯肺系，清肃失司，阳络受伤，以致咯血者恒效，如《临证指南》所指出："若夫外因起见，阳邪为多，盖犯是证者，阴分先虚，易受天之风热燥火也。"本例患者则是因肝火上扰肺系，因咳伤络而罹咯血，故予旋覆代赭汤治之，是方以旋覆花、代赭石为主药下气镇逆，平肝止血，合白参益气摄血，少佐半夏、生姜化痰止咳，大枣、甘草健脾和中，加炒栀子泻火宁血，肝平则木火自息，肺络安宁，血不外溢，咯血自止。三诊出现肺阴不足，心脾受累之症状，故以生脉六君为主方调治而愈。

2. 腹痛呕吐，降逆化浊

六腑以通为用，若湿阻气滞，肝胃不和，则胃气不通而呕吐，而肠胃气结，腑气不通尤易发生腹部剧痛，此时投用旋覆代赭汤降逆化浊，疏肝和胃，夹湿邪者参用芳香化湿如藿香、佩兰之属；兼阳明热结，胃肠燥实者辅以通里攻下如大黄、芒硝之辈，则可通达腑气，消除腹痛、呕吐诸症。因肝主疏泄，肝木条达则腑气通畅，通则不痛；胃主受纳，胃气和降则呕吐可止。我们用此方配合上述加减用药治疗 4 例成人急腹症患者（2 例胆囊炎、2 例肠梗阻），均获临床治愈。

病例

闵某，女，74 岁。1982 年 1 月 3 日初诊：

患者右上腹部疼痛 2 天，阵发性发作，恶心不止，频繁呕吐，不能进食，厌油腻，翌日畏寒，发热，小便黄，腹痛加剧，持续不减，于 1981 年 12 月 23 日中午急诊入院。1978 年摄 X 线腹部平片可见不透光的结石阴影，面积约为 1 分银币样大，有多次上腹痛发作史，但疼痛时间短暂。查体：体温 40℃，巩膜黄染，心率 108 次／分，心律齐，双肺未闻及干湿性啰音，右上腹有明显压痛与反跳痛。血常规：白细胞 22.7×10⁹/L，中性 90%，淋巴 9%。西医诊断：急性梗阻性化脓性胆管炎。即予肌肉注射青霉素、链霉素 4 天，分别静脉滴注四环素、红霉素、氯霉素 5 天，同时服中药排石汤。因发鹅口疮，咽拭子涂片见有霉菌菌丝，遂停用抗生素，应邀会诊，以中药治之。

刻下恶心呕吐，粒米不进，食即呕吐，腹部疼痛，体温39℃，舌苔微黄腻，脉弦细而数。白细胞 $14.4×10^9$/L，中性粒细胞84%，淋巴细胞16%。先用降胃止呕以治其急，旋覆花18g，煎汤150mL，送服代赭石末10g，每日3次，连服2日。

1月5日二诊：恶心已止，呕吐锐减，腹痛，发烧，鹅口疮未退，舌苔黄腻，脉弦细。温热之邪阻遏中焦，枢机不利，故予和胃之中再配以化湿。处方：旋覆花9g（包煎），代赭石18g，半夏6g，党参18g，生姜4片，大枣4枚，苏藿梗各15g，石菖蒲10g，甘草3g。4剂，水煎服。

另用《医宗金鉴》柳花散涂搽口腔患处：黄柏6g，青黛4.5g，肉桂1g，冰片1g，研细末搽口腔咽部黏膜。

1月9日三诊：用药4天，恶心呕吐症状若失，腹痛减轻，能进少量饮食，鹅口疮退尽，咽拭子涂片检查未见霉菌菌丝，现发热，入暮较甚，体温38℃~38.5℃之间，头重身重，口泛苦水，尿黄，舌苔黄腻，脉弦滑而细，但数象转缓。此系湿热之邪郁伏肝胆，流连肠胃，治宜清化。处方：旋覆花15g（包煎），茵陈18g，厚朴9g，半夏9g，陈皮9g，通草6g，滑石12g，黄芩9g，枳壳6g，薏苡仁19g，茯苓10g，甘草3g。5剂，水煎服。

1月14日四诊：热势转缓，体温37.5℃，饮食增进，小便清，黄腻之苔亦得渐化，但间有腹痛发生。恐温热之邪缠绵不休，乃守原意出入之，处方：藿香9g，茵陈18g，陈皮9g，枳壳9g，通草6g，薏苡仁18g，黄连6g，砂仁6g，贝母9g，竹茹1团，延胡索6g，川楝子9g，甘草3g。5剂，水煎服。

1月19日五诊：体温正常，腻苔全化，右上腹稍有压痛，无反跳痛，现神疲肢怠，脘闷腹胀，纳食更为明显，有时腹胁胀痛，脉缓。血常规检查：白细胞 $9.8×10^9$/L，中性70%，淋巴29%。此邪虽退，但正未复。治拟健脾和胃，疏肝理气，以善其后。处方：白参 10g, 苍白术各 6g, 茯苓 9g, 砂仁 6g, 郁金 9g, 陈皮 9g, 谷麦芽各 15g, 佛手片 10g, 甘草 3g。5 剂, 水煎服。

1 月 24 日六诊, 腹胀胁痛均缓, 能稍事活动, 食纳亦增。出院返家休息, 1 月后如常人, 可料理家务。

按: 本例宿有肝胆湿热, 适遇严冬患病, 寒与宿湿热积交结, 遂伤脾胃, 运化失职, 升降失常, 故呕吐不止; 肝气郁滞, 肝胃失和, 腑气不通, 腹痛剧烈。故急投旋覆代赭汤之主药旋覆花煎汤调代赭石末服之以降气镇逆, 病得转危为安, 俟呕恶转轻, 再以旋覆代赭汤全方加苏藿梗、石菖蒲和肝益胃化湿。三诊之后, 肝经湿热之象更为明显, 用清化 5 剂, 最后以疏肝调脾缓图而奏效。

3. 胸痛掣背, 补虚宣气

心与脾胃经络相连,《灵枢·经脉》曰:"脾足太阴之脉……属脾络胃……其支者, 复从胃别上膈, 注心中。"《素问·平人气象论》亦曰:"胃之大络, 名曰虚里, 贯膈络肺, 出于左乳下, 其动应衣, 脉宗气也。"左乳下正是心尖搏动之处, 所谓胃之大络, 又曰脉宗气, 故心主血脉之职能, 全赖脾胃气血的运化和滋养。若脾胃气虚, 则脾不化湿, 胃不降浊, 郁而为生痰之源, 痰湿阻遏心阳, 心阳不振发为心痛, 症见胸痛彻背, 心悸气短。治宜补脾胃之虚, 宣脾胃之气, 以化湿降浊, 使邪却正复, 心痛自安。如兼见气滞血瘀, 则可酌加郁金、川芎、降香等, 或苏合香丸之类成药。我们以此方辨证加减治疗冠心病心绞痛 4 例, 均使其临床症状完全缓解。

病例

张某, 男, 52 岁, 干部。

患者于 3 年前确诊为"冠状动脉粥样硬化性心脏病", 常感心悸气短, 动则更甚。本次发作于 10 天前下乡检查工作, 翌日感觉左侧胸前隐隐作痛, 当时不以为意, 回来后, 仍坚持上班。3 天前上楼梯时突感胸痛剧烈, 持续不减, 于 1982 年 3 月 25 日来我院就诊，测血压为 180/110mmHg，门诊考虑"急性心肌梗死"，急做心电图示："前间壁心肌梗死临近期，左室肥厚并劳损。"住院后用降压、极化液等西药处理，血压稳定在 140/88mmHg，然胸痛未减。4 月 1 日转中医病房治疗，症见胸痛彻背，胸前有明显的压榨与窒感，心悸气短，微微汗出，咳痰稀薄，恶心作噎，时或呕吐，困倦懒言，脘腹闷胀，脉浮弦，舌苔白薄腻，舌质偏暗。

先予补虚宣气，化痰降浊。

处方：旋覆花 9g（包煎），红参 10g，代赭石 15g，苍白术各 6g，姜半夏 9g，生姜 10g，大枣 5 枚，炙甘草 9g。2 剂，水煎服。

4 月 3 日二诊：1 剂后胸痛发作次数减少，药尽 3 剂，胸部舒展，呕吐恶噎已平。现感胸前刺痛，咳稀白痰，苔薄白，舌质暗。

前方既见效机，毋须更张，但血瘀之象亦渐显露，故参用活血化瘀之品。

处方：旋覆花 9g（包煎），党参 15g，茯苓 10g，姜半夏 9g，陈皮 9g，当归 9g，郁金 6g，川芎 9g，炙甘草 9g。5 剂，水煎服。

4 月 8 日三诊：服药 5 剂，仅心前区偶有刺痛，胸闷、心悸消失，咳痰已止，脉浮弦。以冠心苏合胶囊调治善后。

4 月 23 日四诊：服冠心苏合胶囊，每次 2 颗，每日 3~4 次。服药半旬，胸部刺痛若失，精神振作，饮食有味，脉浮弦，苔薄白，舌质淡红，血压 156/96mmHg。4 月 23 日、4 月 30 日、5 月 7 日 3 次做心电图均示："窦性心律，电轴左偏，左心室肥厚并劳损"。临床治愈出院，并恢复全日工作。

按：本例患者罹患冠心病多年，疲于工作，未得到及时治疗，久之使脾胃气虚，运化失司，痰湿聚于胸中，阻遏心阳，阴乘阳位，胸痛胸闷，呕吐恶噎，心悸短气，咳痰稀白。一诊用四君合大枣补气，二陈配生姜化痰，旋覆花、代赭石和胃降逆，加减成方，仍不越旋覆代赭汤之制。二诊后，血瘀症状明显，故加用川芎、郁金、当归是为理气活血，最后以冠心苏合胶囊起芳香温通之效而竟全功。

（赵翔整理）

十五、路志正教授临证特色探微

国医大师路志正教授躬耕杏林七十余载，以善治疑难杂病著称。他博览群书，精研医典，治学严谨，医术精湛，崇尚脾胃学说，提出"调中央以通达四方的观点"，主张"通、化、渗"三法治疗湿邪，形成了自己独特的学术体系；提倡综合疗法，内外同治，针药合用，食药结合，身心并调。路老提携后学，不遗余力，言传身教，诲人不倦，桃李满天下。在他的身上集中体现了老一辈知识分子淡泊名利、甘于清贫的高尚品格，德艺双馨，虚怀若谷，至仁至善的大家风范。我们曾有幸跟随路老学习，对路老的临证特色有一些肤浅认识，现整理如下，以飨同道。

1.临床讲究系统性

路老临诊，讲究系统性，以胸痹为例，他认为胸痹的发病机制多种多样，不应局限于"心痹"。脾胃功能状态失调可导致胸痹，并且占了大部分；命门火衰，不能上济于心，亦导致胸痹，称为"肾心痛"；肝失条达，心脉拘急，或肝气横逆，疏泄太过，或肝血虚不能荣络，均致胸痹，称为"肝心痛"。其实上述概念散见于中医典籍中，路老博览群书，结合自己长期的临床实践，将这些理论不断实践，不断深化，使其由零散归于系统，体现了中医的整体观念，从而使我们易于掌握。这是中医理论现代化的一种趋势。路老在内外妇儿等各个领域均有自己系统的理论认识与研究，而胸痹是路老研究整理最多的领域，这其中有许多是中医现代化发展值得借鉴的地方。

2.临证强调灵变性

路老临诊，其治法灵活多变，治法多样性实际上是建立在对病机的系统性认识上，有理才有法，有法才有方。路老以其扎实的理论功底与丰富的实践经验，在临诊时可谓运筹帷幄，挥洒自如，有时真是令人"眼花缭乱"。就胸痹而言，据其病机有"调理心阴心阳法""调理脾胃法""调补肝肾法"等。而调理脾胃法治疗胸痹又有"健运中气""调脾养血""醒脾化湿""健脾涤痰""温阳理中"诸法。调肝法治疗胸痹又有"疏肝解郁""益肝养心""凉肝泻心""柔肝养心""泄肝降逆""清肝化痰""暖肝散寒"等。再举清法之例，一般而言，清法多指清热，再分则不过清实热、清虚热、清表热、清里热。而路老对清法的运用灵活多变，得心应手，有散而清、润而清、消而清、辛凉而清、甘凉而清、化痰而清等。这种治法多样性体现的是一种思维素质与思维能力；是路老临床思维敏捷性、广阔性、精确性、深刻性的反映。提示我们临诊时应多途径、多角度展开认识活动，尽量避免单一思维习惯的束缚，这是提高临床疗效的捷径。

3. 临证力戒局限性

路老临证，不落俗套，不拘常法，往往效如桴鼓。如盗汗多从阴虚论治，而路老认为湿热内蕴，邪热内迫，肝之疏泄太过亦致盗汗，故有清利肝胆法治愈盗汗之案。如胆石症多尚治以攻石，然路老认为肝郁气滞，湿热煎熬所成石者，则峻攻不如缓消，老年患者尤宜如此。如淋证多责之下焦湿热，自古有"忌补"之说，但路老有虚者或下虚上实，或过用清热利湿而伤阴者，非但不应忌补，而应倡补，故有益气阴、清虚火之法治愈淋证之案。如肾炎多责之湿、毒、瘀，常人一味清热解毒、活血化瘀，但路老认为许多肾炎蛋白尿患者缘于脾肾亏虚，而无明显的实邪内阻，单用清热解毒、活血化瘀之品则更加损伤脾肾，从而加重尿蛋白，故有健脾益肾为主治愈肾炎之案。在临证过程中，我们常有惯性思维，这一方面是受到掌握的知识局限的影响，另一方面缘于我们思维品质不高，没有尽心去分析、抽象、综合，以致产生种种误诊误治。路老这些另辟蹊径的做法并非标新立异、哗众取宠之举，而是其良好思维品质的体现，临证时善于分析、抽象、综合，捕捉正确的病机，而不受常规思路的局限。

4.临证注重阶段性

路老治病讲究阶段性。如治一白塞氏病，青年男性，以反复口腔溃疡 7 年，近 3 年加重伴生殖器及肛门溃疡，头面四肢亦发过疱疹，近期以口腔溃疡为重，伴咽痛，口干口苦，舌质红，苔黄腻，脉细有力。路老认为属"狐惑"范畴，辨证为"瘀热蕴阻"，先以清热化浊祛瘀剂（藿香、防风、生石膏、焦栀子、牡丹皮、炒苍术、炒苡仁、元参、黄连、炮姜、炒枳壳、生甘草）。服 7 剂后，患者口腔溃疡已明显减轻，咽痛消失，但口干明显。路老认为内热已除，阴伤明显，又投以养阴生津方（太子参、麦冬、玉竹、炒山药、牡丹皮、生地黄、苏叶、黄连、败酱草、法半夏、干姜、枳实、生甘草）。服用 7 剂后患者口腔溃疡消失，无口干口苦，精神饮食均好。这是先实而后虚的阶段变化。又如路老治产后痹病，根据其病机特点分为两个阶段，即产褥期与产后期（30 天以上），前者以气血亏虚为主，治当大补元气，养气血，荣经络；后者以脉络不通为主，治当侧重化瘀通络。这是先虚而后实的阶段变化。因为疾病不是孤立的、静止不变的，而是始终处在不断的运动发展变化之中，表现为过程与阶段、量变与质变的有机统一，因此路老强调诊治疾病要审度疾病特定阶段的邪正消长变化趋势，即所谓"证变法变""病变药也变"。

5.重视临床验证

路老重视临床验证，其对胸痹的研究反映了中医临床验证思维。临床验证具有不可低估的作用，它是减少误诊，提高诊疗效率的切实有效措施，为临床医师不断总结经验教训提供第一手临床资料。路老行医几十年来，积累经验无数。临床经验，特别是老中医的临床经验是中医学的一大特色，对于如何传承老中医的经验，仁者见仁，智者见智。路老花费大量的精力对其调理脾胃法治疗胸痹进行了大样本的临床验证，这种临床验证，区别于一般的中成药的新药验证，它是建立在中医辨证的基础之上，因此具有鲜明的中医特色，同时又以中医的症状和证候的改变，西医的客观检查作为总结疗效的指标，因此更为科学、客观，有较好的可操作性。路老为中医的传承建立了一种新的模式，为中医的现代化做出了贡献。

（赵纪生、许正锦）

十六、慢性肾炎治疗经验述要

慢性肾小球肾炎（以下简称慢性肾炎）以水肿、蛋白尿、血尿、贫血、高血压为主要临床表现。其病情复杂多变，脾肾两虚为发病内在因素，风寒湿热之外邪侵袭为发病之诱因，由于脏腑、气血、三焦气化功能失调，导致脾肾亏损而发病。因此外邪侵袭是慢性肾炎的主要诱因，脾肾不足是其病理基础，水气、湿热、瘀血是其病理产物，虚实并存、寒热错杂是其病机特点。在治疗中，赵老师主张审病机，辨证候，认真分析正气与病邪的动态变化，注意调畅气机，燮理阴阳，根据疾病的发展，灵活施治。

1. 风水初起，急以祛风解表，通利水道

慢性肾炎可以从风论治。慢性肾炎急性发作时，多由于正气不足，外感风邪而诱发。外邪入侵，首先犯肺，肺为水之上源，主一身之表，肺失宣发肃降，不能通调水道，下输膀胱，则可见眼睑及全身浮肿，小便不利，即为风水证。常伴咽喉肿痛，发热咳嗽，脉浮，治宜祛风解表，宣肺利水。常用药有杏仁、连翘、桔梗、桑白皮、荆芥、防风、白芷等。

病例1

陈某，男，20岁，学生，2003年5月初诊。

　　患者自诉 8 岁时患急性肾炎，未得到及时有效的治疗控制，以致病情经常反复发作，此次起病由感冒引起。就诊时症见：颜面及双下肢浮肿，腰酸腰痛，咳嗽，咽痒，咯黄痰，鼻塞流涕，舌苔黄腻，脉浮数。小便常规检查：尿蛋白（++），潜血（+++），红细胞（++）。证属风热犯肺。治法为疏风清热，宣肺利水。方药：荆芥 10g，防风 10g，桔梗 10g，紫苏叶 10g，射干 15g，牛蒡子 10g，桑白皮 10g，茯苓皮 15g，泽泻 10g，益母草 15g，车前子 10g，白茅根 30g。服药 3 天，肿势消退明显。1 周后复查，咳嗽咽痒鼻塞等症状完全消失，小便潜血 +，余阴性。按原方加减继续巩固治疗，1 月后小便潜血转阴。嘱患者避风寒，防感冒，慎起居，并服用玉屏风散以善其后。

2. 气血瘀阻，缓以调气活血，通达内外

　　慢性肾炎往往久病缠绵难愈，脾肾受损，正气虚衰，气虚不能摄血，血虚不能载气，气虚络损而致气血瘀滞。《金匮要略》云："血不利则为水。"气滞血瘀每致水湿停滞，而水停又使血瘀加重。现代医学研究也表明，慢性肾炎患者表现为肾小球基底膜增生，血液黏度增高，血小板凝集，纤维蛋白沉积和微循环障碍。所以赵老师重视活血化瘀药在慢性肾炎中的应用，常使用红花、桃仁、益母草、丹参、川芎、水蛭等。活血化瘀药可降低血液黏稠度，改善微循环，从而阻止和延缓慢性肾小球肾炎的进展。

　　病例 2

　　王某，男，40 岁，工人。2003 年 9 月初诊。

　　腰酸腰痛，四肢乏力，面色黧黑，颜面及双下肢浮肿，形体消瘦，眩晕耳鸣，口干咽红，小便色红，舌质暗，苔薄黄，脉涩。尿常规检查：尿蛋白（+），潜血（+++），镜检：红细胞（+++）。经肾穿刺诊断为：IgA 肾病（系膜增生型）。治疗采取活血化瘀，益肾健脾法。处方：黄芪 30g，赤白芍各 10g，牡丹皮 10g，桃仁 10g，红花 10g，巴戟天 10g，小蓟 30g，益母草 15g，杜仲 20g，肿节风 15g。

服药2周后复诊，腰酸腰痛症状消失，尿检：红细胞3~6/HP，潜血（++）。服药半年后，诸症消失，尿检阴性。随访1年，未复发。

3. 三焦湿热，宜用疏凿清利，上下分消

在慢性肾炎产生的过程中，湿热是一种主要的致病因素。患者出现周身浮肿，口渴咽干，小便不利，大便秘结，脘腹胀满，尿液中红细胞、白细胞、管型等增多，都是湿热毒邪的标志。《素问·至真要大论》云："水液浑浊，皆属于热"，《素问·灵兰秘典论》："三焦者，决渎之官，水道出焉。"三焦功能通调，则水液分布代谢正常，反之感受外邪，饮食内伤，或长期使用大量类固醇药物后，气津不调，则三焦水湿与热邪郁结不得输布，出现周身上下水肿诸症。因此，赵老师主张以三焦湿热为病机来论治慢性肾炎，采用清热化湿，疏凿清利法，使三焦水湿与热毒之邪从表里内外上下分消，则水邪不能留滞。常用药物有槟榔、川椒、白花蛇舌草、茯苓皮、大腹皮、羌活、白茅根、黄芩、石菖蒲、车前子、赤小豆等。

病例3

梁某，女，52岁，干部，2003年4月10日初诊。

全身浮肿2年余，曾在上海、南昌等医院住院治疗，诊断为"肾病综合征"。经用激素8个月，浮肿仍不见消退，谓之"难治性肾综"。就诊时见颜面及双下肢浮肿明显，腹大如鼓，小便不利，大便结，口干咽燥，舌苔黄腻，脉弦滑。尿检：尿蛋白（+++），红细胞0~3/HP，尿蛋白定量4.8g/24h。辨证为湿热壅结于三焦，津液不及输布，郁而发热。宜用疏凿清利，使之上下内外分消。方药：白茅根30g，槟榔15g，川椒10g，茯苓20g，大腹皮30g，羌活10g，车前子15g，石菖蒲10g，黄芩10g，连翘10g，赤小豆30g，徐长卿15g，桃仁15g。服药10剂，尿量增加，浮肿减轻。再服20剂，尿量增至每天2000mL以上，水肿渐消。此后应用健脾益肾、清热化湿剂，连服3月，水肿消失，口干咽燥诸症悉除，尿检蛋白

阴性，尿蛋白量 0.2g/24h。随访至今，病未复发。

4. 阳虚阴水，选用温阳化气，利水消肿

肾主水，藏精，脾主运化水湿。肾病迁延日久，导致脾肾二脏的虚损，使肾不主水，脾失运化，而使精微物质流失，水肿、尿中蛋白持续难消。《内经》云："三阴结谓之水""诸湿肿满，皆属于脾"，就是这个道理。治疗时采取健脾温肾、化瘀利水之法，适当佐以渗湿之品，往往收效甚佳。

病例 4

张某，女，70 岁，2004 年 1 月初诊。

颜面及双下肢浮肿反复发作 1 年余。

就诊时症见：颜面及四肢重度水肿，按之皮肤凹陷，腰酸腰痛，面色㿠白，四肢乏力，畏寒肢冷，纳差，夜尿多，腹部膨隆，腹水征阳性，舌体胖大，边有齿痕，质淡，苔白，脉沉细。小便常规检查：尿蛋白（+++），潜血（+）；尿蛋白量为 3.15g/24h。治疗采用健脾益肾、温阳利水法。方药：附子 10g，干姜 6g，茯苓 15g，白术 10g，泽泻 10g，猪苓 10g，巴戟天 10g，桂枝 10g，川断 10g，益智仁 10g。服药 7 剂后，颜面及双下浮肿明显消退，腹部变平，下肢水肿退至膝关节以下。守原方继服 2 月后，浮肿消失，腹水征阴性，畏寒肢冷诸症亦明显减轻。随访半年，病未复发。

（唐杨、吴国庆、李小生、刘永芳，原载于《江西中医药》
2005 年 4 期）

十七、过敏性紫癜肾炎的治疗经验介绍

过敏性紫癜肾炎是小儿时期常见的继发性肾小球疾病之一，近年来发病逐渐增多，由于本病病因及发病机制未能完全明确，目前无有效的特殊治疗。赵老师运用辨病与辨证有机融合，病程中灵活贯穿清热解毒，活血化瘀二法治疗紫癜肾炎，取得较好疗效。

本文简要介绍赵老师治疗紫癜肾炎的临证经验，以供同仁参考。

1. 证治特点及辨证要领

本病属中医"斑疹""血尿""水肿"等范畴。赵老师认为本病病因病机为，外感风热毒邪，脾胃湿热，内扰营阴，瘀血阻络等致肺、脾、肾气血阴阳失衡。主要有风热内侵、湿热中阻、血瘀阻络、本虚不固等证候。辨证应辨风热、热毒、湿热之不同。发病急骤，紫癜多发于四肢伸侧，有瘙痒感，尿血伴恶寒发热，咽痛不适为外感风热；紫癜稠密成团，身热，尿涩赤，舌红或绛为热毒；病程迁延，伴腹胀纳少，恶心欲呕，苔厚腻为脾胃湿热。辨证还应辨风邪、瘀血、痰瘀互结等不同特点。面部浮肿明显，尿中泡沫多为风邪循经下扰，闭阻肾络；斑疹紫暗，血尿、蛋白尿反复不愈，舌质紫暗有瘀点，属于瘀血阻络；久治无效，尿蛋白和红细胞均多，肾活检见大量新月体形成或肾小球硬化为痰瘀互结。主要临床证型有脾胃湿热、外感风热毒、气阴两虚、脾肾阳虚等。

2. 中医辨证治疗

（1）脾胃湿热：双下肢伸侧及臀部出现斑点，伴腹胀、腹痛、便血或关节疼痛，尿红赤，口臭唇赤，舌质红，苔黄厚腻，脉滑数。

治宜清热利湿，凉血止血。

常用方药：泻黄散或四妙散加味。藿香、防风、焦栀子、石膏、芦根、茜草、侧柏叶、炒蒲黄、小蓟、石韦、黄柏、薏苡仁、牛膝等。

（2）外感风热：起病急，四肢、臀部出现红色斑点，或腹痛、关节痛，伴恶寒发热，咽痛不适，尿赤，舌红，苔薄黄，脉浮数。

治宜疏风清热，凉血止血。

常用方药：银翘散加味。银花、连翘、牛蒡子、牡丹皮、大小蓟、白茅根、蚤休、石韦、鱼腥草等。

（3）热毒亢盛：紫癜色鲜，分布稠密，此起彼伏，尿涩赤，色略深或暗红，舌红，苔黄，脉洪数。

治宜清热解毒，凉血止血。

常用方药：犀角地黄汤加味。水牛角、生地黄、牡丹皮、连翘、玄参、黄连、知母、小蓟、白茅根、地榆、紫草等。

（4）气阴两虚：皮肤紫癜基本消失，或偶少量反复，血尿、蛋白尿久治不去，伴腰膝酸软，五心烦热，食少纳呆，面目或下肢浮肿，舌红少苔，脉细数。

治宜健脾益气，滋补肝肾。

常用方药：参芪地黄汤。黄芪、太子参、生地、丹皮、山茱萸、茯苓、怀山药、女贞子、旱莲草、知母、黄柏、茜草等。

（5）脾肾阳虚：皮肤紫癜不明显，血尿，蛋白尿，腰酸，面色㿠白或晦滞，神疲倦怠，纳呆，全身水肿，舌质淡胖，苔白滑，脉沉无力。

治宜温肾健脾，化气利水。

常用药：党参、黄芪、茯苓、山茱萸、熟地、当归、杜仲、菟丝子、淫羊藿、补骨脂、益母草、泽兰、怀山药等。

虽然临证分型以上几型为主，但赵老师强调过敏性紫癜实热证居多，且往往由感染诱发反复发作，即使肾型迁延不愈，亦少有纯虚证，故治疗中清热解毒、活血化瘀贯彻始终。病程中抓住风、热、虚、瘀四环节，风邪有上侵肺卫，风湿化热内蕴中焦及下扰肾脉之不同，热邪有虚热、实热之分，虚证有阴虚、气虚或气阴两虚及气阳不足，而瘀血、毒邪贯穿始终。临证治疗在辨证的基础上加用土茯苓、蒲公英、白花蛇舌草、紫花地丁、蚤休、青黛、紫草等清热解毒，加用赤芍、益母草、红花、丹参、泽兰、牛膝、三七、茜草等活血化瘀。

3. 病案举例

彭某，女，12岁。

因反复皮疹，双下肢水肿40天余，于2009年4月22日入院。

患儿2009年3月9日始双下肢皮疹，颜面、双下肢浮肿，外院3月28日尿检：尿蛋白（+++），红细胞（+++）。肾穿病理活检：

系膜增生型（Ⅱ）。免疫组化：HBsAg（＋），HBcAg（＋）。入院后生化检查示：白蛋白：27g/L，总蛋白：60g/L，总胆固醇 5.9mmol/L，甘油三酯 0.8 mmol/L，高密度脂蛋白 2.17 mmol/L，载脂蛋白 1.52 mmol/L，BUN，Cr，NAG 酶，ALT、AST 正常，视黄醇结合蛋白正常，腺苷脱氨酶 89u/L，尿蛋白定量 2.18g/24h。乙肝六项：HBsAg（＋），HBsAb（－），HBeAg（－），HBeAb（＋），HBcAb（＋），Pre-S$_2$（＋）。诊断：过敏性紫癜肾炎，肾病综合征型。患儿紫癜色暗红，稍口渴，舌淡红，苔黄腻。辨证：湿热内蕴，兼瘀毒，本虚。用药：黄芪、女贞子、墨旱莲、菟丝子、白花蛇舌草、六月雪、鬼箭羽、鸟不宿、薏苡仁、徐长卿、泽兰、益母草。配合静点阿莫西林，丹红、清开灵注射液，口服强的松 5mg×12 片。4 月 23 日尿蛋白（＋＋），红细胞 2~3/HP，陈旧紫癜消退，偶见新红紫癜数个。4 月 24 日中药：金银花、连翘、僵蚕、水牛角、牡丹皮、生地黄、赤芍、紫草、黄芪、薏苡仁、茯苓、小蓟、白茅根、白花蛇舌草、六月雪、女贞子、墨旱莲、仙鹤草。5 月 2 日尿蛋白（＋），潜血（＋）；HBV-DNA 阳性。5 月 4 日加肌注胸腺素 0.06mg，1 次/日，抗 HBV，莲必治注射液清热解毒，口服雷公藤多苷片 10mg/次，3 次/日。5 月 7 日始服中药，Ⅰ号方：黄芪、党参、女贞子、墨旱莲、金樱子、熟地黄、山茱萸、怀山药、茯苓、泽泻、牡丹皮。Ⅱ号方：青黛、紫草、赤芍、牡丹皮、水牛角、生地黄、败酱草、制乳没、白花蛇舌草、六月雪、鬼箭羽、鸟不宿、荠菜、薏苡仁。两方交替服用。5 月 8 日尿蛋白（－），红细胞 4~8，白细胞 0~3/HP；强的松减为 11 片/日。5 月 12 日尿微量白蛋白：120.5mg/L。5 月 15 日皮肤紫癜消退，舌苔黄白厚腻，Ⅰ号方不变，Ⅱ号方：黄柏、知母、茯苓、泽泻、白花蛇舌草、六月雪、鬼箭羽、鸟不宿、小蓟、白茅根、败酱草、荠菜、薏苡仁、苍白术、益母草、泽兰、桃仁、红花。仍两方交替服用。5 月 18 日尿微量白蛋白：57. 17mg/L，带中药出院。雷公藤服至于 1 月半时，肝功能损害，停口服雷公藤，服肝苏片 1 周，肝功能正常。

继续用上述清热解毒、活血化瘀、健脾益肾法治疗6月半痊愈，同时强的松渐减量至停服，随访1年未复发。

4. 按语

热毒壅滞、血瘀脉络即现代医学的血液高凝状态，为过敏性紫癜肾炎的基本原因，针对病因采取西医辨病，清除感染灶，对症治疗；中医辨证基础上，灵活采用清热解毒、活血化瘀二法，取得较好疗效，为治疗紫癜肾炎做了有益的探讨。

（喻闽凤，原载于《江西中医药》2013年7期）

十八、从"瘀"论治慢性肾功能衰竭

慢性肾功能衰竭是多种慢性疾病反复发作，迁延不愈导致肾单位严重损害，引起一系列代谢紊乱和临床症状多样化的一种综合症候群。本病可归属中医学"癃闭""关格""溺毒"等范畴，临床上多表现为虚实夹杂证。近年来，现代医学对于慢性肾功能衰竭的治疗手段比较局限，多以替代疗法（血透、腹透、肾移植）为主，费用昂贵，且不能有效保护残存的肾单位，而中医药在治疗慢性肾功能衰竭方面方法较多，费用低廉，疗效显著，且能有效保护残存肾单位，延缓肾功能衰竭，已越来越引起国内外医家的重视。赵老师从医四十余年，学识渊博，积累了丰富的临床经验，对各类肾脏疾病的辨证论治有独到之处。现对运用活血化瘀法治疗慢性肾功能衰竭的经验整理如下。

1. 对血瘀证的认识

瘀血学说始于《内经》，奠基于仲景，经历代医家的不断探索，成为中医学理论中具有重要理论实践意义的组成部分。赵老师认为，慢性肾功能衰竭之水、湿、虚三者与瘀血的形成密切相关。《血证论》指出："血与水本不相离，瘀血化水，亦发水肿，水能病血，血也能病水。"中医学认为，血液运行于经脉之中，离开经脉就必然形成瘀血。瘀血除离经之血外，还包括阻滞于血脉及脏腑运行不畅的血液。正所谓通则不痛，痛则不通。《读医随笔·承制生化论》曰："气虚不足以推血，则血必瘀。"《不居集》曰："血不自行，随气而行。"由此可以认识到瘀血是慢性肾功能衰竭发病的原因，也是疾病进展和恶化的原因，这也是运用活血化瘀法治疗慢性肾功能衰竭的理论依据。

2. 理论基础

慢性肾功能衰竭属中医学"癃闭""关格""溺毒"等范畴，为本虚标实证，本虚是指肺脾肾亏虚为主；标实是指湿浊、瘀血。无论是本虚还是标实，均可形成血瘀证。气虚则血不行为瘀，阳虚则血不温煦凝滞为瘀，阴虚则血液涸着为瘀，血虚则不濡、不滑利为瘀，水湿内停，气机受阻，气滞而血瘀，正如《内经》曰："孙络水溢，则经有停血。"《活血化瘀专辑》曰："血与水，上下内外，皆相济行，故病血者，未尝不病水；病水者，亦未尝不病血也。"湿毒是慢性肾功能衰竭患者气化过程中产生的内生之毒，湿毒致瘀不外乎湿毒阻碍气血运行成瘀和湿毒热盛熬津伤血，质黏而稠，血行缓慢而成瘀。可见，古代医家很早就认识到瘀血是"水肿""关格""溺毒"等病症的重要发病机理，也为我们现代运用活血化瘀法治疗慢性肾功能衰竭提供了很好的理论基础。

现代医学认为慢性肾功能衰竭患者体内普遍存在高凝状态，这与肾小球毛细血管腔堵塞，球囊腔内纤维蛋白沉积，肾组织缺血缺氧，纤维组织增生有密切关系，同中医血瘀证相一致。现代药理学研究活血化瘀药物可以治疗慢性肾功能衰竭的血凝状态，扩张血管，改善组织灌注，增加肾血流量，提高肾小球滤过率，调节免疫反应和高凝状态，促进纤维蛋白的降解，增加毛细血管张力和降低毛细血管的通透性，促进组织的修复和改善肾血流量，提高内生肌酐清除率，减少肠道内因细菌分解产生的毒素，降低尿素氮，且具有明显的抗氧化作用，抑制系膜细胞增殖，延缓肾损害。

3. 辨证要点

慢性肾功能衰竭患者病程日久，病势缠绵，临床症状复杂多样，往往是虚实夹杂。瘀血证可以是因虚致瘀，也可以是因实致瘀，所以临床上必须明确辨证，才能够准确用药，达到治疗目的。

（1）辨标本虚实：慢性肾功能衰竭临床表现为本虚标实证，无论虚实，均可形成瘀证，即因虚致瘀和因实致瘀。本虚是指肺脾肾亏虚，主要是肺气虚、脾气（阳）虚、肾阴阳的亏虚。肺气虚主要表现为气短，乏力，精神不振，易感外邪；脾气（阳）虚主要表现为纳呆，腹胀，面色无华，精神不振，乏力，便溏；肾阴阳的亏虚主要表现为腰膝酸软，畏寒肢冷，潮热盗汗，精神萎靡，乏力。所以区分因虚致瘀主要是要区别气虚致瘀和阳虚阴虚致瘀，鉴别点就在以上证候临床表现的不同。标实主要是指水湿、湿毒和瘀血，三者互为因果，瘀血可以夹杂水湿、湿毒，即水湿致瘀、湿毒致瘀。水湿致瘀多表现为全身性的水肿，乏力，纳呆，呕恶，舌质暗淡、有瘀点瘀斑，脉多为濡滑；湿毒致瘀多表现为身倦乏力，恶心，呕吐，口中有氨味，腹胀，舌质暗、有瘀点瘀斑，脉多为滑脉。

（2）辨病和辨证相结合：辨病和辨证都是认识疾病的思维过程。辨病治疗，指临床明确诊断为慢性肾功能衰竭的患者，具备血黏度高、高血脂、血流缓慢的表现，就可以采用活血化瘀法进行治疗。辨证治疗，只要慢性肾功能衰竭患者有瘀血的临床表现，不必悉俱，但见一症，即可从瘀论治。慢性肾功能衰竭从瘀论治坚持辨病和辨证相结合治疗，更有利于提高临床诊治水平。

4. 治疗方药

赵老师认为血瘀证是慢性肾功能衰竭的常见证候，瘀血也是慢性肾衰竭的基本病机之一，是贯穿本病全过程的病理变化。因此，活血化瘀法是治疗慢性肾功能衰竭的常用法则。但是由于病情的轻重、体质的差异以及证候演变的不同阶段，所以临床上运用活血化瘀法又有所不同。本人跟师时发现其在临床上灵活运用活血化瘀法，不拘一格，特色鲜明，效果明显，主要是从以下几方面着手。

（1）补脾益肾化瘀法：慢性肾功能衰竭属本虚标实证，本虚以肺脾肾亏虚为主，尤以脾肾亏虚为要。而脾肾亏虚以气（阳）虚、阴虚为主。因虚致瘀，临床上症见精神不振、面色少华、腰膝酸软、畏寒肢冷、脘腹胀满、乏力倦怠、纳差、腹泻、夜尿增多、舌质淡、苔白腻、脉沉弱。治疗上应补益脾肾（益气、温阳、养阴）和活血化瘀合用，常用药物有黄芪、人参、熟地黄、怀山药、茯苓、白术、菟丝子、枸杞、覆盆子、巴戟天、淫羊藿、肉苁蓉、猫爪草、红花、桃仁、生大黄。通过补脾益肾，益气、温阳、养阴而化瘀，从而保护残存肾单位，延缓肾功能衰竭。

（2）祛湿解毒化瘀法：湿毒是慢性肾功能衰竭患者常见的病理产物，湿毒内郁可导致瘀血的形成，同时临床上患者出现身倦嗜睡、恶心呕吐、腹胀、头晕神昏、口中有异味、舌质暗、苔黄腻、脉滑数。治疗上以祛湿解毒和活血化瘀合用，常用药物有黄连、蒲公英、法半夏、连翘、黄芩、生大黄、赤芍、丹参、红花、桃仁、猫爪草。通过祛湿解毒、活血化瘀，使毒邪外泄，保持内环境的相对稳定，保护残存肾单位，延缓肾功能衰竭的进展。

（3）利湿降浊化瘀法：脾主运化水湿，肾主气化，慢性肾功能衰竭患者以脾肾亏虚为主，脾虚则不能运化水湿，肾虚则气化不利，从而导致水湿内停，湿浊内生，阻碍气血的运行，弥漫三焦，使清气不升，浊阴不降，患者临床可见脘腹胀满、恶心呕吐、口中有异味、精神不振、乏力倦怠、舌质暗淡、苔白腻、脉滑数。治以利湿降浊和活血化瘀药合用，常用药物有蚕沙、草果仁、苍术、砂仁、陈皮、藿香、茯苓、白术、薏苡仁、红花、桃仁、猫爪草。通过清利水湿，降浊化瘀，改善慢性肾功能衰竭患者的临床症状，延缓肾功能衰竭的进展。

（宋卫国，原载于《江西中医学院学报》2013年6期）

十九、三草尿毒灵合剂治疗慢性肾衰竭疗效观察及对晚期糖基化终末产物的影响

慢性肾衰竭（CRF）是在各种慢性肾脏疾病的基础上缓慢地出现肾功能减退而致衰竭时所表现出的一种临床综合征，其发病率约为 1/10000。我国每年约有 12 万新患者，并且呈逐年升高趋势。CRF 是严重危害人民健康和生命的常见病，其治疗费用也十分昂贵，因此如何有效延缓 CRF 进程是临床工作的重要课题。三草尿毒灵合剂是由导师赵纪生教授长期在临床工作中应用有效的方剂制成，对 CRF 证属脾肾气（阳）虚、浊毒瘀阻型患者有较好的治疗效果。本研究观察了三草尿毒灵合剂治疗 CRF 的临床疗效及对血清晚期糖基化终末产物（AGEs）的影响，现将结果报告如下：

1.治疗方法

对照组采用基础治疗：①低盐优质低蛋白饮食，蛋白摄入量每天予 0.6~0.8g/kg。②纠正酸碱失衡与电解质紊乱。③控制血压。④纠正贫血。皮下注射促红细胞生长素，并适当补充维生素、叶酸、铁剂等造血原料。⑤补充必需氨基酸。⑥有糖尿病者使用胰岛素控制血糖。治疗组则在对照组治疗基础上加用三草尿毒灵合剂（由鹿衔草、积雪草、鱼腥草、黄芪、胡芦巴、大黄、川芎等组成），我院制剂室提供，150mL/包，每次 150mL，饭后温服，2 次/天。观察周期 3 个月。

2.临床疗效评价

治疗组完成疗程 38 例，其中显效 8 例、有效 17 例、稳定 8 例、无效 5 例，总有效率 86.8%；对照组完成疗程 37 例，其中显效 2 例、有效 8 例、稳定 15 例、无效 12 例，总有效率 67.6%，两组经秩和检验，差异有统计学意义（$P<0.01$）。若脱落病例纳入统计，按最

差意向性治疗分析后，治疗组总有效率82.5%，对照组为70.0%，经秩和检验，差异仍有统计学意义（$P<0.01$）。

3. 讨论

CRF的病机可概括为虚、瘀、浊、毒，其中包括正虚与邪实两方面，正虚即气血阴阳的亏虚；邪实主要指各种浊毒与瘀血。本病病位主要在脾肾，脾肾亏虚是本病的病机关键。扶正祛邪为本病的治疗原则，既要重视调理脾肾，扶助正气，又要重视泄浊排毒化瘀，以祛邪外出。三草尿毒灵合剂共11味药组成，其中黄芪补脾气、消水肿，胡芦巴温肾阳、暖下元，二者共奏调理脾肾之功，合为君药。鱼腥草性偏凉，既清热解毒，又凉血活血；鹿衔草性偏温，既除湿解毒，又温肾助阳，二者相制为用，解毒力强；积雪草清热解毒，利湿消肿；制大黄通腑泄浊，使浊毒之邪从大便而解，四者合为臣药，共奏解毒泄浊之功。黄连、半夏、茯苓、枳实取黄连温胆汤之意，起和胃降逆之功，对浊毒犯胃引起的胃脘不适、恶心呕吐等症有良效；因久病多瘀，瘀血能加重浊毒阻滞，用川芎活血化瘀可促进浊毒之邪排出，以上5味共为佐药。全方共奏健脾益肾、泄浊排毒、活血化瘀之功，主治CRF证属脾肾气（阳）虚、浊毒瘀阻的患者。经过对三草尿毒灵合剂长期的临床观察与随机对照研究，不仅证实其治疗CRF的良好疗效，而且发现其能有效降低患者的血清透明质酸（HA）、IV型胶原（CO-IV）等细胞外基质成分的水平，由此推测其延缓CRF的机制可能与抗肾纤维化有关。

AGEs是体内蛋白质的氨基组与糖的醛基组在无酶的条件下发生反应，形成相对稳定的糖基化产物，并进一步与其他蛋白质、核酸大分子物质以及脂类形成巨交联物，成为脂褐素的基本成分，脂褐素被溶酶体吞噬后，在细胞内堆积，干扰细胞正常代谢，影响细胞功能并产生细胞毒性作用。CRF患者出现AGEs潴留的具体机制尚不明确，但AGEs的潴留与CRF的多种并发症密切相关已得到许多研究的证实，因而被认为是一种新发现的"尿毒症毒素"。许多研究还表明它可以通过多种途径促进肾纤维化的形成，如促进 ECM 的合成、促进近端肾小管上皮细胞向成纤维细胞的转化、促进纤维细胞因子如转化生长因子 – β_1（TGF–β_1）的表达。因此，AGEs 在肾纤维化的发生发展中扮演了重要角色。目前临床上尚无有效降低血 AGEs 的药物，血液透析与滤过也不能有效清除 AGEs，因此，对 CRF 患者血清 AGEs 的干预是临床工作的难点。

本研究在疗效观察的同时，观察了三草尿毒灵合剂对 CRF 患者血清 AGEs 水平的影响。由于高血糖对血清 AGEs 水平的显著影响，本研究将糖尿病作为分层因素，避免由此带来的系统误差。结果表明，若不纳入脱落病例进行统计，三草尿毒灵合剂的有效率达 86.8%，对照组为 67.6%，具有统计学差异。若纳入脱落病例进行统计，按最差意向性治疗分析，治疗组总有效率 82.5%，对照组为 70.0%，仍然具有统计学差异，说明治疗组的效果优于对照组。另外，三草尿毒灵合剂还能明显降低患者的血清 AGEs 水平（$P<0.05$），而对照组治疗前后血清 AGEs 水平并无明显变化，本结论可推测三草尿毒灵合剂延缓 CRF 进展的机制还可能与降低血清 AGEs 水平有关。对于三草尿毒灵合剂降低 CRF 患者血清 HA、CO–Ⅳ、AGEs 水平与抗肾纤维化之间的关系，今后将展开动物实验做进一步研究。

（许正锦，原载于《中医药通报》2011 年 3 期）

二十、生脉注射液防治血透并发低血压的临床研究

血液透析是治疗急、慢性肾功能衰竭和某些药物、毒物中毒的有效方法。但因血液透析过程中并发低血压的发病率高达 25%~30%，常因此而影响透析的顺利进行。目前对低血压的处理又存在一些弊端，迄今国内外研究中无预防低血压发生的报道，

故有必要对此进行探索。我们于 1996 年 12 月—1998 年 11 月，采用华西医大生产的生脉注射液防治血透并发低血压，对 200 人次血透患者，分治疗组、对照组进行了临床研究。

本临床研究观察急、慢性肾功能衰竭患者 49 例共 200 人次，均为接受血液透析治疗患者。在 49 例患者中，急性肾衰 4 例（系毒蛇咬伤所致），慢性肾衰 45 例（慢性肾小球肾炎引起者 40 例、糖尿病肾病者 2 例、良性肾小动脉硬化者 3 例）；年龄最大 65 岁，最小 21 岁；女 21 例，男 28 例；血透时间最长者 5 年，最短者为首次。

1. 给药方法

全部观察病例 200 人次，按随机方法，分治疗组、对照组进行本临床研究。具体方法如下：

（1）预防低血压：治疗组（60 人次）方法：5% 葡萄糖溶液 200mL，加生脉注射液 30mL，静脉滴注 40~50 滴 / 分，透析开始时滴入。对照组（40 人次）方法：空白对照，不给任何药物。

（2）纠正低血压：治疗组（60 人次）方法：5% 葡萄糖溶液 200mL，加生脉注射液 40mL，静脉滴注 90~100 滴 / 分。对照组（40 人次）方法：0.9% 氯化钠溶液 240mL 静脉滴注，90~100 滴 / 分。

2. 治疗结果

（1）疗效观察

1）预防低血压：在预防低血压观察的 100 人次中，治疗组 60 人次，发生低血压 5 人次，低血压发生率为 8.33%；对照组 40 人次，发生低血压 9 人次，低血压发生率为 22.5%，两组比较 $P<0.05$，治疗组与对照组有显著性差异。

2）纠正低血压：治疗组 60 人次，对照组 40 人次。结果治疗组显效 23 人次，有效 28 人次，无效 9 人次，总有效率 85%；对照组显效 9 人次，有效 13 人次，无效 18 人次，总有效率 55%。两组比较 $P<0.01$，治疗组与对照组疗效有极显著差异。

（2）治疗前后系列生化检验和其他有关检查观测：从血透前后血肌酐、尿素氮的检测情况看，治疗组、对照组比较，两组间在血透前、血透后统计显示 $P>0.05$，差异无显著性差异。说明生脉注射液不会影响血透清除血肌酐、尿素氮等小分子物质的能力，对血透后电解质的平衡也无影响。

本临床研究共随机抽取40人次，在血透前后各做心电图1次，结果除血钾升高者在血透后心电图 T 波变化可恢复外，其余心电图改变血透前后不明显，治疗组与对照组比较 $P>0.05$，无显著性差异。

（3）一般情况：血透患者发生低血压时，一般来势急骤，多在血透2~3h后发生，少数发生于血透后1h左右。低血压的发生以女性为多，凡尿毒症毒素显著升高（1200mmol/L）、贫血明显（Hb50g/L 以下），或基础血压偏低者，尤易出现低血压。一般在发生低血压时，患者有头昏、胸闷不适、心慌、虚汗出、面色苍白等症状，若血压下降急、幅度大，收缩压低于 5kPa 时，往往会出现意识丧失。

治疗组给药后，患者可在数分钟内血压稳定不再下降，同时自觉症状明显缓解，随着药物滴入，血压逐渐回升。对照组血压回升情况不如治疗组快，而且自觉症状缓解不如治疗组明显。在对照组无效病例中，部分加用 0.9% 氯化钠溶液至 500mL 后血压才见回升。可见以 0.9% 氯化钠扩容治疗血透并发低血压存在入液量多的弊端。

（4）毒副反应观测：在本临床研究过程中，未发现治疗组有毒副反应，也未发现有对生脉注射液过敏的病例，提示本药使用安全。

3.讨论

生脉注射液是在古方生脉散基础上用现代科技手段研制而成的中药注射剂。生脉散由人参、麦冬、五味子组成，具有益气复脉、养阴生津、救逆固脱的功效。中医临床常用于四肢厥冷、汗多、脉细弱等气阴两虚的厥、脱证中。生脉注射液的药理作用主要有：增加冠脉流量，改善心肌缺血，增强心肌收缩力及维持输出量，降低心肌耗氧量，有持续而稳定的强心作用，调节升高血压，但对高血压患者又可使舒张压略下降。动物实验表明生脉注射液能全面地改善失血性休克动物的血流动力学参数，促进休克状态好转，作用明显强于补充生理盐水。我们根据生脉注射液的药物作用特点，在前期临床治疗取得疗效的基础上，进行本临床研究，考察生脉注射液预防血液透析中并发低血压的临床效果及安全性。

本临床研究结果显示，在预防血透并发低血压方面，治疗组明显优于对照组，统计学处理表明，两组比较，有显著性差异，$P<0.05$。说明生脉注射液用于预防血透并发低血压有肯定的疗效。在纠正低血压方面，治疗组也明显优于对照组，两组比较有极显著性差异 $P<0.01$。提示生脉注射液有纠正低血压的作用。在研究中还发现，对照组无效病例中，加用生理盐水至 500mL 后，部分病例血压才见回升，这也说明，用生理盐水扩容治疗血透并发低血压，存在液体入量多的弊端。而生脉注射液则正好具有液体入量少的优点，且用药后，血压可在数分钟内稳定不再下降，随之逐渐回升，自觉症状也同时明显缓解。

为了观察生脉注射液对血透的影响，我们测定了所有血透人次血透前、后的血肌酐、尿素氮及血清电解质，统计学处理表明：治疗组、对照组血透前后比较，无显著性差异 $P>0.05$，说明两组条件相同有可比性。血透后的组间比较，亦无显著性差异 $P>0.05$，说明生脉注射液不会影响血液透析对尿毒症毒素的清除，亦不影响血液透析后电解质的平衡。

（赵纪生、章念伟，原载《江西中医药》1999 年 5 期）

二十一、柳花散治疗白色念珠菌性口腔炎和肠炎

白色念珠菌（以下称念珠菌）性口腔炎、肠炎是念珠菌引起的口腔和肠黏膜炎症或过敏性病变，系霉菌性疾病，属中医"鹅口疮""泄泻"范畴。本病常因大量应用抗生素或激素后，由于肠道菌群失调所致，现虽有制霉菌素等抗真菌药物，多因副作用大，口服不易吸收或疗效差而不够理想。自 1976 年以来，笔者用《医宗金鉴》柳花散外搽、内服或灌肠，辨证配用其他中药，治疗念珠菌性口腔炎、肠炎，获得较好疗效。

1. 柳花散用法

该方由黄柏 15g（《医宗金鉴》中用 30g）、青黛 9g、肉桂 3g、龙脑香（即冰片）0.5g 组成。临床使用时可根据患者的寒热偏重适当调整各药比例，特别是黄柏和肉桂的比例。

上药共研成极细粉末，搅拌和匀，以 9g 外搽口腔黏膜，每次 3g 左右，每日 2~3 次。余下 18g 装入胶囊口服，每次 6g，每日 2~3 次。对于重度念珠菌性肠炎患者可用上方 2 倍量放入温凉开水 250~300mL 中，做保留灌肠 15~30 分钟，每日 1 次。小儿用量酌减，约为成人的 1/2 或 1/3。据笔者观察，黄柏、青黛、肉桂之细末均不溶于水，因此灌肠时必须先将柳花散放入灌肠器皿上，然后再加微温开水，药物就不会滞留于灌肠器上而全部进入肠中。

2. 辨证施治

除用柳花散治疗外，还可按中医辨证加用内服中药。

（1）心脾积热：症见口腔黏膜满布白色绒膜，口有秽气，大便泄泻夹有黏液，口渴不欲多饮，脉细数，舌苔薄白或薄黄，舌质红。柳花散中黄柏用量加至 30g，外搽内服，用法同前。

（2）脾虚湿盛：症见腹泻频作，为稀水泡沫样便，纳呆食少，脘腹胀满，神疲懒言，舌苔薄白，脉沉细。可加用黄芪、党参、苍白术、砂仁、葛根、茯苓、半夏、薏苡仁、扁豆等健脾化湿之品，湿

热偏重者酌加藿香、佩兰、厚朴、六一散之类。

（3）脾肾阳虚：症见泄泻直下，恶心呕吐，四肢厥冷，腰膝酸软，舌苔薄白，脉微细。此时宜先补脾温肾，回阳救逆。急用附片、人参、干姜、吴茱萸、肉豆蔻、五味子、伏龙肝等为治。俟阳气渐回，再治以柳花散，此时方中肉桂与黄柏宜等量同用，均为6~9g，用法同前。

（4）胃肠津亏：泄泻日久，阴津亏耗。症见泄下渣滓样大便，小儿肛门嫩红甚则脱肛，口干欲饮，尿短，烦躁不宁，舌苔薄白或光剥无苔，舌质偏红。选加养阴益胃之药，如白参、玉竹、麦冬、沙参、生熟地、石斛、花粉、芦根、白茅根等。

3. 治疗结果

本组 13 例患者中有 12 例获得痊愈，治疗后患者口腔黏膜上覆盖的白色绒膜（鹅口疮）全部退尽，泄泻停止，咽拭子和大便涂片检查 2 次以上，未见霉菌菌丝或孢子体。另 1 例用药后只作了 1 次大便与咽拭子涂片检查为阴性，但终因原发病（败血症）抢救无效而死亡。疗程 3~9 天，平均治疗时间为 4.7 天。

4. 典型案例

徐某，女，14 岁，家住农村，住院号 2074。1977 年 11 月 26 日初诊。

患孩 2 月前曾因"中毒性菌痢及紫癜"住院治疗 1 个月。用过红霉素、氯霉素、庆大霉素、氨苄青霉素、激素及其他对症治疗，腹泻红白冻已停止，发热稍减，但紫癜未退，家长主动要求出院，后在本大队医务所又继续口服红霉素、氯霉素、四环素 2 周。

6 天前又开始腹泻，稀水样便，每日 5~6 次，频频恶心，呕泛清水，近 2 日来发热面赤，饮食不进，食入即吐，四肢冰冷，肢体紫癜显现，脉沉细，左尺尤弱。体温 38.5℃，血压 80/62mmHg。消瘦，眼窝内陷，结膜苍白，口腔溃烂，咽喉黏膜布满白色绒膜，心音低钝，心率 89 次 / 分，右侧肺底可闻及少许湿性啰音，腹部有压痛, 胸部及四肢散在大片紫癜, 面积最大者达 2cm×3cm, 颜色淡红。血白细胞 $9.5×10^9$/L, 中性粒细胞 79%, 淋巴细胞 20%, 嗜酸性粒细胞 1%, 红细胞 $2.31×10^{12}$/L, 血红蛋白 62g/L, 血小板 $510×10^{12}$/L, 出血时间 4 分钟, 凝血时间 3.5 分钟。大便与咽拭子涂片均见大量菌丝。诊为念珠菌性口腔炎、肠炎, 紫癜, 肺部感染。西药治疗罔效, 试以中药治之。脉证合参, 良由外邪入里, 元气亏耗, 少阴寒盛, 命火衰微使然, 发热面赤者, 阴盛格阳于上故也。治当温通, 以回阳救逆为急务, 方宗四逆汤加味。

处方: 附片 6g, 干姜 9g, 红参 9g, 吴萸 4.5g(与黄连 3g 同炒后加入), 焦术 6g, 茯苓 6g, 煅龙骨 6g, 炙甘草 6g, 肉桂粉 3g(冲服)。服 4 剂。

11 月 30 日二诊: 药后腹泻次数略减, 呕恶停止, 每日泻下 4~5 次, 可进少量米汤, 惟食后饱胀, 口微干不欲多饮, 时有咳嗽, 四肢微温, 紫癜、口疮和黏膜白色绒膜未退, 脉沉细, 左尺较前有力, 舌苔薄白。知药中病所, 初获成效, 左尺有力是肾气渐充之象, 但咽拭子和大便涂片仍见大量菌丝, 即投柳花散: 黄柏 5g, 青黛 4g, 肉桂 3g, 冰片 0.5g, 研极细末搽口腔黏膜, 每次 4g, 每日 3 次。再用此 2 倍量以温凉开水 150mL 保留灌肠 20 分钟, 每日 1 次。

除用柳花散外搽和灌肠治疗外, 加服中药健脾温肾、养心宁肺。处方: 黄芪 10g, 党参 10g, 焦术 10g, 附片 4.5g, 炒萸连 4.5g, 川贝母 6g, 半夏 4.5g, 炙远志 6g, 陈皮 6g, 生熟地各 6g, 炙甘草 6g。水煎服, 4 剂。

12 月 4 日三诊: 腹泻次数锐减, 不咳嗽, 口腔溃烂向愈, 咽部白色绒膜渐消, 紫癜面积缩小。现精神差, 心悸不宁, 少气懒言, 口中无味, 舌苔薄白, 脉细, 重按时有力。体温 37.8℃, 血压 100/75mmHg, 右肺底啰音消失, 咽拭子和大便涂片仍见有少量菌丝。中医辨证属心脾两虚, 气血亏损。治用健脾养心, 益气补血。归脾汤加减主之。处方：黄芪 10g，党参 10g，茯神 9g，怀山药 10g，木香 6g，炙远志 6g，炒枣仁 6g，龙眼肉 9g，干姜 6g，红枣 4 枚，郁金 4.5g，阿胶 10g（烊化），炙甘草 6g。每日 1 剂。柳花散用药比例同前，每次 4g，外搽，每日 2 次；每次 6g，内服，每日 2 次。

12 月 9 日四诊：用药 5 日，已不腹泻，口腔白色绒膜退尽，咽拭子和大便涂片检查未见菌丝或孢子体。遂停用柳花散，继服上方汤药 5 剂。

12 月 14 日五诊：精神转好，可下地慢步行走，心悸消失，能进食，大便每日 1 次，软便成形，紫癜大部分消退。检查：体温 36.2℃，血压 108/74mmHg。血白细胞 7.2×10^9/L，中性粒细胞 66%，淋巴细胞 32%，嗜酸性粒细胞 2%，血红蛋白 82g/L，红细胞 3.6×10^{12}/L，出血时间、凝血时间均正常，咽拭子和大便涂片化验阴性。于 1977 年 12 月 20 日痊愈出院。嘱出院后服归脾丸 1 月调理。

患儿于 1978 年 1 月 25 日再来复诊，诸恙悉除，紫癜全消。已随访 5 年，身体良好。

5. 体会

柳花散始载于明代陈实功《外科正宗》，后见于清代吴谦等编的《医宗金鉴》，由黄柏一两、青黛三钱、肉桂一钱、龙脑香（即冰片）二分组成。《医宗金鉴》用治虚火上炎之口疮，是方以黄柏、青黛清热解毒，冰片通经辟秽，肉桂少佐为引，用法是："各研细，再合一处研匀，每用少许，搽于患处。"余受《医宗金鉴》的启示，移用该方治疗念珠菌性口腔炎、肠炎。

中医虽无此类病名，但证之临床，念珠菌性口腔炎当属"鹅口疮"之列，念珠菌性肠炎则属"泄泻"范畴，临床上往往二者并存，因此宜上下同治。

本病病因、病机主要是使用抗生素类"寒凉药物"时间太长，窒碍肠胃，侵及脾土，使脾胃升运失司，饮食消化未尽并走肠间而致泄泻；或宿有湿热，或寒与宿湿热积交结，重伤脾胃，脾胃功能障碍，清阳不升，浊阴不降引起；寒湿内侵，下焦寒盛，虚火上炎于咽喉，菌类繁殖，侵腐黏膜，白色绒膜内生而罹"鹅口疮"；或湿热之邪积于心脾，热蒸于上，循经上炎，口腔咽部菌类滋生而发。本病初起，病在肠胃，继则心脾，后则脾肾，且多为寒、热与湿夹杂，惟其孰轻孰重而已。余用柳花散，以黄柏清热燥湿，肉桂温中散寒为君；佐青黛解毒，冰片去秽；四药为末，上下合用，通达内外，去霉止泻。

本病辨证，以脾为主脏，寒邪外侵为主因，加之病缠日久，故脾胃虚弱是本病主要之病理变化。我们在配用内服中药时，应时刻不忘健脾益胃，固护正气，即使兼湿夹热，在清化湿热之同时，应酌加补益之药，如党参、太子参、玉竹之属，黄芪有恋邪之嫌，洵非所宜。如治不及时，病届晚期，脾肾阳虚，泄泻直下，正气耗散，可出现厥脱之危候，人参四逆在所必用。但此时泄泻与呕吐往往同时出现，余尝加用炒萸连以和胃止呕，疗效颇佳，炒萸连系左金丸之变通，见于《丹溪心法》，书中吴茱萸、黄连用量之比为1：6，现用黄连同炒时以等量或吴茱萸略多于黄连量为恰当。如泄泻日久致胃肠津亏，应伍用甘润之品或新鲜果汁，如梨汁、蔗汁、荸荠汁、西瓜汁等。单纯的念珠菌性口腔炎，即鹅口疮患者临床少见，心脾积热者为多，病情往往较轻，用柳花散外搽或可痊愈，不必辅用其他中药。

念珠菌性口腔炎合并肠炎，其症情复杂，变化较快，我们用柳花散治疗初获成效，但由于病例不多，经验有限，仍有待进一步观察和验证。

（赵纪生，原载于《中医杂志》1983 年 10 期）

二十二、董德懋治疗急症经验介绍

著名老中医董德懋学识经验俱丰，治病重在实效。对中医危重急症的治疗，颇多研究，具有丰富的临床经验。现仅以我们随董老临证时，其治疗湿温、风热、腹痛出现急性病症的有关案例，介绍如下。

1.湿温热结，仍宜通里攻下

湿温病，乃湿热外邪兼并饮食内伤而致的急性热病。在临床上，虽常以病势缠绵，病程较长，脾胃症状明显为特点，但在病程中也经常出现高热、腹痛、亡血、气脱的急性证候。一般湿温病初起，病势不急，常呈头痛恶寒、身热不扬、脘痞呕恶，可以三仁汤、藿朴夏苓汤等化湿为主。然湿热之邪不去，则邪结于里，高热持续不退，汗出，腹胀痛，口渴，苔黄，脉数，应当清热化湿，甚者可予攻下。病至后期，邪入营血，灼伤肠络，可致便血不止、灼热、烦躁、舌绛少津等，此时亟当清热凉血，宜犀角地黄汤等。若气随血脱，四肢厥冷，神疲面白，舌淡，脉细，尤宜益气固脱，急投以独参汤等。

董老认为，湿温证与其他温热病一样，卫气营血之传，关键在于把握气分，俾湿热之邪有出路，以截断病势，不致陷入营血。特别对湿温病二候，见高热、烦渴、谵语、便秘、腹满痛拒按、舌苔黄腻而有根、脉沉实有力者，"阳明腑实"，热结于里，且素体壮实时，可用通里攻下。诚如叶天士所云："再论三焦不得外解，必致成里结，里结于何，在阳明胃与肠也。"（《外感温热篇》）薛生白亦云："温热证……若大便数日不通者，热邪闭结肠胃，宜仿承气微下之利。"（《湿热病篇》）即为此而论。当然在湿温病阳明热结时，除须注意高热、烦渴、便秘等外，主要强调体质强壮、舌苔老黄（有根）、腹诊见满痛拒按三点。即使有了这些可攻下的条件，仍须先用小承气汤微下，以测其热结之程度。张仲景云："若不大便六七日，恐有燥屎，欲知之法，少与小承气汤，汤入腹中，转矢气者，此有燥屎也，乃可攻之。"（《伤寒论》）仲景此论虽言伤寒，然同样适用于湿温阳明热结之治。如用小承气汤后，肠鸣辘辘，矢气频作，则可放胆用大承气汤攻下。兹以下案示之。

病例1

郝某，男，48岁，农民。江西某县人民医院住院号1879。

持续发热7天，体温39℃左右，在当地曾以"感冒""疟疾"治疗无效而来院诊治。经门诊医师检查，体温39.5℃，神清，心肺（－），心率88次/分，肝（－），脾可触及，脉搏88次/分。肥达反应：O1:160，H1:320。血常规检查：白细胞4.5×10^9/L，中性粒细胞68%，淋巴细胞32%，红细胞3.5×10^{12}/L。血染色涂片未见疟原虫。1971年8月1日收入传染病房住院治疗，用氯霉素4天，因化验血象白细胞下降至2.6×10^9/L，故停用。请董老会诊，改用中药治疗。

1971年8月5日一诊：患者壮热不退，体温达40℃，口渴欲饮，烦躁谵语，大便已5日未解，腹痛拒按，按之硬满，不能纳食，脉沉实，舌苔黄。西医主管医师因虑肠穿孔未用泻药而予以清洁灌肠。

董老认为，此系阳明热结腑实之湿温病证。宜予小承气汤攻下泄热，兼察其矢气之作。处方：大黄6g（后下），枳实9g，厚朴10g。1剂。

8月6日二诊：上方服后，自感腹内辘辘作响，矢气频频，略有便意，然终未大便，舌脉、症状同前。药已见效，可见内有燥屎，遵仲景大论，予大承气汤。上方加风化硝6g（冲服），桃杏仁各6g。2剂。

8月8日三诊：上方服第1剂后，矢气频传，腹胀腹痛见减。服第2剂后不久，竟解算盘子样燥屎许多，腹痛若失，壮热亦减，然未尽退，汗出，胸闷，呕恶，口渴欲饮，饮水后又温温欲吐，纳呆，舌苔转为薄黄腻，脉弦滑。热结虽解，而湿热仍蕴中焦，故予苍术白虎汤加减，伍以芳化淡渗之品。

处方：生石膏 9g，肥知母 4.5g，制苍术 5g，淡竹茹 9g，苏藿梗各 9g，芦根 9g，鲜荷叶半张，生甘草 9g。4 剂。

8 月 13 日四诊：口苦心烦，寒热如疟，胸闷泛恶。体温 37.5℃。此伏匿湿热之邪，阻遏膜原，致气机升降失司，营卫不和。证虽似疟，但不得与疟同治，仿吴又可达原饮出入。

处方：柴胡 4.5g，厚朴 9g，焦槟榔 6g，黄芩 9g，半夏 6g，草果 6g，藿香 9g，砂仁 3g，石菖蒲 9g，淡竹叶 9g，通草 6g，荷叶半张。5 剂。

8 月 19 日五诊：药毕，身热尽退，唯胃纳不佳。再以调理脾胃而收功。

8 月 30 日复查血象：白细胞 7.8×10^9/L，中性粒细胞 67%，淋巴细胞 31%，嗜酸性粒细胞 2%，红细胞 4.1×10^{12}/L。肥达氏应：O1:80，H1:160。住院 30 天，痊愈出院。

按：综观此案治法，一、二诊以小承气、大承气汤攻下，三诊以苍术白虎汤清热燥湿，四诊以达原饮加味和解泄热，俱宗薛生白《湿热病篇》第 6、37、8 条成法。湿温病宜慎下，轻下为其常，然本例阳明热结腑实证明显，又宜急下乃其变法。湿温病慎下之理，在于易伤血络，易陷营血，然热结甚而不下，邪势鸱张无有出路之际，舍攻下之法何为？再者，湿温病即使有阳明热结，以攻下后粪便多为酱色而质溏，然此攻下之粪便却如算盘子，可见乃证之变。酱溏大便为湿热宿垢而不易清，邪不易尽，当缓下至见燥屎邪始尽；燥硬大便为热结易清，即行一二次攻下，燥屎已完，则热邪可得出路，故用承气 3 剂，而后转用他方，逐步向愈。

2. 风热表证，须识病邪兼夹

风热表证，一般以辛凉解表易愈，急性证候亦随之消失，毋庸缕述。然在其证发生发展过程中，常可因其他病邪夹杂而急性发热不退，致治疗不能中鹄。董老认为，风热表证常可夹杂的病邪有寒、湿、痰、瘀、食等。若风热夹寒，则可兼见恶寒、身痛、无汗、喘促，此时可在辛凉散热方中加麻黄、杏仁，以配合荆芥、豆豉等兼散寒宣肺发表。若风热夹湿，可兼见胸闷，纳呆，恶心，呕吐，汗出热不退或汗出不彻，小便不畅，舌苔腻，此时可在主方中加藿香、佩兰、杏仁、通草、白蔻仁、薏苡仁等，以芳化利湿。若风热夹瘀，常见于妇女经来适断或产后感邪，可兼见少腹痛、腰痛，月经闭，或少腹癥瘕，舌质有瘀点，此时又宜兼加桃仁、牡丹皮、赤芍、丹参、香附等凉血活血理气之品。对于风热夹痰、夹食，或可加半夏、陈皮、杏仁、枇杷叶化痰；或可加神曲、麦芽、山楂以消导。董老习用辛凉散热方为银翘散、桑菊饮等。董老常述施今墨先生用银翘散的经验，在于"表病不可只知发汗，且应注意清里"，应根据病证表现，合理使用不同的解表和清里方法。故董老师承施今墨先生，尤注意风热表证的兼夹。除如上述外，有见热毒重加蒲公英、紫花地丁、紫草、野菊花；如肢痛甚加桑枝、银花藤等。尤对银翘散中荆芥一味，最为赏识，他常引证《神农本草经》说明其效。在《本经》"假苏"条下有云："假苏，味辛温，主寒热，鼠瘘瘰疬生疮，破结聚气，下瘀血，除湿痹。一名鼠蓂。"《本草纲目》云："假苏即荆芥"。董老认为，荆芥可祛风、解表，风热、风寒均可，如治风寒表证之荆防败毒散、治风热表证之银翘散，皆用荆芥。在表证兼湿、兼瘀时，荆芥则既可除湿又可祛瘀，除湿则宜生用，祛瘀则可炒用，后者乃"黑以入血"之例。在产后恶露不尽，外感风热之邪，外有风热，内有血瘀时，所谓"邪在血分而表实之证"出现高热、腹痛、癥积之急性病候时，用银翘散加牡丹皮、赤芍、丹参等辛凉解热兼清血分，毋虑"产后宜温"的说法，现举下例说明。

病例2

郭某，女，34岁，干部。北京市某医院住院号51289。1980

年 5 月 23 日会诊。

患者于 5 月 10 日因妊娠水肿，胎儿偏大，头盆相对不称，住院行剖腹产并节育手术，手术顺利，术中出血 400mL，娩出一男婴。13 日开始发热，体温达 38.8℃。以后发热持续不退，在 38℃~39℃之间。14 日查房检查：血压 104/64mmHg，脉搏 96 次/分，肺（-），心尖部有 1 级收缩期杂音，腹软，右下腹有一烧瓶大发硬压痛区，呈 8cm×4cm 增厚包块，边界不清，右侧麦氏点外上方肌紧张，有压痛、反跳痛，左下腹（-），右肾区有叩击痛。血常规检查：白细胞 $12.3×10^9$/L，中性粒细胞 87%。手术伤口未见异常。经外科会诊，认为是手术后血肿或炎性包块。遂以多种抗生素（卡那霉素、红霉素、氯霉素等）治疗，发热不退。5 月 21 日查血常规：白细胞 $12.1×10^9$/L，中性粒细胞 84%，淋巴细胞 14%。转请董老会诊。

患者发热，恶寒，头痛，口渴，汗出，左臂酸痛，右下腹部胀痛且灼热拒按，舌质红有瘀点，舌苔薄黄，脉浮数。

细询之，产后恶露量少色淡，术后即觉左臂酸痛。属产后气血虚弱，手术中又受外风，恶露少则瘀积少腹为癥，为外有风热、内有瘀血之证。宜疏风清热、辛凉解表，且佐凉血化瘀之品，用银翘散加味。

处方：银花 10g，连翘 10g，荆芥穗 6g（炒炭），桑叶 10g，桑枝 10g，野菊花 10g，赤芍 5g，茅根 10g，芦根 12g，紫花地丁 10g，蒲公英 10g。4 剂。

5 月 27 日二诊：发热已退，体温恢复正常，右下腹痛减轻，癥积范围缩小，舌脉同前。拟前法续进，并增加化瘀之品。

处方：银花 10g，连翘 10g，荆芥穗 6g（炒炭），赤芍 10g，牡丹皮 6g，丹参 6g，香附 10g，蒲公英 10g，茅根 10g，当归 10g，炙甘草 6g。5 剂。服上方 3 剂，肢痛等症皆除，癥积尽失。于 6 月 1 日出院，带中药 2 剂继服。

5月28日血常规：白细胞 6.77×10^9/L，中性粒细胞66%，淋巴细胞33%。

按：此案乃产科手术分娩，术时受风，又加恶露未尽，致外有风热、内有瘀积者。故先以辛凉清解为主，以祛表邪，兼以凉血。二诊表证见减，则以当归、赤芍、牡丹皮、丹参等为主，兼以解表。步法井然，证自可已矣。

3. 腑气不通，亦可理气化湿

《素问·五脏别论》云："六腑者，传化物而不藏，故实而不能满。"叶天士云："六腑以通为用。"都说明六腑的正常功能，在于其通降状态的维持。临床上，胃气不通则呕吐，大肠气机不通则大便秘结。肠胃气结，腑气不通，则尤易发生腹部剧烈疼痛之症。目前治疗多以通里攻下和清热解毒为主。董老认为，通里攻下、清热解毒固属良法，但其旨在于调理气机，仲景以"承气"名通里攻下主方，似即启人于兹。《医学薪传》云："夫通则不痛，理也。但通之之法，各有不同。理气以和血，调血以和气，通也；上逆者使之下行，中结者使之旁达，亦通也……若必以下泄为通，则安矣。"可见腑气不通之腹痛也未必尽用攻下、清解。若无明显的痞满燥实之证，则可用疏肝和胃调畅气机之法，如有夹湿则兼以化湿等，亦可臻通达腑气、消除腹痛、恢复六腑正常功能的效果。因肝主疏泄，肝气条达则腑气畅通；胃主纳谷，胃气和降则积滞自消，诸如腹痛、呕恶急性发作之症也可随之缓解。从下述病例即可见一斑。

病例3

靖某，女，58岁，职工。1979年3月2日初诊。

缘因2月27日到亲戚家做客，过食油腻，返家时淋雨涉水，当晚突感上腹部疼痛，阵发性加剧，伴有恶心呕吐，畏寒发热。当即送往北京市某医院急诊。查体：体温39℃，血压为152/95mmHg，神智清楚，表情痛苦，呈急性病容。巩膜无黄染，心肺（-），腹肌紧张，左上腹有明显压痛和轻度反跳痛，无肌卫。血常规：白细胞 $18.6 \times 10^9/L$，中性粒细胞 82%，淋巴细胞 16%，嗜酸性粒细胞 2%。血清淀粉酶 450U，第 2 日查尿胰淀粉酶 600U。2 月 28 日便常规检查：黄色软便，有少量脂肪球。西医诊断：急性胰腺炎。留在门诊观察室治疗 36 小时，经肌注青霉素 80 万 U，每日 2 次。症状缓解，翌日又复发，特请董老诊视。

刻诊时患者腹痛拒按，疼痛向左侧肩背部放射，牵引胁肋刺痛，畏寒发热，体温 38.5℃，呕吐数次，均系黄绿色胃内容物，伴头昏如蒙，胸部窒闷，口苦口干，不欲多饮，舌苔白、中心黄、根部厚腻，脉滑数。

此由无形之热，有形之湿，相持不化，热虽欲泄，然里湿壅塞，阻滞气机，木失条达，胃失和降，腑气不通。犹恐肝郁气滞，湿蒸为痰，内蒙昏痉也。急宜芳香化湿，舒肝和胃。

处方：苏藿梗各 10g，佩兰 6g，代赭石 9g（先煎），旋覆花 9g（布包），川连 3g，吴茱萸 2g，白芍 9g，川楝子 9g，香附 9g，郁金 6g，炒枳壳 6g，延胡索 6g，厚朴 6g，半夏 9g，香橼皮 10g，炙甘草 6g。3 剂。

3 月 5 日二诊：进淡化、疏理之品，湿热之势转缓，气机略展。腹痛减轻，呕吐次数减少，可由人搀扶自行来院就诊，体温 38℃，唯食后腹痛、腹胀依然较甚，大便自 3 月 2 日起已 3 日未行。良由湿滞太甚，虽有转机，犹不足济，湿热交结，内阻脾胃。前法之中，参以消食导滞。

处方：代赭石 9g（先煎），旋覆花 6g（布包），竹茹 6g，半夏 9g，厚朴花 6g，砂仁 6g，木香 6g，青陈皮各 5g，川楝子 9g，香附 9g，延胡索 6g，神曲 9g，炒山楂 9g，谷麦芽各 9g，薄荷 3g。3 剂。嘱流质饮食，忌过多油脂，以少吃多餐为宜。

3 月 8 日三诊：服上药 3 剂后，腹痛、胸闷次第减轻，食后亦不觉腹胀，呕吐停止，大便日行 1 次，腻苔亦得大化。现小便黄而不爽，时有频急之感，脉弦滑，体温 37.8℃。拟化湿之中再予清利。

处方：藿香 10g，厚朴花 10g，砂仁 4.5g，陈皮 6g，香附 6g，猪茯苓各 9g，滑石 12g，通草 5g，淡竹叶 9g，泽兰叶 9g，甘草 3g。3 剂。

3 月 14 日四诊：服完 3 剂，小便变清。再以上方进 2 剂，小便畅行。身热不扬，饮食乏味，舌苔薄腻，脉弦滑。湿热熏蒸之势虽松，但湿性黏腻，不易速化。拟宣畅三焦，分利湿热，仿平胃、三仁汤意。

处方：扁豆花 10g，半夏 9g，厚朴花 6g，薏苡仁 10g，杏仁 9g，苍术 3g，陈皮 9g，香橼皮 9g，滑石 10g，通草 5g，甘草 3g。5 剂。

3 月 19 日五诊：腹痛完全消失，精神渐佳，可自己走来就诊，体温 37.5℃，舌苔薄白，脉浮弦。唯食后仍感饱胀不舒。告其每日交替服用枳术丸与保和丸 1 周，每次 6g，每日 2 次。

3 月 26 日六诊：腹胀消失，已能进面食，每餐 2 两左右，可做轻微家务。体检：体温 36.2℃，血压 148/95mmHg，心肺（－），腹部平软，左上腹稍有轻微压痛，无反跳痛与肌卫。实验室检查：白细胞 9.5×10^9/L，中性粒细胞 65%，淋巴细胞 34%，嗜酸粒细胞 1%，血清淀粉酶 64U，尿淀粉酶 80U。

按：本病例由饮食不节，过食油腻，又淋雨涉水，内外合邪，湿阻气滞，升降失常，肝脾胃不和者，症以胁腹痛、呕吐为急，故可先以化湿疏肝理气，和胃降逆为治。此湿虽热化，但尚未成炽盛之势，故清热之品尚可从缓，况且调和气机，开泄湿郁，则热无依附之所，亦可挫其病势。一诊用藿香、佩兰芳香化湿；旋覆花、代赭石、厚朴、枳实降逆和胃、止呕除满；香附、郁金、砂仁、青皮、延胡索、香橼皮疏肝理气止痛；黄连、吴茱萸、白芍、甘草，泄肝火、缓肝急，即戊己汤、甲乙汤之治。服药后，腹痛、呕吐症状见减，然因饮食积滞未解，用三仙消导化滞；佐薄荷一味，取其芳